Prof. Dr. med. Musa Citak

DIE RÜCKEN-REVOLUTION

Wie Sie Schmerzauslöser präzise lokalisieren und gezielt ausschalten

INHALT

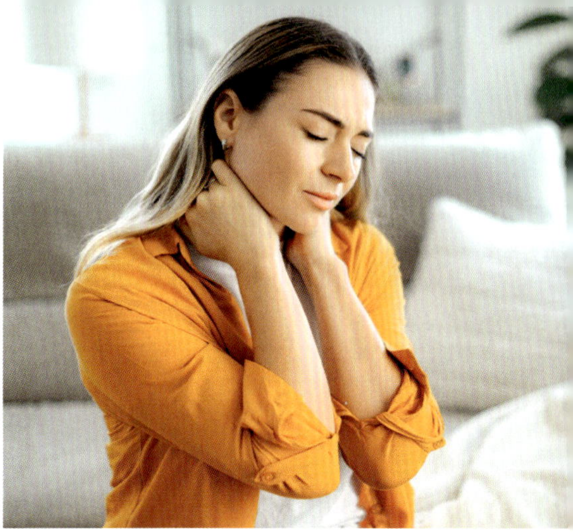

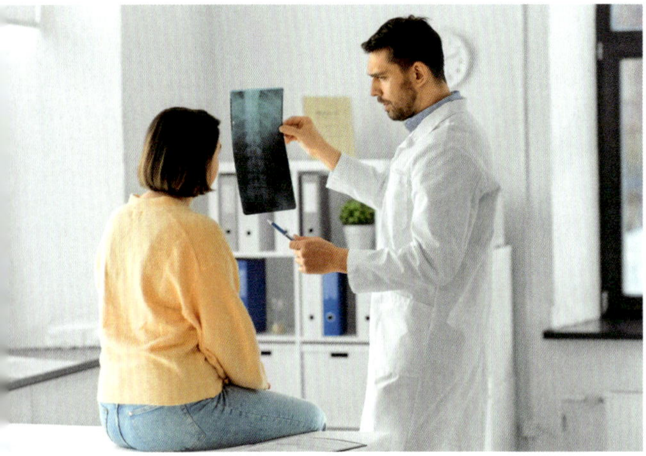

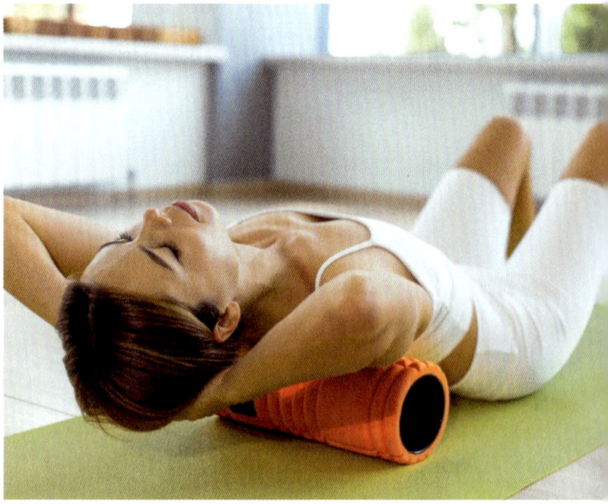

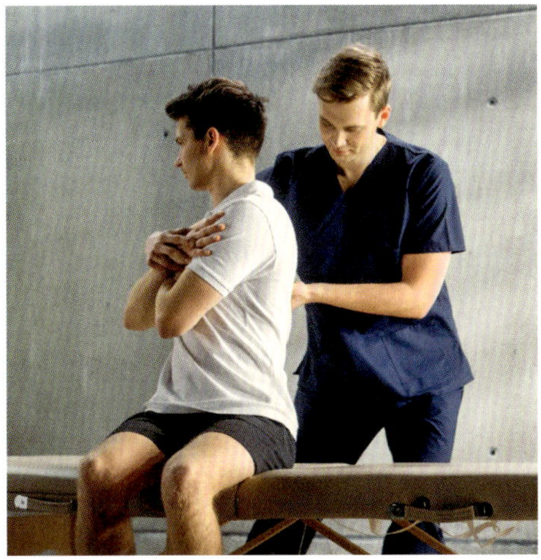

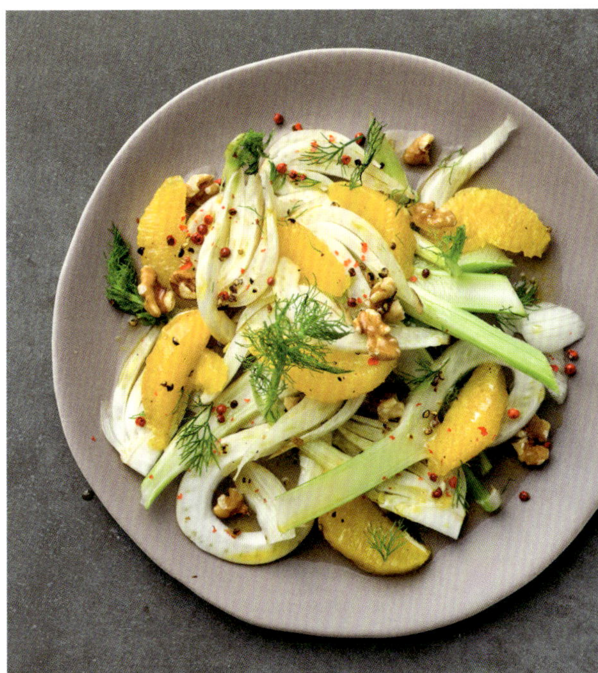

ENDLICH SCHLUSS MIT RÜCKENSCHMERZEN

Ich weiß, wie sich Rückenschmerzen anfühlen – nicht aus Büchern oder Studien, sondern aus eigener Erfahrung. Über zehn Jahre lang war ich selbst betroffen. Ich suchte nach Lösungen, durchlief sämtliche schulmedizinische Standardverfahren: Schmerzmittel, Physiotherapie, schließlich die Empfehlung zur Operation. Und als all das nicht half, blieb nur noch eine Botschaft: „Damit müssen Sie leben. Der Schmerz hat sich in Ihr Schmerzgedächtnis eingebrannt. Das geht nie wieder weg."

Diese Erfahrung veränderte mein Leben. Sie führte dazu, dass ich meine Karriere als Chirurg hinter mir ließ und mich der Schmerzforschung widmete. Denn ich erkannte: Die Schulmedizin folgt einem starren Schema, das in vielen Fällen nicht zu echter Heilung führt. Noch gravierender war die Erkenntnis, dass bildgebende Verfahren wie MRTs oder Röntgen zwar Gewebeschäden zeigen, aber oft nicht die wahren Ursachen des Schmerzes aufdecken.

Ich werfe der Schulmedizin einiges vor – für ihre Arroganz, mich zehn Jahre lang leiden zu lassen. Denn sie hat nicht nur mich im Stich gelassen, sondern auch Millionen andere Menschen, die täglich die ernüchternde Erfahrung machen, dass ihre Schmerzen nicht ernst genommen, sondern in ein vorgefertigtes System aus Standardtherapien gepresst werden.

Fast jeder hat im Laufe seines Lebens Rückenschmerzen. Manchmal gehen sie schnell vorbei, aber häufig ziehen sie sich quälend lange über Jahrzehnte hin. Warum ist es bloß so schwierig, das Volksleiden in den Griff zu kriegen? Ich habe eine einfache, aber ehrliche Antwort darauf: Rückenschmerz ist leider nicht gleich Rückenschmerz. Es gibt extrem viele Gründe für das Kreuz mit dem Kreuz – und ebenso viele Therapien. Was dem einen hilft, kann für den anderen lebensgefährlich sein. Und umgekehrt. Die Lösung liegt in der Ursachenforschung, denn nur wenn man die Ursache kennt, kann man bei unspezifischen Rückenschmerzen wirklich helfen.

Deshalb habe ich eine andere, neue Herangehensweise entwickelt: die Quadrantenmethode. Sie ermöglicht eine präzisere Untersuchung und hilft, chronische und wiederkehrende Rückenschmerzen besser zu verstehen und gezielt zu behandeln.

Dieses Buch ist das Ergebnis meiner eigenen Reise durch den Schmerz – und meines wissenschaftlichen Weges zu einer effektiven Therapie. Ich möchte Ihnen zeigen, dass es einen anderen, besseren Weg gibt. Einen, der nicht nur Symptome bekämpft, sondern die wahren Ursachen Ihrer Rückenschmerzen aufdeckt und behandelt.

Wagen Sie mit diesem Buch den Blick über den Tellerrand.

Ihr
Prof. Dr. med. Musa Citak

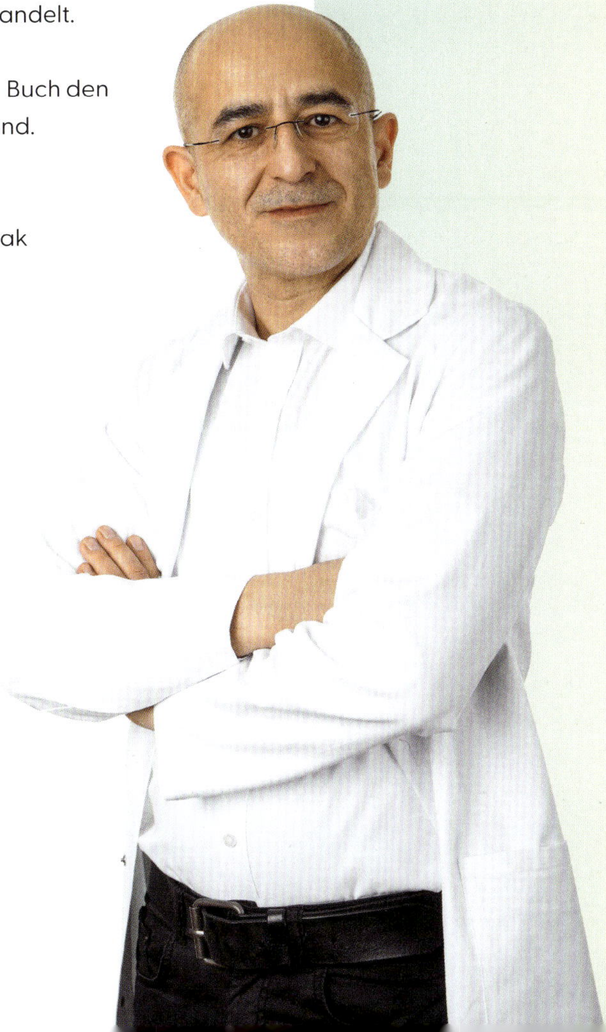

DEUTSCHLAND HAT RÜCKEN

Bei der Behandlung von Rückenschmerzen gibt es nicht nur eine erfolgversprechende Methode. Oft besteht die Therapie aus verschiedenen Maßnahmen, die Sie nach und nach ausprobieren sollten. Lesen Sie im ersten Teil dieses Buches, wie ich auf einem langen Weg zu meiner Sechs-Quadranten-Methode gelangt bin.

WAS WILL DIESES BUCH?

Ob Physiotherapie, mehr Bewegung, spezielle Übungen, Schmerzmedikamente oder Behandlungsstrategien aus der Naturmedizin – jede Methode hat ihre Vor- und Nachteile, aber keine Heilungsgarantie. Wichtig ist deshalb, sich nicht zu früh auf eine festzulegen.

Sie haben im Vorwort dieses Buches erfahren, wie schwierig eine effektive Therapie gegen Rückenschmerzen sein kann. Es gibt leider nicht die eine Wahrheit, die sich auf alle Probleme übertragen und einheitlich anwenden lässt. Selbst 50 verschiedene Rückenübungen fürs Wohnzimmer helfen manchen Patienten nicht, während andere ihr Leiden schon loswerden, wenn sie regelmäßig nur drei machen. Viele erfolgreiche Methoden existieren schon seit Jahrhunderten; sie werden nur von Zeit zu Zeit mit anderen Namen wiedergeboren. Bestimmt finden Sie die eine oder andere auch in diesem Buch. Ich werde sie Ihnen aber nie als Heilungsgarantie anbieten. Es geht mir nicht darum, die eine Therapie gegen eine andere abzuwägen oder herauszuarbeiten, ob die Schulmedizin besser ist als die Naturmedizin oder umgekehrt. Aus meiner langjährigen Praxiserfahrung kann ich nur sagen, dass beide gut sind, aber gefährlich werden, wenn man sich zu stark auf eine Richtung festlegt und die andere Seite verteufelt oder einfach außer Acht lässt.

Die Ursachen sind fächerübergreifend

Es gibt sehr viele und höchst unterschiedliche Gründe für Rückenschmerzen. Die Ursache kann ebenso eine Zyste in der Gebärmutter wie ein Bandscheibenvorfall sein. Die Ursachen sind also fächerübergreifend. Dazu kommt, dass jeder Patient und jede Patientin Rückenschmerzen anders definiert. Das reicht von Beschwerden im Hinterkopf bis zu Schmerzen im Oberschenkel.

Ärzte und andere Therapeuten haben ihre Schwerpunkte und kümmern sich fast ausschließlich darum. Wer über den Tellerrand hinausblickt, verliert meist Zeit und Geld. Also bleibt jeder bei seinem Spezialgebiet. Die häufigsten Gründe für Rückenschmerzen sind Probleme im Bereich der Muskeln, Faszien und Sehnen. Diese sogenannten Weichteile sind enorm wichtig, können aber in der Regel nicht einheitlich allein mit Faszienrolle, Physiotherapie oder Osteopathie erfolgreich behandelt werden.

Gute Therapien an der falschen Stelle helfen nicht

Die meisten Patientinnen und Patienten, die mit Rückenschmerzen in meine Praxis kommen, haben schon eine lange Odyssee von Ärztin zu Arzt, Therapeut zu Therapeutin und von einem angeblichen Spezialisten zum nächsten hinter sich. Aber nichts hat ihnen geholfen. Die Schwierigkeit besteht gar nicht darin, dass einzelne Therapien schlecht sind, sondern dass sie an der falschen Stelle zum Einsatz kommen. Dann passt der Patient nicht zur Therapie und umgekehrt die Therapie nicht zum Patienten. Wer sich zu sehr auf eine Richtung verlässt und einfach weitermacht, auch wenn sich keine Besserung zeigt, kommt an einen Point of no Return. Es geht dann einfach nichts mehr weiter. Zeigt sich nach spätestens drei Monaten keine Besserung, sollte die Therapie verändert werden.

Fehlinformationen für Klicks

Die Suche nach Antworten auf drängende Fragen führt die meisten Menschen in Deutschland heute ins Internet. Youtube und andere soziale Medien versprechen große Erkenntnisse und Enthüllungen („was dein Arzt dir nicht verrät") in ein paar Sekunden. Unglaubliche Überschriften („Mit diesen fünf Übungen hast du nie wieder Rückenschmerzen") und Titelbilder von durchtrainierten Menschen, die mit Begeisterung über Stock und Stein springen, verleiten zum Draufklicken. Und schon ist man drin im Algorithmus der künstlichen Intelligenz, der dafür sorgt, dass uns möglichst genau das angeboten wird, was wir suchen. Automatisch tauchen immer mehr Filmchen zu ähnlichen Themen auf. Ohne es zu merken, sind wir gefangen in Weltanschauungen und subjektiven Betrachtungsweisen. Nach ein paar Tagen scheint es klar zu sein: Die ganze Welt denkt so wie ich.

Klammern an jeden Funken Hoffnung

Wir merken dabei nicht, dass alle Videos ähnliches Gedankengut verbreiten – und zwar nicht, weil diese Gedanken so gut sind oder sich bewährt haben, sondern weil sie möglicherweise alle aus der gleichen oder zumindest aus ähnlichen Quellen stammen. Wie soll ein Laie gerade in der Medizin eine Diagnose stellen, nur weil er über ein paar Symptome etwas gelesen oder davon gehört hat?

Es ist wichtig zu wissen, dass solche Videos nicht primär das Ziel haben, Menschen zu informieren, sondern Klickraten zu erhöhen. Das Geschäftsmodell der Youtuber ist ähnlich wie das einer Sekte. Je mehr Anhänger jemand hat, desto mehr Geld kann er verdienen. Da wird man schnell zum falschen Propheten. Denn es ist oft leichter, Menschen mit Behauptungen oder Spekulationen zu überzeugen als mit wissenschaftlich belegten Fakten. Aus meiner Zeit als Schmerzpatient kenne ich die Verzweiflung, die entsteht, wenn man das Gefühl hat, dass einem keiner helfen will und man sich selbst engagieren muss, um in irgendeine Richtung weiterzukommen. Schmerzpatienten und -patientinnen sind vielleicht nicht so leichtgläubig wie Menschen, die am Telefon oder auf Phishingmails hin ihre Bankdaten herausrücken, aber sie sind in Not. In der Hoffnungslosigkeit klammern sie sich an jeden Funken Hoffnung, um nicht unterzugehen.

Im Internet gezielt nach Übungen suchen

Natürlich sind nicht alle Videos schlecht oder reißerisch; es gibt auch gute, die nützliche Informationen liefern. Doch wie soll ein Patient die herausfiltern und wissen, welche Übungen für ihn geeignet sind und welche nicht? Das Problem lässt sich recht leicht lösen, wenn Sie mit Ihrem Arzt oder Ihrer Ärztin zusammenarbeiten. Wenn ich zum Beispiel in meiner Praxis einen bestimmten Muskel als Ursache für Schmerzen diagnostiziert habe, rate ich den Betroffenen, im Internet nach Übungen für genau diesen Muskel zu suchen. Dann werden sie schnell erfolgreich sein und auf sinnvolle Übungen stoßen – gleichgültig, von welchem Kanal sie kommen.

Nicht nur Patienten, auch Ärzte und Medizinstudenten können sich in Gedankenspiralen hineinsteigern, wenn sie sehr viel über eine Krankheit lesen, bis sie echte Hypochonder sind und immer vom Schlimmsten ausgehen, wenn sie selbst etwas haben. Als ich noch Student war, rief mich mal ein besorgter Kommilitone an. Er war sicher: „Ich habe Gebärmutterkrebs." Nun ja, Krebs an einem Organ, das ein Mann gar nicht hat? Er war auf meine Rückfrage vorbereitet und verteidigte seine These sofort: „Ich weiß, dass es nicht geht, aber ich verstehe das einfach nicht. Denn ich habe alle Symptome." Wir einigten uns darauf, dass er erst einmal eine Lernpause einlegen und die Fachbücher zuklappen sollte. Das half. Er muss aber seitdem damit leben, dass ich mich bis heute bei jedem Treffen nach dem Zustand seiner Gebärmutter erkundige.

Die Ursache steht nicht im Mittelpunkt des Interesses

Zurück zum Thema Rückenschmerzen. Viele Behandler verlieren mit der Zeit den Blick für die Vielfalt der Ursachen. Wer nur eine Methode beherrscht, beginnt irgendwann, jedes Problem mit genau dieser einen Technik lösen zu wollen. Ob Osteopathie, Chirotherapie oder Akupunktur – wenn das Werkzeug festgelegt ist, wird der Patient zur passenden Form gemacht. Auch die Diagnose wird oft so formuliert, dass sie zur gewohnten Therapie passt. Jeder Schmerz wird dann zum blockierten Wirbel, zur Faszienverklebung oder zu einer „gestörten Energiezirkulation". Das Symptom wird behandelt, aber nicht verstanden. Die eigentliche Ursache bleibt im Dunkeln. Im schlimmsten Fall handelt es sich um einen tumorbedingten Schmerz – und während man therapiert, wächst der Krebs unbemerkt weiter. Wahre Heilung beginnt nicht mit der Methode, sondern mit der Frage: Warum?

Offen für verschiedene Therapien bleiben

Dieses Buch richtet sich an Menschen, die sich nicht blind auf einen oder mehrere Therapeuten verlassen möchten, sondern bereit sind, selbst mitzudenken, eigenständig aktiv zu werden und eine unbequeme Wahrheit zu akzeptieren. Die lautet: Rückenschmerzen sind nicht gleich Rückenschmerzen. Das klingt jetzt vielleicht etwas banal und Sie werden möglicherweise denken: „Na, darauf wäre ich auch selbst gekommen." Wenn das so ist, herzlichen Glückwunsch! Denn dann haben Sie schon einen wichtigen Schritt gemacht und sollten gleich den nächsten gehen. Der besteht darin, dass Sie offen bleiben und sich frei von Vorurteilen gegenüber der einen oder der anderen Medizin machen.

Bewährte Methoden aus meiner Praxis

Damit kommen wir schon zu einem weiteren Problem: Es gibt so unendlich viele Behandlungsmöglichkeiten bei Rückenschmerzen, dass das Angebot unüberschaubar ist. Jeder Mensch hat das Recht auf Schmerzfreiheit, ohne dauerhaft Schmerzmittel zu nehmen. Womit soll ich anfangen? Wann ist es besser, etwas anderes zu probieren? Welche Alternativen gibt es? Und was hat sich überhaupt bewährt? Ich habe für dieses Buch die wichtigsten Methoden herausgearbeitet, mit denen ich in meiner Praxis sehr gute Erfolge gesehen habe.
Um herauszufinden, was möglicherweise am besten bei Ihrem individuellen Problem hilft, gehe ich als Arzt systematisch vor. Das können Sie ebenfalls, denn ich erkläre Ihnen, was ich tue, und Sie können Ihre Schmerzen damit selbst diagnostizieren, um dann eine Methode auszuprobieren, bei der die Wahrscheinlichkeit sehr groß ist, dass sie wirkt.
Im Selbsthilfeteil dieses Buches stelle ich Ihnen diese Strategien vor. Sie reichen von Akupunktur, Faszientraining, Taping und Schröpfen über Übungen, die Sie zu Hause selbst machen können, bis zu Rezepten mit antientzündlicher Wirkung, die Ihre Gesundheit fördern.

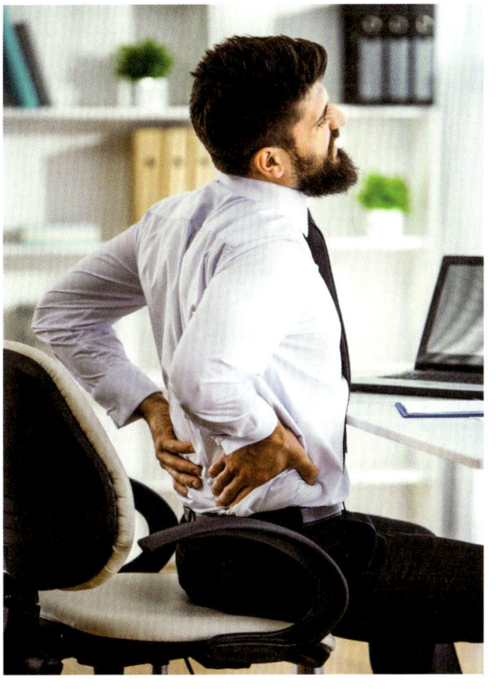

MEINE PERSÖNLICHE GESCHICHTE

Die Karriere als Rückenschmerzpatient begann für mich mit merkwürdigen Schmerzen, die ich zuerst ignorieren wollte. Doch das ging nicht. Mehr als zehn Jahre lang machten mir höllische Beschwerden zu schaffen und zeigten vor allem eins: Es gibt keine Therapie, die garantiert hilft. Trotzdem darf man nicht aufgeben. Lesen Sie hier, wie ich schmerzfrei wurde.

Der Tag begann merkwürdig. Beim Aufstehen spürte ich, dass etwas mit meinem Rücken nicht stimmte. Es war kein akuter Schmerz, sondern nur ein Gefühl, das ich bis dahin nicht kannte. Irgendetwas war nicht in Ordnung. Daran bestand kein Zweifel. Obwohl ich als Arzt an der Medizinischen Hochschule Hannover wusste, dass ich etwas tun musste, verdrängte ich die Gedanken an meinen Rücken erst einmal. Doch die Spannung im Kreuz wuchs. Mehrere Wochen lang jeden Tag ein bisschen. Ich konnte sie eigentlich nicht mehr ignorieren, tat es aber trotzdem. Denn ich hatte immer die Hoffnung, dass das Problem sich von allein erledigen würde. Bis mein Rücken plötzlich dicht machte. Hexenschuss. Ein reißender Schmerz schoss mir ins Kreuz und blieb. Ich konnte mich nur noch unter Qualen bewegen und kam kaum noch aus dem Bett. Zum Glück hatte ich Urlaub. Mir blieb die große Schmach erspart, unter Schmerzen ins Krankenhaus zu gehen. Als Orthopäde wohlgemerkt, nicht als Patient. Niemand sollte mitbekommen, wie es mir ging. Als Arzt ist es für mich nicht schwer, an Schmerzmittel zu gelangen. Also schluckte ich eine Woche lang alles hinunter, was half. Ich konnte wieder arbeiten – und tat es auch.

Was ich seinerzeit nicht wusste: Das war der Anfang meiner Karriere als Rückenschmerzpatient, die letztendlich zehn Jahre dauerte. Drei Monate nach dem Hexenschuss kehrte das seltsame Gefühl im Kreuz zurück. Und kurz danach knallte es erneut. Wieder konnte ich kaum eine schmerzfreie Bewegung machen. Mein Urlaub war aufgebraucht; ich musste mich krankschreiben lassen. Diesmal kam ich nicht mehr mit Abwarten und Schmerztabletten durch.

Ich hatte einen Bandscheibenvorfall. Mir gingen schlimme Gedanken durch den Kopf. Was würde mit mir passieren? Konnte ich überhaupt noch weiter als Chirurg arbeiten? Entstand daraus möglicherweise eine Querschnittslähmung? Drohte mir ein Leben im Rollstuhl? Mir blieb nichts anderes übrig, als einen Kollegen aufzusuchen.

Auf Empfehlung zu einem Spezialisten

Aber welchen? Ich hörte mich um und ließ mir schließlich einen Spezialisten für Rückenschmerzen empfehlen. Vielleicht weiß der mehr als ich selbst, dachte beziehungsweise hoffte ich. Mein Experte hatte sich angeblich als absoluter Könner auf dem Gebiet der amerikanischen Chirotherapie erwiesen. So ein „Doctor of Chiropractic" muss in den USA ein mehrjähriges Studium an einer Universität absolvieren und soll sanft heilen. Die Vorstellung erschien mir angenehm.

Bevor der Arzt mich in seiner Praxis überhaupt angesehen hatte, musste ich schon an der Empfangskasse 100 Euro zahlen, um im Wartezimmer Platz nehmen zu dürfen. Eine freundliche Mitarbeiterin bat mich in den Untersuchungsraum zu einem Doktor mit einem ebenfalls freundlichen und sehr sympathischen französischen Akzent. Ich erklärte meine Beschwerden und lieferte die Diagnose Bandscheibenvorfall mit MRT-Bildern als Beleg gleich mit. „Das interessiert mich nicht", sagte der Doc jetzt etwas weniger freundlich.

Wow, bis dahin war ich davon ausgegangen, dass ein MRT der Goldstandard für die Diagnose eines Bandscheibenvorfalls ist. Der Fachmann für amerikanische Chirotherapie wollte aber nichts davon wissen. Er schaute mich kurz an und ließ mich ein wenig turnen. Arme hoch, Arme runter, Zehenspitzengang und Seitneigung. Aus der Art, wie ich mich bewegte, hatte er mein Problem offenbar erkannt und forderte mich auf: „Legen Sie sich seitlich auf die Liege."

Verschobene Wirbel, verkrampfte Muskeln, Haltungsfehler, falsche Bewegungsabläufe – es gibt einiges, was Rückenschmerzen verursachen kann. Blockaden übertragen sich auf Nerven und die wiederum verursachen neue Beschwerden. Dazu gehören Kopf- oder Nackenschmerzen, Schwindel, Taubheitsgefühle und auch Bluthochdruck oder Probleme mit der Verdauung. Ich staunte, wie schnell er über mich Bescheid wusste, ohne mich nach meiner Vorgeschichte zu befragen. Der Experte trat an mich heran, machte ein paar Handgriffe an meiner Wirbelsäule und renkte mich ein. Ich stand auf. Meine Schmerzen waren weg. Vorher konnte ich mich kaum bewegen und nun war ich fast geheilt.

Ich staunte Bauklötze. Dieser Mann musste ein Zauberer sein. Er hatte aber keine höheren Mächte gerufen, sondern offenbar ganz handwerklich solide meine herausgerutschte Bandscheibe wieder an ihren Platz zurückgeschoben. „Die ist wieder drinnen", sagte er zufrieden und lächelte freundlich. Ich bedankte mich herzlich. Das war Wahnsinn. Ich war ihm zutiefst dankbar und hätte für diese Wunderheilung auch liebend gern 10.000 Euro gezahlt. Ich konnte wieder arbeiten.

Ich musste mich krumm durch den Tag schleppen

Leider nicht lange, denn bald kehrte das mittlerweile bedrohliche Gefühl in meinem Rücken zurück. Anfangs wieder harmlos. Ohne starke Schmerzen, aber mit der Sicherheit „Da stimmt etwas nicht". Kann nicht sein, sagte ich mir, denn die Bandscheibe war ja „wieder drinnen", wie der Meister es mir erklärt hatte. Entweder stimmte es nicht. Oder sie war wieder herausgerutscht. Jedenfalls wachte ich eines Morgens wieder mit massiven Schmerzen auf und musste mich krumm durch den Tag schleppen.

Ich machte einen neuen Termin bei meinem Wunderheiler und fuhr während der Mittagspause in Dienstkleidung mit dem Taxi zur Erlösung. Ein paar Handgriffe, und ich war schnell wieder eingerenkt. Offenbar alles Routine. Diesmal gab es noch ein Paar Einlagen für weitere 100 Euro dazu, denn jetzt waren meine Füße die angeblichen Übeltäter und Verursacher meiner Rückenschmerzen. Wieder eine neue Erkenntnis, die mir als Facharzt und als Patient in dieser Eindeutigkeit neu war. Prima, dass ich jetzt schlauer war und gesünder im Schuh stand. Mein Meister bat mich, ihn kurz zu begleiten. Natürlich konnte ich diesem Genie keinen Wunsch abschlagen. Ich ging mit ihm in einen Nebenraum seiner Praxis, in dem mehrere Menschen an einem großen Tisch saßen, denen er mich vorstellte: Dr. Citak von der Medizinischen Hochschule Hannover. Meine Anwesenheit erfüllte ihn wohl mit Stolz. Er erkannte das Potenzial für Werbung in eigener Sache und erklärte seinem Publikum: „Sehen Sie, zu mir kommen sogar Universitätsärzte, um behandelt zu werden." Da stand ich wie ein Tier im Zoo. Alle starrten mich an. Ob die jetzt einen Vortrag oder eine Lobeshymne auf den Guru erwarteten? Ich war nicht vorbereitet. Das Ganze war mir unangenehm. Mehr als ein schüchternes Hallo brachte ich nicht heraus. Zum Glück reichte das. Der Mann mit den magischen Händen bedankte sich und lotste mich wieder hinaus.

Ich wurde Stammkunde beim Einrenker

Ich verdrängte die Peinlichkeit und beschloss, mich lieber über meine neuen Einlagen und die wiedergewonnene Schmerzfreiheit zu freuen. Das war leider wieder zu früh. Denn bald stellte ich fest, dass der Fachmann für Rückenschmerzen mir indirekt so etwas wie einen Abovertrag untergejubelt hatte. Meine Schmerzen kamen zurück. Ich schaffte meinen Alltag nur, wenn er mich dafür zurechtrenkte. Ich besuchte ihn fast jede Woche und wurde zwangsläufig sein Stammkunde. Nach einem Jahr war ich um mehrere Tausend Euro ärmer, aber um eine Erkenntnis reicher: Diese Therapie ist nicht nachhaltig.

Später machte ich selbst eine Ausbildung in Manueller Medizin und lernte dabei einen neuen Namen für die Wunderheilertechnik: Eine-Million-Dollar-Rolle. Der kam zustande, weil viele Chiropraktiker in den USA damit Millionäre wurden. Ich ärgerte mich nicht nur über die vertane Zeit, sondern auch über das Prinzip: Hier machen Ärzte und Therapeuten einfach stumpfsinnig eine Sache, die sie gelernt haben und gut können, um sich daran zu bereichern. Das ist Scharlatanerie. Sie ziehen den Patienten nicht nur das Geld aus der Tasche, sondern machen ihnen auch falsche Hoffnungen. Und das ist ihnen gleichgültig. Leider gibt es die auch heute noch. Viele Menschen glauben ihnen genauso, wie ich es früher getan habe.

Ich hatte kürzlich eine Patientin, die zwei Jahre lang jede Woche zu einem Osteopathen ging, bis sie insolvent war. Für ein paar Tage ohne Schmerzen und die große Hoffnung, dass das dauerhaft bleibt, hatte sie ihr ganzes Geld ausgegeben und nicht einmal gemerkt, dass sie Opfer war.

Selbst ernannte Experten können machen, was sie wollen

Heutzutage muss man nicht mal mehr Medizin studieren. Es reicht, sich weiß anzuziehen und Videos auf Youtube einzustellen, auf denen man sich unkontrolliert als Spezialist für alles Mögliche ausgeben kann. Die Ära der Youtube-Paramedizin hat längst begonnen. Das Schlimme daran: Ein selbst ernannter Experte kann tun und lassen, was er will. Er muss keine Verantwortung übernehmen und wird für nichts zur Rechenschaft gezogen. Die Kunden und Käufer angeblicher Wunderprodukte, also Schmerzgeplagte, die nach jedem Strohhalm greifen, machen willig mit, weil die Schulmedizin ihnen nicht geholfen hat oder weil der Internetstar falsche Hoffnungen weckt.

Wenn ich mich heute an meine eigene Leidensgeschichte erinnere, kann ich gut verstehen, wie hilflos man sich als Patient fühlt. Nachdem ich mein Abo beim Einrenker gekündigt hatte, fehlte mir ein neuer Plan. Ich hielt mich mit einer Mischung aus Schmerztabletten und Krankschreibungen über Wasser. Das bedeutete aber nur Durchhalten und keineswegs Besserung. Ich rechnete ständig mit dem nächsten Knall, der tatsächlich nicht lange auf sich warten ließ. Eines Tages riss ein Schmerz wie ein Schuss mir plötzlich die Beine weg. Mitten in der Stadt auf einem Gehweg. Etwas harmlosere Varianten dieser Attacken kannte ich bereits. Sie hatten mich sonst aber nur in der Wohnung heimgesucht. Ich wusste: Du musst jetzt 30 bis 40 Minuten liegen bleiben. Dann geht es wieder.

Ich lag auf der Straße und wartete

Mir blieb nichts anderes übrig, als diese Form der vorübergehenden Heilung auf der Straße durchzuziehen. Da lag ich und betete: Möge bloß niemand vorbeikommen und mich so sehen. Und wenn doch, möge er mich für einen Betrunkenen halten, zu dem man besser auf Abstand bleibt. Also keine Aufmerksamkeit erregen. Ich wagte kaum zu atmen. Aber das reichte nicht. Eine Frau sah mich und bot sofort Hilfe an. Das war nett gemeint, brachte mir aber garantiert nichts. Ich zwang mich zu einem Lächeln. Alles sei gut, ich müsse nur ein wenig liegen bleiben. So viel Gelassenheit nahm sie mir nicht ab. Sie machte Anstalten, mich hochzuziehen, was mich wiederum in Panik versetzte. Ich wusste: Eine falsche Bewegung, und meine Schmerzen würden in die Kategorie „Höllenschmerzen" aufsteigen.

„Lassen Sie mich, ich habe Rückenschmerzen und muss nur kurz liegen, dann komme ich allein wieder auf die Beine." Meine Bitte beeindruckte sie wenig. Wer helfen will, lässt sich nicht so leicht abweisen. Sie wollte zumindest einen Rettungswagen rufen. Jetzt hatte ich nur noch eine Idee. Ich bekannte: „Ich bin selbst Notarzt. Wenn meine Kollegen mich hier abholen, mache ich mich zum Gespött." Das glaubte sie mir und ging weiter. Nach kurzer Liegezeit konnte ich tatsächlich wieder aufstehen.

Neuer Versuch mithilfe der Schulmedizin

Einmal mehr wurde mir klar: So kann es nicht weitergehen. Jetzt wollte ich der Sache wissenschaftlich auf den Grund gehen: also wieder ein MRT und diesmal die Hilfe eines Schulmediziners in Anspruch nehmen. Der Radiologe und ich erkannten zwei Bandscheibenvorfälle und einen Riss in der Bandscheibe. Ich traute meinen Augen nicht. Wo kam denn der zweite Vorfall her? Bisher kannte ich nur einen. Der Radiologe zeigte mir auf dem MRT-Bild, wo die Bandscheibe auf die Nerven drückte. Das sah sehr logisch aus. Warum hatte ich mich nicht gleich von Profis behandeln lassen? Dann hätte ich vielleicht zumindest nur einen Vorfall und nicht zwei. Auf den Bildern sahen wir noch mehr. „Warum habe ich eine Knochenauflösung im Wirbel? Ist das vielleicht ein Tumor?", fragte ich. „Nein, Herr Kollege, das ist ein Hämangiom. Und das ist von Geburt an da."

Zum Hintergrund: Unter einem Hämangiom versteht man in der Medizin nicht nur die relativ bekannten Blutschwämmchen („Storchenbiss") bei Babys. Der Begriff beschreibt auch häufig gutartige Tumore in der Wirbelsäule, die etwa jeder Zehnte hat. Sie verursachen kaum Symptome und werden nur selten gefunden. Probleme machen sie kaum.

Was mir allerdings komisch vorkam: Auf meinem ersten MRT, das seinerzeit zwei Jahre alt war, gab es noch kein Hämangiom. Oder hatte ich es übersehen? Wir luden die alten Bilder hoch. Tatsächlich war nichts zu sehen. „Machen Sie sich keine Sorgen", riet mein Kollege. Der Satz beruhigte mich ein wenig, ich ging aber trotzdem mit einem komischen Gefühl im Bauch nach Hause.

Fango, Massage, Übungen – das war schön

Neue Erkenntnisse, neuer Experte: Ein niedergelassener Orthopäde riet mir zur Physiotherapie und gab mir gleich einen Haufen Rezepte mit auf den Weg. Fango, Massage, Übungen – die Behandlung war schön. Ich ging regelmäßig hin und kam immer zufrieden zurück. Es tat gut. Nach so viel Wellness war ich angenehm müde und ging mit wohligen Gefühlen ins Bett. Also arbeitete ich die Rezepte ab, wie sie mir verschrieben worden waren. Was mir allerdings auffiel: So angenehm die Therapie auch war, meine Schmerzen gingen nie richtig weg. Es blieb immer ein Grundrauschen im Rücken. Zwar ohne nennenswerte Spitzen, aber auch ohne Unterbrechung. Nach ein paar Monaten hatte ich einen Rückfall.

Da die Physiotherapie ja eigentlich recht effektiv war, wollte ich sie nicht so einfach aufgeben und wechselte die Praxis. Ich hatte von einem Spezialphysiotherapeuten gehört, der sogar Mannschaften der Fußballbundesliga behandelte. Dass das wenig bis gar nichts bedeutet, erfuhr ich erst später. Es ist und bleibt zumindest eine Möglichkeit, um Patienten in die Praxis zu locken. Ich ging also hin.

In Sachen Selbstbewusstsein wurde der neue Physiotherapeut mein Vorbild. Er war so von sich überzeugt, dass er einen Großteil unserer Sitzung mit Reden verbrachte. Also mit Reden über sich selbst. Er erkundigte sich nicht nach meinem Befinden, sondern unterzog mich erst einmal einer Prüfung mit Fragen aus der Anatomie. Ich sollte Muskeln benennen, bis es mir zu blöd wurde und ich zurückfragte: „Den Namen habe ich vergessen. Wissen Sie ihn noch?" Na klar, er ratterte lateinische Bezeichnungen für Muskeln herunter wie Vokabeln und genoss die Macht der Überlegenheit. Nebenbei erzählte er mir, wen er alles schon behandelt hatte. Mir wurde klar, dass er viel Lob brauchen würde, damit wir länger

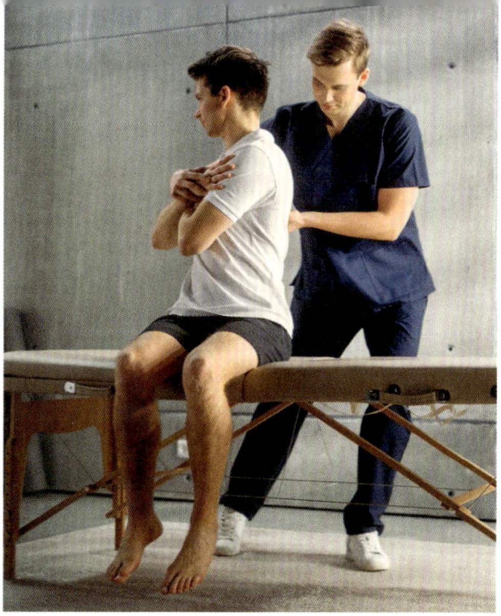

miteinander auskamen. Unausgesprochen einigten wir uns auf eine Mischung aus Abfragen und Loben. Das war reines Spielchen spielen. Aber was sollte es? Mir ging es relativ gut. Selbst die einstündige Autofahrt zu ihm konnte mich nicht abschrecken.

Warum kann er Sportstars helfen, aber mir nicht?

Dass wir nach zwölf Einheiten nicht weiter waren, ernüchterte mich allerdings. Warum kam seine Behandlung offenbar bei weltbekannten Sportstars super an, konnte bei mir aber außer ein bisschen Wohlgefühl nichts Dauerhaftes bewirken? Als ich eingeölt, durchgeknetet auf der Liege lag, hatte ich plötzlich einen Gedankenblitz: Dieser Mann massiert schöne Waden, trainierte Schultern, makellose Rücken. Er hilft Gesunden, gesund zu bleiben. Was wusste er vom wahren Schmerz, vom zerbrechenden Körper? Mir wurde klar: Ich war am falschen Ort – und brach die Therapie ab. Seitdem beeindruckt es mich nicht mehr, wenn jemand sagt: „Ich gehe zu dem, der die erste Bundesliga behandelt." Im Gegenteil: Ich empfinde Mitleid – denn wer mit Bundesliga-Erfahrung wirbt, weiß, wie man Gesunde fit hält, aber nicht, wie man Kranke wirklich heilt. Das ist nicht der Ort für Menschen, die zerbrochen sind und Antworten suchen. Mein Schmerz wurde wie ein Running Gag, nur nicht so lustig. Er kam einfach immer wieder. Ich wollte es im Krankenhaus geheim halten. Doch mein Oberarzt in der Bauchchirurgie erfuhr davon. Er schwor auf Kiesertraining, das ihn selbst von Rückenschmerzen befreit hatte. Also ein neuer Strohhalm, nach dem ich griff.

Auch das half anfangs recht gut. Heftige Schmerzattacken blieben erst einmal eine angenehme Zeit lang aus. Doch ich traute dem Frieden nicht mehr. Das erwies sich bald als richtig. Ich musste mich schon wieder rückenschmerzbedingt krankmelden.

Der Professor schickte seinen Sohn

Wieder ging es mir wie vielen meiner Patienten heute. Ich hatte schon viel probiert und nichts half. Was könnte ich noch versuchen? Vielleicht musste ich auf einer ganz anderen Ebene ansetzen. Diesmal beschloss ich, einen Neurochirurgen aufzusuchen. Und wenn, dann auch gleich den besten. Wie so oft ist der Beste für eine Sache allerdings nicht der Beste für alles. Die Neurochirurgie ist ein großer Fachbereich. Da spezialisiert sich jeder auf eine kleine Sparte. Ich landete bei einem Professor, der sich erst einmal dadurch auszeichnete, dass er den sechsfachen Satz des sonst Üblichen berechnete. Das hieß, dass er jede Leistung sechsmal abrechnete. Okay, sein Titel war es mir wert. Professoren haben schließlich Erfahrung. Als er das Zimmer betrat, war ich überrascht. Der Arzt war jünger als erwartet. Auf seinem Werbebild sah er ungefähr 40 Jahre älter aus. Er fand die Verwechslung witzig und klärte mich auf: „Ich bin der Sohn."

Sollte ich den Sprössling des renommierten Neurochirurgen akzeptieren und hoffen, dass Erfahrung vererbbar ist? Nein, ich war sauer. Da suggerierte mir ein Arzt, dass ich von ihm untersucht werde, und dann kommt sein Kind und rechnet nach Papas Maßstäben ab. Die Untersuchung ergab mal wieder etwas Neues und lautete diesmal: Fußheberschwäche. Das ist eine Erkrankung, bei der man den Fuß nicht mehr richtig heben kann, weil der sogenannte Peroneusnerv ausfällt, der das Anheben steuert. Die Ursache können Nervenerkrankungen, Schlaganfälle, Schädel-Hirn-Verletzungen, Multiple Sklerose oder auch Bandscheibenvorfälle sein. Was das zur Folge hat, erfuhr ich sofort nach der Diagnose: Eine Operation sei unumgänglich. Jetzt bekam ich Selbstzweifel und keinen Ton mehr heraus. Wie konnte ich als Arzt eine Fußheberschwäche übersehen? Und das auch noch bei mir selbst? Die Aussichten waren düster. Vielleicht hätte ich doch besser in die Pharmakologie gehen sollen und im Labor hocken, statt Menschen anzufassen. Wie würde es weitergehen, wenn ich im Operationssaal die schweren Röntgenschürzen tragen musste oder als Notarzt selbst in Not kam, weil ich mich plötzlich nicht mehr bewegen konnte?

Der Neurologe fand keine Fußheberschwäche

Ich musste weiterarbeiten. Als ich deshalb ins Krankenhaus zurückkehrte, bat ich einen Professor für Neurologie, meine MRT-Bilder anzusehen, um meine Fußheberschwäche zu beurteilen und abzuschätzen, wie viel Zeit mir noch bis zur Operation blieb. Der Neurologe starrte mich an, als ob er einen Geist gesehen hätte, und fragte nur: „Herr Kollege, was reden Sie da?"

Er untersuchte mich fast eine halbe Stunde lang mit allem, was ihm zur Verfügung stand. Ich wusste nicht, ob ich mich über seine Diagnose freuen oder weinen sollte, als er schließlich sagte: „Sie haben nichts." Wie bitte? Ich sah mich schon fast gelähmt, und jetzt das. „Sie sind doch selbst Unfallchirurg", sagte der Neurologe. „Da wissen Sie doch, dass Chirurgen immer operieren wollen, weil sie dafür bezahlt werden." Sein lapidarer Rat: „Lassen Sie sich bloß nicht operieren."

Ja, ich bin Unfallchirurg, aber bis dahin hatte ich gelernt, dass wir operieren, damit Knochenbrüche heilen oder um Menschen aus Lebensgefahr zu retten. Als junger Arzt hatte ich mir bis dahin kaum Gedanken darüber gemacht, wie viel in der Medizin offenbar Auslegungssache ist. Wie oft heruminterpretiert wird, bis etwas so ist, wie man es am besten gebrauchen kann. Und dass es durchaus möglich ist, dass der eine Arzt nach links geht und der andere nach rechts. War mein Bandscheibenvorfall nun schlimm oder nicht? Operieren oder nicht operieren? Selbst als Arzt weiß man nie, ob man richtig liegt. Warum konnte niemand die Ursache meiner Schmerzen identifizieren, wenn sie nicht vom Bandscheibenvorfall gekommen waren? Ich kam nicht weiter. Heute weiß ich: Das Schlimmste für einen Schmerzpatienten ist das sinnlose Drehen im Kreis und das Gefühl, dass niemand einem helfen kann oder will.

Ich hielt nur durch, wenn ich mich bewegen konnte

Erst einmal machte ich mit hoch dosiertem Ibuprofen weiter. Die Schmerzen kamen und gingen. Ich war nicht in der Lage, länger als 30 Minuten zu sitzen. Autofahrten musste ich entsprechend kurz halten. Nach einem Tag im OP konnte ich mich oft eine Woche nur unter Schmerzen bewegen. Deshalb fühlte ich mich in der Notaufnahme am wohlsten. Denn dort musste ich nie lange in einer Position verharren.

Als es erneut schlimmer wurde, schlug ein Kollege mir wieder etwas Neues vor. Die sogenannte PRT-Spritze hatte ich noch nicht probiert. Dabei handelt es sich um Medikamente, die unter CT-Kontrolle injiziert werden und an der (betäubten) Stelle, an der es wehtut, sofort Entzündungen hemmen und Schmerzen lindern.

Ich willigte ein. Leider hatte der Arzt vergessen, mir zu sagen, dass man nach dieser Spritze nicht Auto fahren sollte. Mein rechtes Bein fühlte sich zuerst komisch an. Dann verschwand jegliches Gefühl darin. Es war taub. Ich wartete zwei Stunden, bis das Bein wieder genug Kraft zum Gasgeben und Bremsen

hatte. Weil die Hoffnung zuletzt stirbt, ging ich wieder zur Krankengymnastik.
Ganz in meiner Nähe fand ich eine Praxis. Dort erwartete mich an der Rezeption nur eine Buddha-Statue. Es schien recht esoterisch zuzugehen. Ich wollte sofort wieder raus. Doch als ich mich umdrehte, hörte ich ein freundliches Hallo. Ich wollte nicht unhöflich sein und blieb. Die Physiotherapeutin tastete erst einmal meinen Puls. Ich kannte ja schon einiges, aber das hatte ich noch nicht erlebt. Bisher hatte ich noch keine Herzprobleme, sondern einfach nur Rückenschmerzen. Sie erklärte mir, dass sie mit den Methoden der Traditionellen Chinesischen Medizin arbeite und für eine Diagnose meinen Puls brauche. Ich hielt das für Hokuspokus – ausgerechnet bei mir, einem Arzt, Dozenten und Wissenschaftler.

Trotzdem konnte ich ihrer Diagnose („Sie haben Stress und kommen nicht zur Ruhe“) nicht widersprechen. Mit dieser Aussage dürfte sie bei ziemlich jedem Berufstätigen mit Rückenschmerzen richtig liegen. Ich wollte nicht arrogant wirken und willigte ein, als sie anbot, mich mit Akupunktur zu behandeln. Leider spürte ich keine Erlösung, sondern nur Schmerzen. Das Nadelsetzen tat mir weh und ich war wirklich froh, als die Folter zu Ende war. Ich beschloss, zu gehen und am nächsten Tag alle Folgetermine abzusagen. Doch über Nacht musste etwas passiert sein, womit ich nicht gerechnet hatte. Fast war ich erschrocken, als ich merkte: Mir geht es besser. Das konnte ja wohl nicht von den Nadeln kommen. Ich suchte nach anderen Gründen, fand aber keine.

Ich wollte dem Geheimnis auf die Spur kommen

Ich ging also wieder hin und arbeitete fleißig mein Rezept ab. Der Erfolg war enorm. Die Suche nach dem Grund dafür ließ mir keine Ruhe. „Bilden Sie sich auf diesem Gebiet weiter“, riet die Physiotherapeutin mir. Wie sollte ich das bloß meinem Chef erklären? Dass ich als Unfallchirurg eine Weiterbildung in alternativen Therapien machen wollte? So weit war ich noch nicht. Außerdem liebte ich die Wissenschaft. Trotzdem ließ der Gedanke mir keine Ruhe.

Ich war mittlerweile zum Professor ernannt worden und wollte dem Geheimnis der Nadeltherapie auf die Spur kommen. Wenn es tatsächlich eine Möglichkeit gab, so hartnäckige Rückenschmerzen wie meine zu lindern, dann wollte ich sie kennen und verstehen.

Ich beschloss, meine universitäre Laufbahn zu beenden, und kündigte meine Stelle an der Universitätsklinik. Das fiel mir sehr schwer. Eine Sache aufzugeben, in die ich viele Jahre investiert und in der ich alle Titel erreicht hatte, bedeutete einen kompletten Neuanfang und eine ungewisse Zukunft. Mein Wissensdrang war aber größer als die Angst vor Veränderungen.

Ich wechselte als angestellter Arzt in eine Praxis für ein Krankenhaus und bildete mich nebenbei weiter. Jedes Angebot war mir willkommen, wenn ich die Zeit dafür aufbringen konnte. Dazu gehörte auch die Akupunktur.

Bald akupunktierte ich leidenschaftlich. Nicht nur in der Praxis. Auch privat war niemand vor mir und meinen Nadeln sicher, wenn er Probleme hatte. Ich lernte chinesisch, koreanisch und japanisch zu akupunktieren und hatte bald immer ein Notfallakupunktur-Set in der Tasche. Ich probierte viel aus und war selbst mein bestes Testobjekt, denn auch wenn es mir viel besser ging, war ich noch nicht durchgehend schmerzfrei.

Das Schmerzgedächtnis machte sich bemerkbar

Bei einer schmerztherapeutischen Weiterbildung merkte der Kursleiter, dass ich nicht lange sitzen konnte. Ich erzählte ihm meine Geschichte im Schnelldurchgang, woraufhin er mir erklärte: „Das ist das Schmerzgedächtnis." Mein Schmerz hatte sich möglicherweise so tief ins Gehirn gebrannt, dass ich ihn spürte, auch wenn er objektiv betrachtet gar nicht da war. Das ist keine Zauberei. Bei chronischen Schmerzen verlieren die Beschwerden ihre physiologische Warnfunktion und werden zur eigenständigen Krankheit. Es ist dann schwer bis unmöglich, die Schmerzen einfach zu vergessen.

„Sie müssen eine multimodale Rehabilitation mit psychosomatischer Betreuung machen", sagte der Kursleiter. Ich beschäftigte mich mit Psychosomatik und dem Schmerzgedächtnis, wollte aber keine Schmerzmittel mehr nehmen, die sonst zur Behandlung gehören. Mit meinen Akupunkturmethoden war ich gut aufgestellt. Manchmal beklebte ich mich mit Dauernadeln.

Langsam an ein schmerzfreies Leben gewöhnen

Eines Tages wollte ich Fotos von Berlin machen und stieg dafür bis ganz oben auf die Siegessäule. Ich trug Dauernadeln. Danach waren die Schmerzen so stark, dass ich mir nicht mal mehr die Socken anziehen konnte. So eine heftige Erstverschlimmerung hatte ich noch nie erlebt. Doch am nächsten Tag passierte – nichts mehr. Erst im Rückblick wurde mir klar: Das war der Tag, an dem der Schmerz mich endgültig verlassen hatte. Kein Einlaufen am Morgen. Kein Drücken und kein Brennen mehr. Ich konnte problemlos aufstehen.

Zuerst blieb ich skeptisch. Würden die Schmerzen nicht doch wiederkommen, wie sie es schon so oft getan hatten? Ich konnte mir ein beschwerdefreies Leben kaum noch vorstellen. Doch nichts war schöner, als sich langsam daran zu gewöhnen. Inzwischen bin ich mehr als zehn Jahre schmerzfrei. Ich habe sicherlich keine einzigartige Methode gefunden, die garantiert bei jedem wirkt. Dafür sind die Ursachen für Rückenschmerzen zu vielfältig. Aber ich habe es mir zur Lebensaufgabe gemacht, Schmerzen zu verstehen, zu analysieren und nicht vorschnell zu urteilen. In meiner Praxis habe ich jeden Tag die Möglichkeit, Schemata zu erkennen und neue Schlüsse daraus zu ziehen. Ich versuche immer, mein Wissen weiterzuentwickeln und meine Methoden daran anzupassen. Was ich dabei herausgefunden habe, ist in meine Quadranten-Methode eingeflossen. Mit diesem Buch können Sie davon profitieren.

VOLKSKRANKHEIT RÜCKENSCHMERZEN

Rückenschmerzen sind heute die zweithäufigste Ursache für einen Arztbesuch. Das Kreuz mit dem Kreuz ist für Männer der am meisten genannte Grund für Krankschreibungen. Doch erfolgreiche Behandlungen sind keineswegs garantiert. Ein Großteil der Betroffenen hat das Vertrauen in Orthopäden verloren. Woran liegt das?

Rückenschmerzen sind weitverbreitet und gehören gleichzeitig zu den am wenigsten ernst genommenen Krankheiten. „Ist doch nicht mehr als ein Schnupfen", sagt so mancher in Anbetracht der Tatsache, dass es fast jeden einmal im Kreuz erwischt. Zumindest kurz. Genau das ist das Problem. Viele Krankheiten zeigen sich am Anfang von ihrer harmlosen Seite, können sich aber innerhalb von wenigen Tagen oder Wochen zu einer schweren Erkrankung entwickeln. Anfangs lässt sich das kaum unterscheiden. Kein Wunder, dass Kreuzschmerzen häufig belächelt werden oder die Schmerzgeplagten im Verdacht stehen, die Beschwerden als Ausrede zu nutzen. „Stell dich nicht so an", heißt es dann, „das wird schon vorbeigehen." Das würde wohl niemand zu einem Diabetiker oder einem Menschen mit koronarer Herzkrankheit sagen. Der Rückenpatient ist Opfer in vielerlei Hinsichten. Statistiken zeigen, dass knapp 70 Prozent der Deutschen an Schmerzen im unteren Rücken leiden. Von diesen 70 Prozent werden knapp 10 Prozent täglich von ihrem Rücken geplagt. Und Besserung ist nicht in Sicht. Die Wahrscheinlichkeit sagt, dass die Qual wiederkehrt, wenn man sie einmal gehabt hat. Ein Drittel der Bevölkerung leidet mehrmals unter Rückenschmerzen, knapp ein Viertel geht deshalb zum Arzt. Damit sind Rückenschmerzen die zweithäufigste Ursache für den Besuch in einer Arztpraxis.

Immer mehr gehen ins Krankenhaus

Geht es um Arbeitsunfähigkeit, sind Männer führend; bei ihnen ist das Kreuz mit dem

Kreuz die häufigste Ursache für Krankschreibungen. Insgesamt gehen immer mehr Patienten mit Rückenschmerzen direkt ins Krankenhaus und nicht erst zu einem niedergelassenen Arzt. Die Zahl der stationären Behandlungen hat um 80 Prozent zugenommen. Offenbar ist die moderne Medizin machtlos; der einzelne Orthopäde interessiert sich wohl nicht mehr für Rückenschmerzgeplagte. Die Patienten, so scheint es, haben das Vertrauen in die Ärzte verloren. Warum ist es so schwer, dieses Problem in den Griff zu bekommen? Lassen die Beschwerden sich nicht durch Präventionsmaßnahmen von Anfang an verhindern?

Kurze Anamnese, schnelle Untersuchung

Die Frage wäre nur zu beantworten, wenn man alle Formen von Rückenschmerzen über einen Kamm schert. Damit würde man den Betroffenen aber unrecht tun. Ihre Schmerzen sind Symptome und meist keine Krankheiten. Rückenschmerzpatienten geraten in Interessenkonflikte. Ihre Behandler haben Tabletten, Spritzen und Physiotherapie im Angebot oder lösen die Probleme mit Operationen, gehen aber nicht oder zumindest nicht in ausreichendem Maß den Ursachen nach.

Wer einmal mit Rückenschmerzen beim Hausarzt oder Orthopäden war, kennt das Problem: Kurze Anamnese, schnelle Untersuchung (wenn überhaupt) und dann ein Rezept für Ibuprofen mit dem Rat, sich mehr zu bewegen. „Der Arzt hat nichts gemacht", sagt der enttäuschte Patient. Er fühlt sich nicht ernst genommen und im Stich gelassen. Schließlich hat er tage- oder wochenlang auf den Termin gewartet und dann noch eine Stunde im Wartezimmer gesessen, bis er endlich dran war. Und nun hat er nur ein Rezept, das das Schmerzmedikament teurer macht. Tatsächlich gibt es Ibuprofen 400 ab 1,63 Euro in der Onlineapotheke. Klickt man dann auf Kauf mit Kassenrezept, verdoppelt sich der Preis. Das soll einer verstehen. Inzwischen drohen Patienten mit negativen Bewertungen im Internet für die Arztpraxis, wenn sie kein Rezept für Fangopackungen oder keine Massagen erhalten. Zum Glück sind das Einzelfälle, aber sie kommen vor.

Der Arzt soll als Lotse fungieren

Aus ärztlicher Sicht ist die Behandlung von Rückenschmerzen in Leitlinien vorgegeben. Die teilen die Patienten in zwei Gruppen auf: In die eine kommen spezifische Rückenschmerzen, für die es eine eindeutige Ursache gibt. Das trifft allerdings nur bei 10 Prozent zu. Die andere Gruppe bilden die nicht spezifischen Rückenschmerzen, die etwa 90 Prozent aller Fälle ausmachen. Betrachtet man nun die Leitlinien für den nicht spezifischen Rückenschmerz, bleiben nicht viele Möglichkeiten. Im Grunde soll der Arzt als Lotse fungieren, seinem Patienten gut zureden und ihn hinhalten, bis der Schmerz von allein verschwindet. Also erst einmal eher nichts tun. Man soll die Patienten und Patientinnen ermuntern, gesund zu leben und sich zu bewegen. Der Arzt soll auf keinen Fall sofort eine Bildgebung veranlassen, sondern erst einmal mit körperlichen

Untersuchungen nach Ursachen suchen. Bei neu auftretenden Rückenschmerzen kann er eigentlich nur Schmerzmittel verschreiben – und zwar so wenig wie möglich. Erst bei chronischen Schmerzen soll er den Leitlinien entsprechend Bewegungstherapien, Akupunktur oder progressive Muskelentspannung empfehlen. Das heißt: Im Sinne der Leitlinien ist derjenige ein guter Arzt, der nichts macht. Die meisten Therapien, die die Patienten sich wünschen, werden nicht in den Leitlinien empfohlen.

Ärgerlich für Rückenschmerzgeplagte

Als ich selbst Rückenschmerzpatient war, hat mich das sehr geärgert. Im Grunde kann man sich den Besuch sparen. Es sei denn, man braucht eine Arbeitsunfähigkeitsbescheinigung. Auf der einen Seite muss ich feststellen, dass Rückenschmerzen wohl zu den einfachsten Möglichkeiten gehören, um für längere Zeit krankgeschrieben zu werden, ohne dass etwas passieren muss. Andrerseits sehe ich häufig Menschen, die regelrecht um Hilfe betteln, aber keine finden. Die Leitlinie für die nicht spezifischen Rückenschmerzen müsste eigentlich neu überdacht werden. Denn auch unspezifische Rückenschmerzen haben Ursachen, auch wenn sie nicht mit bildgebenden Verfahren zu finden sind.

Wo fängt der Rücken an, wo hört er auf?

Ein weiteres Problem ist die subjektive Schmerzwahrnehmung und die Frage, wo der Schmerz sich bemerkbar macht. Denn wo fängt der Rücken an, wo hört er auf? Der Duden definiert den Rücken beim Menschen als hintere Seite des Rumpfes zwischen Nacken und Lenden. Die Bezeichnung Rumpf ist für die meisten ungewöhnlich. Er umfasst den Körper ohne Kopf und Gliedmaßen. Also ist der Rücken die komplette hintere Seite unseres Körperstammes. Bedenkt man das, wird schnell deutlich, warum Schmerzen zwischen Schulter und Gesäß mehr als 1.000 Ursachen haben können. Die meisten verstehen unter Rücken vor allem die untere Lendengegend. Viele kommen mit der Aussage „Ich habe Rückenschmerzen" in meine Praxis. Bei der Untersuchung stelle ich dann häufig fest, dass es sich bei dem Betroffenen eigentlich um Nackenschmerzen oder Beschwerden im Bereich des hinteren Oberschenkels handelt.

Schwierig wird es für mich als Arzt, wenn jemand in meine Praxis kommt und schon vor der Untersuchung sehr genau weiß, was er will und was er hat. „Mein Nachbar hatte auch mal Rückenschmerzen und ein bestimmtes Medikament hat ihm geholfen. Das möchte ich auch haben." Wenn die Untersuchung dann zeigt, dass dieses Medikament oder die erwünschte Therapie überhaupt nicht zur Diagnose passt, ist die Enttäuschung groß. Mancher verlässt beleidigt die Praxis. Von zehn Patienten zeigt sich etwa bei sieben, dass die Selbstdiagnose falsch ist.

Manchmal ist nur Glück im Spiel

Da beginnt das Problem mit Selbsthilfebüchern und -videos. Häufig wird dort vieles bagatellisiert und versprochen. Was verschwiegen wird: Klappt das tatsächlich, ist meist eine Riesenportion Glück im Spiel. Die Patienten haben zufällig die richtigen Übungen gefunden. Allerdings ist das ein bisschen wie Lottospielen. Die Wahrscheinlichkeit ist sehr groß, dass man nicht den Hauptgewinn zieht, sondern die Schmerzen sich durch falsche Übungen verschlimmern. Das gilt vor allem, wenn eine spezifische Ursache für das Symptom Rückenschmerz verantwortlich ist. Dann helfen Übungen in der Regel nicht einmal kurzfristig. Ebenfalls schwierig wird es, wenn unspezifische Schmerzen zum größten Teil von Muskeln, Faszien und Sehnen kommen. Denn kaum ein Laie kann Muskeln und Co. als Epizentrum für den Schmerz lokalisieren.

Falsche Eigenwahrnehmung

Als ich selbst Rückenschmerzen hatte, gelang auch mir das nicht – trotz meiner anatomischen Kenntnisse. Bei einem orthopädischen Kollegen habe ich mal eine Reizung am Oberschenkel als Ursache für seine Rückenschmerzen festgestellt. Nachdem die Reizung behandelt war, verschwanden die Schmerzen. Der Kollege war selbst überrascht und wunderte sich, dass sein Körper ihn offenbar so getäuscht hatte. Hätte er allein auf seine Eigenwahrnehmung gesetzt, wäre er womöglich (und wahrscheinlich vergeblich) auf Wärme und Faszienrollen als Therapie gestoßen.

Es gibt eine ganze Reihe von Erkrankungen, die Rückenschmerzen in der unteren Lendengegend verursachen, auch wenn das Krankheitsgeschehen ganz woanders stattfindet. Das reicht von gynäkologischen Problemen über Nerven-, Muskel- und Faszienreizungen bis zu Arthrose im Hüftgelenk. Nichts davon darf bagatellisiert werden. Auch wenn der Orthopäde in den Augen des Patienten nichts tut und nur Ibuprofen aufschreibt, ist er in der Lage, die Schmerzen besser einzuordnen und dem „Problemkind" einen Namen zu geben.

Digitalisierung: Nicht jeder Fortschritt ist gut

Die Coronakrise hat unseren Alltag grundlegend verändert. Viele Sportarten als Ausgleich zur Arbeit waren nicht mehr möglich. Ein Großteil der Menschen saß plötzlich im Homeoffice; viele sitzen dort immer noch. Das brachte ganz neue Erkrankungen in meine Praxis. Offensichtlich fordert die Digitalisierung ihren Tribut. Ich hatte noch nie so viele Ermüdungsbrüche in meiner Praxis wie in der Coronazeit. Das sind Knochenbrüche, die durch Überlastung entstehen. Denn Homeoffice führt nicht nur dazu, dass viele sich kaum noch bewegen. So mancher nutzt die neu gewonnene freie Zeit, um endlich sportlich aktiv zu werden oder sein gewohntes Pensum zu verdoppeln. Auch wir Ärzte versuchen, uns zunehmend zu digitalisieren. Das ist in der Praxisorganisation von Vorteil. Bei der Analyse von Schmerzursachen kann eine banale Videosprechstunde meine Arbeit aber nicht ersetzen. Wenn es um Schmerz geht, stoßen sowohl die Schulmedizin als auch künstliche Intelligenz an ihre Grenzen. Denn es gibt keine objektive Methode, um Schmerz wirklich zu messen.

GEFÄHRLICHE FEHLEINSCHÄTZUNGEN

Wenn es um Rückenschmerzen geht, passieren leider viele Fehler. Der unspezifische Rückenschmerz hat so unterschiedliche Ursachen, dass häufig falsche Diagnosen gestellt werden – und zwar von Ärztinnen und Ärzten ebenso wie von den Betroffenen selbst. Beides kann dramatische Folgen haben, wie diese Beispiele zeigen.

Fast Opfer einer Falschdiagnose

Ein 40-jähriger Orthopäde, mit dem ich gut befreundet bin, kam an einem Sonntag aus dem Urlaub am Mittelmeer zurück. Der Flug war anstrengend gewesen. Der Arzt wollte sich zu Hause kurz auf dem Sofa erholen, als er plötzlich sehr starke Schmerzen im unteren Rücken spürte. Zuerst dachte er sich nicht viel dabei und hoffte, dass die Beschwerden von allein wieder weggehen würden. Als sie das nicht taten, nahm er Schmerztabletten und erhöhte die Dosis, bis seine Vorräte aufgebraucht waren.

Zwei Stunden später konnte er sich kaum noch bewegen und rief den Notarzt. Der kam, machte dem Kollegen aber unmissverständlich klar, dass er störe. Wer ruft denn wegen Rückenschmerzen nachts einen Notarzt? Erst als der Notarzt sah, was der Orthopäde schon alles genommen hatte, erkannte er die Not, legte ihm einen Zugang und gab ihm Fentanyl, ein Schmerzmittel, das hundertmal stärker ist als Morphium.

In der Klinik angekommen, nahm man ihm Blut ab und machte ein EKG und ein MRT. Mein Freund lag noch im Rausch des Schmerzmittels auf der Trage in der Notaufnahme, als ein junger Assistenzarzt zu ihm trat. Er kam aus der Neurochirurgie und hatte viele Zettel in der Hand. Schnell wurde klar: Er wollte sich eine OP-Aufklärung unterschreiben lassen, denn angeblich hatte man den Grund für die Schmerzen im MRT gefunden, einen Bandscheibenvorfall. Der sei so schwer und drücke auf den Nerv, dass noch in der Nacht operiert werden müsse, fuhr der Assistenzarzt fort. Sonst drohe eine Querschnittslähmung. Die Lage sei sehr ernst.

An dieser Stelle konnte mein Freund nicht anders, als seine Identität preiszugeben: „Ich bin selbst Orthopäde. Glauben Sie mir, dieser Schmerz ist anders und hat mit den Bandscheiben nichts zu tun." Er verweigerte die Unterschrift und war sich seiner Sache sicher, denn er hatte in seinem ganzen Leben noch nie ein Problem mit dem Rücken oder den Bandscheiben gehabt. Zum Glück wurde er erst einmal stationär aufgenommen. Am nächsten Tag bekam er dann die wahre Diagnose: Nierensteine.

Die Operation war die Rettung

Ein 44-jähriger Mann stellte sich in meiner Praxis mit Schmerzen in der Gesäßregion vor, die ihn seit drei Monaten plagten. Er war regelmäßig krankgeschrieben, weil er nicht mehr arbeiten konnte. Er schob die Schmerzen auf Übungen, bei denen er das Gefühl hatte, sich einen Muskelfaserriss zugezogen zu haben. Ein MRT konnte das aber nicht bestätigen. Außerdem hatte er Physiotherapie gemacht, die nie länger als einen Tag nachwirkte. Ich ging von Triggerpunkten im Gesäßmuskel aus und führte mein Konzept durch. Dabei werden Muskulatur, Faszien und Sehnen mit verschiedenen Techniken behandelt, um herauszufinden, woher die Probleme kommen. Die erste Behandlung schlug ähnlich wie die Physiotherapie zwar für kurze Zeit an, dann kehrten die Schmerzen aber zurück. Ich überwies ihn zum MRT der Lendenwirbelsäule, denn wenn Muskeln, Faszien oder Sehnen die Ursache sind, kann ich mit dem Konzept in 99 Prozent der Fälle helfen. Offenbar war das bei diesem Patienten aber nicht der Fall. Er konnte nicht verstehen, warum ich ihn nicht weiter behandeln wollte, sondern zum MRT schickte. Ich musste ihn regelrecht dazu überreden und versprach, dass er mit meiner Therapie weitermachen könne (selbst wenn sie keine dauerhafte Linderung bringe), wenn das MRT nicht dagegenspreche.

Dazu kam es aber nicht, denn im MRT zeigte sich ein sehr großer sogenannter sequestrierter Bandscheibenvorfall. Das ist eine schwere Form, bei der sich auch ein Teil der Bandscheibe ablöst. Ich erklärte ihm den Ernst der Lage und überwies ihn an die Neurochirurgie. Er wurde am nächsten Tag operiert, kam nach drei Tagen nach Hause und konnte zwei Wochen später wieder arbeiten.

Die Hüftarthrose als Ursache

Der Patient wollte eigentlich nur ein Rezept für Physiotherapie gegen seine Rückenschmerzen holen, als er zu mir in die Praxis kam. Die MRT-Aufnahmen, die er mitbrachte, zeigten einen Bandscheibenvorfall, den er selbst ausschließlich mit Krankengymnastik behandeln lassen wollte. Da ich ihm ohne Untersuchung kein Rezept ausstellen konnte, war der 52-Jährige unzufrieden. Bisher habe er von seinem Orthopäden immer bekommen, was er wollte, sagte er. Und so ging er seit drei Jahren regelmäßig in die physiotherapeutische Praxis, ohne dass sich etwas änderte. Ich erklärte ihm, dass mit dieser Therapie etwas nicht stimmen könne.

Entweder machte der Therapeut nicht das Richtige oder die Ursache war mit manuellen Behandlungen nicht zu beseitigen. Nur widerwillig ließ er sich untersuchen.

Ich stellte fest, dass er in Anbetracht von drei Jahren Krankengymnastik recht steif war. In der Leiste zeigte sich ein heftiger Rotationsschmerz, ein typisches Zeichen für eine Hüftarthrose. Wir machten einen Deal: Er ließ seine Hüfte röntgen und wenn die in Ordnung war, bekam er sein ersehntes Physiorezept.

Die Röntgenbilder zeigten, was ich erwartet hatte: eine sehr schwere Hüftarthrose, die aufgrund einer Dysplasie, also einer angeborenen oder erworbenen Fehlbildung der Hüftgelenkspfanne, entstanden war. Ich stellte ihm ein Physiotherapierezept für die Hüftarthrose aus. Er könne das gerne machen, sagte ich, prophezeite ihm aber, dass es nichts nützen werde. Es dauerte ein halbes Jahr, bis er mir glaubte. Für andere Behandlungen war die Arthrose schon zu weit fortgeschritten. Der Mann brauchte eine Hüftendoprothese. Zum Glück kam er damit hervorragend zurecht. Nach dem Eingriff waren seine Schmerzen weg – und ich bekam einen Blumenstrauß.

Zu lange an die falsche Methode geglaubt

Sie sah alles andere als gesund aus. Es war auf den ersten Blick zu erkennen, dass die Patientin ernsthaft krank sein musste. Die 41-Jährige klagte über Rückenschmerzen, unter denen sie schon mehr als ein Jahr litt, obwohl sie regelmäßig zum Osteopathen ging. Dort schicke ich auch gerne Patienten hin, wenn ich das Gefühl habe, dass sie davon profitieren. In diesem Fall brachte die Behandlung aber offenbar nichts. Warum hatte sie das so lange durchgehalten? Als ich ihr diese Frage stellte, kam sie ins Stottern. Sie erklärte mir, dass sie vor acht Jahren mal mit Kniebeschwerden bei einem Orthopäden gewesen sei, der aber nichts gemacht habe, was ihr geholfen habe. Der Osteopath hingegen habe ihre Schmerzen lindern können. Also hatte sie das Vertrauen in alle Orthopäden verloren. „Hat der Osteopath Sie zu mir geschickt?", fragte ich. Nein, ihr Freund, so sagte sie es, habe sie in meine Praxis gezwungen. Bei der Untersuchung stellte ich fest, dass sie Schmerzen entlang der sogenannten Beckenkämme hatte. Ob sie auch Fieber, Nachtschweiß und ungewollt Gewicht verloren habe? Ja, das bestätigte sie. Ich veranlasste sofort ein MRT. Darin zeigte sie eine massive Metastasierung im Becken. Es fällt mir immer schwer, solche Nachrichten zu überbringen, aber ich musste ihr sagen, dass sie Krebs hatte. Nach einem langen Gespräch überwies ich sie in die Tumorsprechstunde der Universitätsklinik.

„Aber dort tut mir doch nichts weh"

Eine 53-jährige Patientin hatte schon mehr als zehn Jahre Rückenschmerzen und einiges hinter sich. Operation, Osteopathie, Physiotherapie, stationäre Reha und vieles mehr. All das hatte immer nur kurzfristig gewirkt. Sie beschrieb Phasen, in denen sie kaum Schmerzen hatte, und andere mit heftigen Beschwerden. Schon bei der Anamnese wusste ich, dass sie in mein Schmerzmodell passte. Nach kurzer Untersuchung konnte ich erkennen, dass eine Sehne im Oberschenkel vermutlich ihre Probleme verursachte, und bot ihr an, das Bein zu behandeln. „Aber dort tut mir nichts weh", sagte sie empört. Es wurde schwierig, ihr den Zusammenhang zu erklären, doch sie willigte schließlich ein. Ich behandelte sie unter anderem mit Akupunktur und fokussierter Stoßwellentherapie. Nach fünf Sitzungen war sie tatsächlich schmerzfrei.

Ein Lipom war die Lösung

Ein junger Patient litt seit vier Jahren unter Rückenbeschwerden. Seine Schmerzen traten erstmals auf, während er seine Masterarbeit erstellte. Er musste in dieser Zeit viel sitzen. Vorher hatte er viel Sport getrieben, dazu gehörte auch Kreuzheben im Fitnessstudio, das er ohne Probleme bewältigte. Es begann beim Training mit einem unangenehmen Ziehen im unteren Rücken. Er hörte danach erst einmal auf.

In den darauffolgenden Monaten litt er unter starken Verspannungen und Schmerzen, die vor allem morgens heftig waren. Es gelang ihm nicht, die Beschwerden mit Dehn- und Drehübungen zu lindern. Sein Orthopäde konnte trotz Röntgen und MRT keine Auffälligkeiten feststellen und verschrieb Schmerzmittel. Ein bisschen besser wurde es, als der Student seinen Arbeitsplatz ergonomischer gestaltete und seinen Sport anpasste. Doch das half nur kurzfristig.

In der Klinik, in der ich seinerzeit arbeitete, stellten wir eine leichte Fehlstellung fest, die sich mit Einlagen korrigieren ließ. Physiotherapie und andere Maßnahmen blieben erfolglos. Schließlich identifizierten wir einen kleinen Knoten im Bereich der Becken-

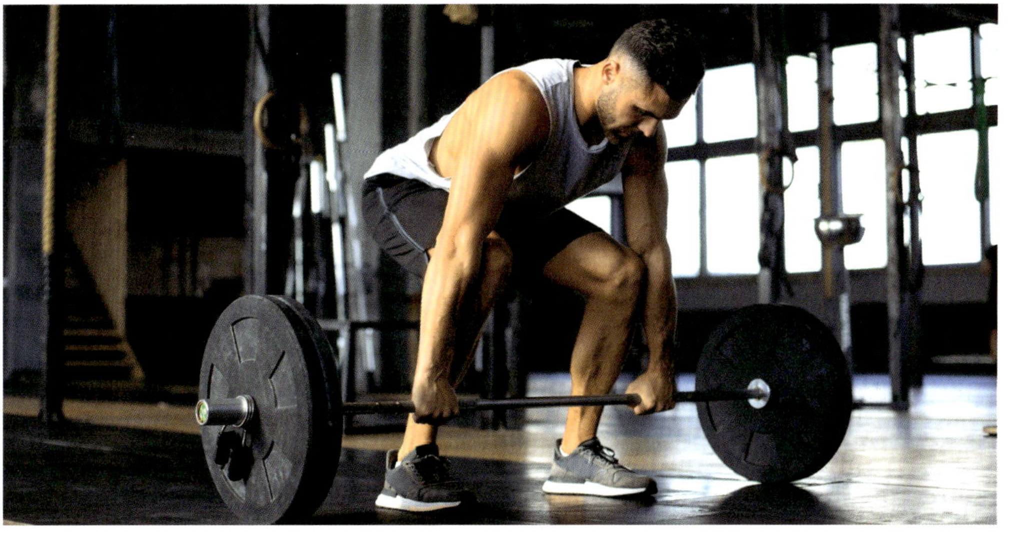

schaufel. Interessanterweise ließen sich die Schmerzen durch Druck auf dieses sogenannte Lipom, eine meist gutartige Fettgeschwulst unter der Haut, reproduzieren. Damit hatten wir die Lösung gefunden. Wir überwiesen den Patienten zur chirurgischen Entfernung des tief im Gewebe verwurzelten Lipoms. Die Verspannungen ließen nach. Zwei Monate später hatte der Patient keine Rückenschmerzen mehr.

Spagattraining als wahre Ursache

In meiner medizinischen Praxis konsultierte mich ein 27-jähriger MMA-Kämpfer, der bereits seit Jahren unter wiederkehrenden Rückenschmerzen litt. MMA steht für Mixed Martial Arts und ist ein moderner Kampfsport, bei dem man verschiedene Techniken unterschiedlicher Kampfsportarten vermischt. Trotz vielfältiger Therapieansätze blieben seine Beschwerden. Bei seinem Erstbesuch diagnostizierten wir eine entzündliche Reizung des Gluteusmuskels. Auch nach drei Sitzungen unserer multimodalen Schmerztherapie, einschließlich extrakorporaler Stoßwellentherapie, zeigte sich keine signifikante Verbesserung.

Daraufhin bat ich ihn, genau zu beobachten, bei welchen spezifischen Bewegungen die Schmerzen auftraten. Es stellte sich heraus, dass ein spezielles Spagattraining immer wieder Probleme verursachte. Im Rahmen einer eingehenden Untersuchung diagnostizierte ich eine Schambeinentzündung. Das überraschte ihn, denn in diesem Bereich hatte er überhaupt keine Beschwerden.

Neben dem Schambein behandelte ich auch die Faszien der Adduktoren. Außerdem kam eine Triggerpunktakupunktur zum Einsatz. Beides verbesserte die Probleme recht schnell. Der Fall verdeutlicht, wie wichtig eine präzise Diagnose und eine maßgeschneiderte Therapie im Kampf gegen chronische Rückenschmerzen sind.

Reha mit Physiotherapie statt invasiver Maßnahmen

Bei der Untersuchung eines Rückenschmerzpatienten deuteten die Symptome auf radikuläre Schmerzen hin, also auf Schmerzen, die durch Reizung der Nervenwurzeln entstehen. Mal waren seine Beschwerden erträglich, mal sehr stark. Im MRT zeigte sich ein Bandscheibenvorfall mit einer Nervenquetschung. Wir besprachen die möglichen Behandlungen, der Patient lehnte jedoch jede invasive Maßnahme ab und wünschte stattdessen eine Physiotherapie.

Ich erklärte ihm, dass er damit zwar die muskulären Schmerzen beeinflussen könne, jedoch nicht den Bandscheibenvorfall. Trotzdem bestand er auf einem Rezept für Krankengymnastik, das ich ihm ausstellte. Nach zwölf Sitzungen merkte er, dass die Physiotherapie ihm zwar guttat, die Schmerzen aber unverändert blieben. Der Physiotherapeut hatte ihm zum Muskelaufbau geraten.

Ich erklärte dem Patienten erneut, dass Muskelaufbau bei muskulären Ungleichgewichten sinnvoll sei, jedoch bei einem Bandscheibenvorfall, wie er ihn hatte, kontraproduktiv sein könne. Ich überwies ihn daraufhin zu einer speziellen Schmerztherapie, die ihm eine PRT-Injektion mit Schmerzmedikamenten (auch Wurzelinfiltration genannt) auf Kosten der gesetzlichen Krankenversicherung ermöglichen sollte. Doch er ging erst einmal in eine stationäre Reha, die ihm sein Hausarzt verschrieben hatte, und machte dort mit intensiver Physiotherapie zur Kräftigung der Rückenmuskulatur weiter. Am letzten Tag wurde ein Bein plötzlich taub. Die Rückenschmerzen hatten sich verschlimmert und neurologische Symptome kamen dazu. Im Kontroll-MRT zeigte sich, dass der Bandscheibenvorfall sich durch die Kräftigung verschlimmert hatte. Ich musste ihn zum Chirurgen überweisen.

14 Tage mit einem tauben Bein

Ein 73-jähriger Patient bewegte sich nur noch mit großer Mühe, als er zu mir in die Praxis kam. Er berichtete, dass er seit zwei Wochen sein linkes Bein nicht mehr benutzen konnte und zeitweise Beschwerden im Bereich des Gesäßes hatte. Im Rahmen einer sorgfältigen körperlichen Untersuchung zeigte sich, dass er seinen Fuß nicht mehr heben konnte. Eine solche sogenannte Fußheberschwäche, auch als Fallfuß bekannt, wird häufig durch eine Schädigung einer bestimmten Nervenwurzel verursacht. Dafür gibt es verschiedene Ursachen – unter anderem einen Bandscheibenvorfall oder eine Verengung des Wirbelkanals (Spinalkanalstenose).

Leider war ihm nicht bewusst, wie ernst es um ihn stand. Er war sichtlich überrascht und hielt es wohl für einen Scherz, als ich ihm mitteilte, dass er unverzüglich in die Universitätsklinik müsse. Ich erklärte ihm, dass wir in unserer Praxis normalerweise darauf spezialisiert seien, Operationen als letzten Ausweg zu betrachten, und nur diejenigen Patienten für eine operative Behandlung vorschlügen, die sie dringend benötigten, was ihn sichtlich schockierte. In solchen Fällen zählt jede Stunde. Wird schnell operiert, steigt die Wahrscheinlichkeit, dass sich der Nerv erholt. Umgehend organisierten wir einen Krankentransport und schickten den Patienten direkt in die Uniklinik.

Rückenschmerzen nach gynäkologischer Zyste

Eine neue Matratze, gesunde Ernährung und Physiotherapie hätten ihr nicht geholfen, berichtete eine 27-jährige Patientin mit Rückenschmerzen, als sie zum ersten Mal in meine Praxis kam. Eine gründliche Untersuchung zeigte keine Auffälligkeiten. Muskelschmerzen, Sehnenprobleme und Blockierungen ließen sich schnell ausschließen. Da ich keine Ursache für die Schmerzen finden konnte, überwies ich sie zur Magnetresonanztomografie der Lendenwirbelsäule. Doch auch da war – bis auf eine minimale Degeneration der Wirbelsäule und der Bandscheiben – alles unauffällig. Es gab aber einen Nebenbefund: mehrere Zysten in der Gebärmutter. Solche Zysten können tatsächlich Rückenschmerzen verursachen. Die Patientin konnte sich das zunächst nicht vorstellen, ließ sich aber in die Gynäkologie überweisen. Dort wurde sie behandelt und hatte danach keine Rückenschmerzen mehr.

ANATOMIE: WAS SIE ÜBER DEN RÜCKEN WISSEN SOLLTEN

Solange sie ohne Einschränkungen funktioniert, bekommen wir nicht viel von der Wirbelsäule mit. Erst wenn Beschwerden auftreten, rückt dieses Wunderwerk der Natur in den Fokus. Hier geht es um die Anatomie der Wirbelsäule mit ihren Bandscheiben, Bändern, Muskeln, Faszien, Sehnen, Nerven und dem Rückenmark.

Wie funktioniert eigentlich unser Rücken? Wie ist er aufgebaut und warum kommt es überhaupt zu Rückenschmerzen? Um Antworten auf solche Fragen zu finden, ist es sinnvoll, sich ein bisschen mit der Anatomie des Rückens zu beschäftigen. Insgesamt betrachtet, ist unsere Wirbelsäule die zentrale Stütze des Körpers. Sie erstreckt sich vom Hinterkopf bis zum Steißbein, hält uns aufrecht, kann das ganze Körpergewicht tragen und unterstützt einen Großteil unserer Bewegungen. Jeder Wirbel und die einzelnen Bereiche der Wirbelsäule sind unterschiedlich aufgebaut und haben verschiedene Aufgaben. Bis ins Detail ist unsere Wirbelsäule ein Wunderwerk der Natur – ähnlich wie der ganze menschliche Körper. Auch wenn man bei dem Begriff Säule an eine starre Struktur denkt, ist die Wirbelsäule das Gegenteil davon. Sie können sich das Konstrukt ungefähr vorstellen wie Bauklötze, die übereinandergestapelt sind und mit Gelenken ineinandergreifen, sodass sie als Turm grundstabil stehen, aber noch Spielraum für Bewegungen lassen.

Die Bewegungssegmente

Diese Bewegungen finden zwischen den Wirbeln statt. Die kleinste bewegliche Einheit der Wirbelsäule wird als ein Bewegungssegment bezeichnet. Es besteht aus zwei benachbarten Wirbelkörpern, einer Bandscheibe und stabilisierenden Bändern, Sehnen, Knorpelplatten, Muskelansätzen und den dazugehörigen Nervenstrukturen. Insgesamt hat die menschliche Wirbelsäule

25 Bewegungssegmente, von denen die beiden oberen keine Bandscheiben haben. Innerhalb eines einzelnen Segments ist die Beweglichkeit gering, doch alle Segmente zusammen sorgen für die nötige Flexibilität.

Stabil und flexibel zugleich

Die Wirbelsäule ist in der Lage, extremen Belastungen beim Sport oder bei schweren körperlichen Arbeiten standzuhalten. Durch den gesamten Aufbau werden Stöße, Erschütterungen und Bewegungen effektiv abgefedert. Die Wirbelsäule ist einerseits sehr stabil, um das zu schaffen, andererseits äußerst biegsam, um auch den Anforderungen an die Flexibilität gerecht zu werden. Neben diesem Job hat das Rückgrat aber noch eine zweite wichtige Aufgabe: Es schützt die inneren Organe im Brustkorb- und Bauchbereich, das hochsensible Rückenmark im Wirbelkanal und die Nervenwurzeln, die dort austreten. Damit sie all das leisten kann, ist die Wirbelsäule nach einem ausgeklügelten System aufgebaut.

Von der Seite wie ein S gekrümmt

Von der Seite gesehen, zeigt die Wirbelsäule sich mit einer s-förmigen Krümmung, die sich schon in den ersten Lebensjahren bildet. Blickt man von hinten auf den Rücken, erkennt man eine gerade Linie. Von oben nach unten betrachtet, wird die Wirbelsäu-

Die Struktur der Segmente der Wirbelsäule

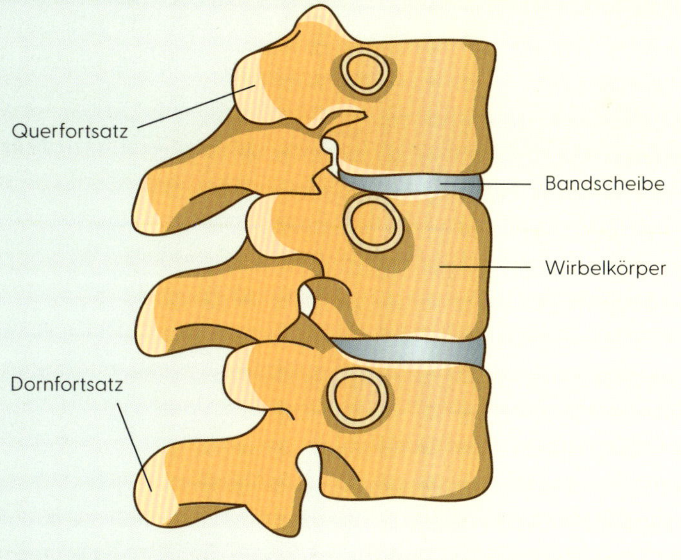

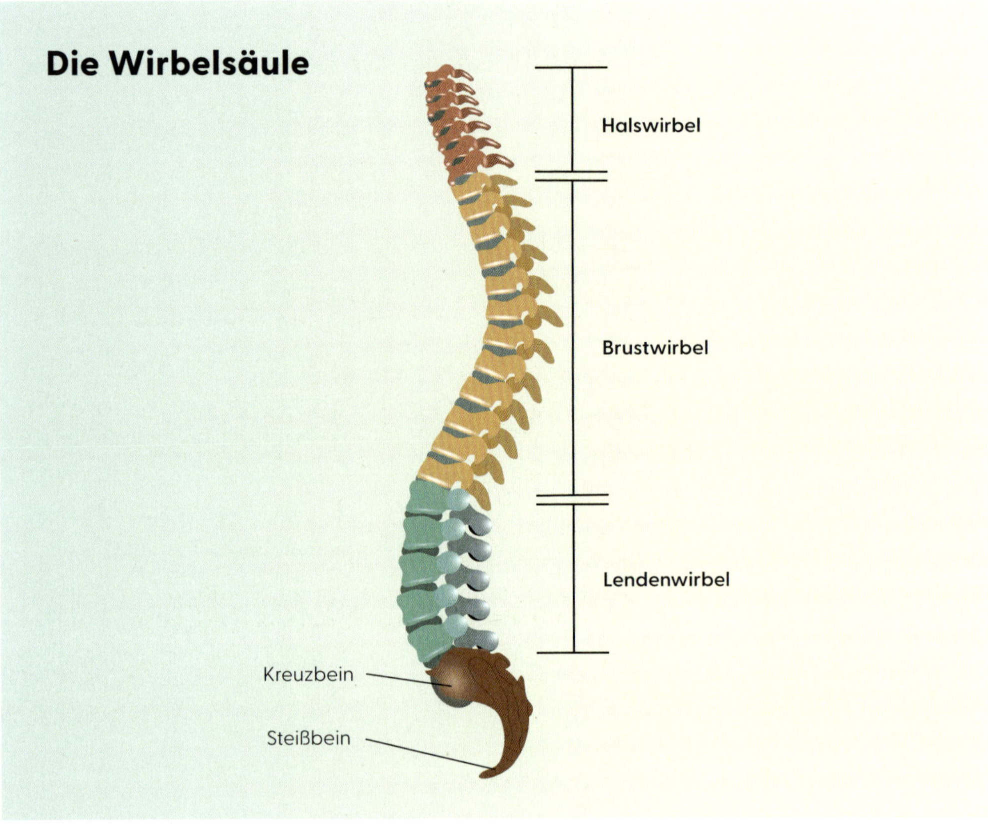

le in fünf einzelne Abschnitte unterteilt. Jeder Bereich setzt sich jeweils aus einzelnen Wirbeln zusammen. Insgesamt befinden sich 24 knöcherne Bausteine übereinander.

Die Halswirbelsäule

Ganz oben geht es los mit der Halswirbelsäule (HWS). Sie ist mit ihren sieben Wirbeln leicht nach vorne geneigt, nach innen gewölbt (Lordose), besonders beweglich und kann gut rotieren. Das ist vor allem wichtig, um Gefahren von hinten oder von der Seite schnell zu erfassen. Anders ist das bei Vierbeinern, bei denen die Halswirbelsäule nicht rotiert, sondern zur Seite geneigt wird, um nach hinten zu blicken. Durch Stress, schlechte Haltung und einseitige Belastungen kann die Nackenmuskulatur, die die Halswirbelsäule umgibt, verkrampfen. Nacken- und Schulterschmerzen sind die Folge. Doch auch Kopfschmerzen oder Schwindel können durch Störungen in der Halswirbelsäule verursacht werden.

Die Brustwirbelsäule

Unterhalb der Halswirbel schließen sich zwölf Brustwirbel der Brustwirbelsäule (BWS) an, die jeweils mit einem Rippenpaar verbunden sind. Die Rippenbögen wiederum schützen wichtige Organe wie Herz und Lunge. Die Brustwirbelsäule ist nach außen gekrümmt (Kyphose). Sie kann vor allem durchs Älterwerden und bei zu wenig Bewegung versteifen und Rückenschmerzen verursachen. Außerdem führen Probleme mit der Brustwirbelsäule in manchen Fällen zu Magen- oder Atembeschwerden oder sind die Ursache für Schmerzen in der Herzgegend, da die Wirbel über Nervenstränge mit den Organen verbunden sind.

Die Lendenwirbelsäule

Die Lendenwirbelsäule (LWS) mit ihren fünf Wirbeln in der unteren Mitte muss einen Großteil des Körpergewichtes tragen. Sie ist wie die Halswirbelsäule nach innen ge-

So ist ein Wirbel aufgebaut

Ein einzelner Wirbel setzt sich aus verschiedenen Teilen zusammen: aus dem Wirbelkörper, dem Wirbelbogen, dem Dornfortsatz und den Querfortsätzen. Die unteren und oberen Fortsätze verbinden die einzelnen Wirbel wie Gelenke miteinander und sind gleichzeitig Ansatzpunkte zur Befestigung von Muskeln und Bändern. In der Mitte befindet sich das Wirbelloch, das Teil des Wirbelkanals (Spinalkanal) ist. Darin verläuft das Rückenmark. Die Hauptlast trägt der Wirbelkörper.

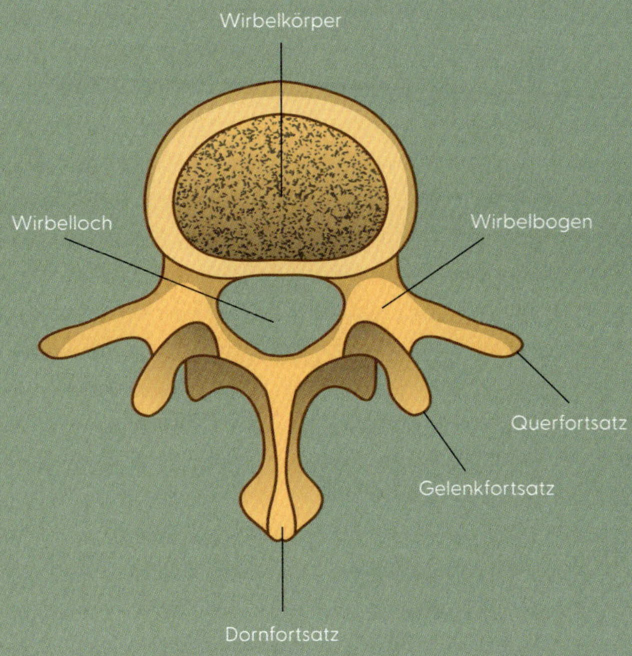

Bandscheibenvorfälle sind keine Alterserscheinung

Haben Sie schon mal bemerkt, dass Sie morgens größer sind als abends? Das liegt an Ihren Bandscheiben, die im Laufe des Tages schrumpfen, sich aber in der Nacht wieder vollsaugen. Mit zunehmendem Alter verlieren Bandscheiben ihre weiche Struktur. Das ist so, als ob der Ballon mit Gelatine von außen nach innen austrocknet, bis die komplette Scheibe mit Fasern durchzogen ist. Leider passiert das schon sehr früh im Leben. Bereits in der Pubertät ist nur noch ein weicher Kern vorhanden. Das erklärt, warum Bandscheibenvorfälle kein typisches Altersproblem sind. Es trifft vor allem jüngere Menschen; am häufigsten rund ums 40. Lebensjahr.

wölbt (Lordose). Die LWS gilt als besonders rückenschmerzempfindlich und verursacht vor allem als Folge von falschen Bewegungen Probleme – zum Beispiel beim Fußball oder bei anderen Sportarten, die mit ruckartigen Drehbewegungen einhergehen. Im Bereich der Lendenwirbelsäule kommt es am häufigsten zu degenerativen Problemen wie Bandscheibenvorfällen.

Blockaden in diesem Bereich wirken über die Nerven bis in den Darm und in die Geschlechtsorgane. Auch der Ischiasnerv, von dem ein Hexenschuss ausgehen kann, liegt an der Lendenwirbelsäule. Irrtümlicherweise werden die Ursachen für Beschwerden im unteren Rücken deshalb häufig automatisch dort vermutet. Das stimmt aber aus meiner Sicht nicht immer. Denn wenn Ärzte nur die Strukturen der Lendenwirbelsäule im Fokus haben, führt das leicht dazu, dass andere Ursachen übersehen werden. Man sollte eher das Becken als Basis des Rumpfes betrachten. Fürs Becken spielt auch die Muskulatur des Oberschenkels eine enorm wichtige Rolle, denn sie stabilisiert das Becken und unterstützt den aufrechten Gang. Ein Patient sagte mal zu mir: „Ich verstehe das nicht. Sie behandeln mein Gesäß, und mein Rücken wird besser.“ Genauso war das auch gedacht, denn viele Muskeln, die von der Lendenwirbelsäule kommen, ziehen sich durch das Becken hindurch bis zum Oberschenkel.

Kreuz- und Steißbein

Das Kreuz- und das Steißbein schließen sich an die Lendenwirbelsäule an und bilden das letzte Stück des Rückgrats. Sie sind nach außen gewölbt (Kyphose) und zählen nicht zu den 24 Wirbeln der Wirbelsäule. Im Kreuzbein sind fünf Wirbelkörper fest miteinander verwachsen und dienen als Fundament für den gesamten Oberkörper. Das Steißbein dürfte ein Relikt aus Zeiten sein, in denen Vorfahren der Menschen noch einen Schwanz hatten. Für uns haben die verschmolzenen Wirbelreste keine Funktion mehr. Das heißt aber nicht, dass das Steißbein keine Beschwerden verursachen kann. Rückenschmerzen im unteren Bereich der Wirbelsäule nach einem Sturz aufs Gesäß oder nach einem Sportunfall deuten aufs Steißbein hin. Auch wer viel Zeit im Sitzen verbringt, riskiert Steißbeinschmerzen.

Die Bandscheiben

Ein Bandscheibenvorfall ist zu Recht gefürchtet und kommt relativ häufig vor. Denn die Bandscheibe ist die größte Schwachstelle im Bewegungssegment. Man kann sie sich wie einen mit Gelatine gefüllten Ballon vorstellen, der Bewegungen zwischen zwei Ziegelsteinen zulassen muss und dabei als Stoßdämpfer fungiert. Die Bandscheibe besteht aus einem inneren gallertartigen Kern mit einem Wasseranteil von etwa 80 Prozent, bei Kindern sogar von 90 Prozent. Mit dem Älterwerden sinkt er auf 70 Prozent. Damit die Scheibe gesund bleibt und ihre Aufgaben lange erfüllen kann, muss sie mit Nährstoffen versorgt werden, die sie sich nur holt, wenn wir uns bewegen und nährstoffreiche Flüssigkeit sprichwörtlich durch Be- und Entlastungen der Wirbelsäule hineingedrückt wird. Bei Belastung wird die Flüssigkeit wie eine Zitrone aus ihr herausgepresst und bei Entlastung saugt sie sich wie ein Schwamm mit Nährstoffen voll. Bandscheiben haben keine eigenen Gefäße. Nur bei Kleinkindern werden sie übers Blut versorgt. Die dafür notwendigen Blutgefäße bilden sich aber zurück, sobald die Kinder größer werden.

Bänder und Sehnen

Sie sind nicht nur die Stützen der Wirbelsäule, sondern halten auch den ganzen Körper zusammen. Ohne Bänder und Sehnen könnten wir nicht aufrecht stehen. Stellen Sie sich den bereits erwähnten Turm aus Bauklötzen vor. Eine klitzekleine Bewegung würde ihn zum Einsturz bringen. Ich habe als Kind meine Bausteine vorne und hinten mit einem langen Tesastreifen zusammengeklebt, damit ich meine Türme einfach wieder aufrichten und höher bauen konnte, wenn sie umstürzten. Bei der Wirbelsäule ist das so ähnlich. Die Klebestreifen sind die Bänder und geben passiven Halt. Dabei wird zwischen verschiedenen Gruppen unterschieden: Die Längsbänder (das vordere und das hintere) verlaufen über die gesamte Wirbelsäule und begrenzen Bewegungen des Rückgrats nach vorne und hinten. Die sogenannten Ligamenta flava verbinden die Wirbelbögen miteinander. Weitere Bänder finden sich zwischen den Dornfortsätzen und den Querfortsätzen. Überdehnte Bänder und verkürzte Sehnen können die Folge von, aber sehr häufig auch die Ursache für Rückenschmerzen sein. Auch eine Entzündung der Bänder verursacht Beschwerden. Sie kommt aber nur sehr selten vor (unter anderem bei der Autoimmunerkrankung Morbus Bechterew).

Muskeln

Neben den Bändern spielen auch die Muskeln und Faszien eine wichtige Rolle als Stabilisatoren. Eine kräftige, gleichmäßig verteilte Muskulatur gehört zu den besten Maßnahmen, um Rückenschmerzen zu verhindern. Kommt es vor allem im Rumpf-, Nacken- oder Halsbereich zum Ungleichgewicht (Dysbalance), macht sich das häufig in Form von Rückenschmerzen bemerkbar.

Starke Muskeln sind wie ein natürliches Stützkorsett für Knochen und Gelenke. Das gilt nicht nur für den Rücken, auch die Becken- und Bauchmuskulatur muss harmonieren, damit es nicht zu Störungen kommt. Ebenfalls wichtig: Die Muskeln zwischen der rechten und linken Körperhälfte sollten perfekt eingestellt und mit ihren jeweiligen Gegenspielern im Einklang sein. Diese Feinjustierung steuert das Gehirn unbewusst. Das ist so ähnlich wie bei einem Segelschiff. Das Becken ist dabei der Rumpf des Schiffes, die Wirbelsäule der Mast, der die Schultergürtel als sogenannte Salings trägt. Das sind im Schiffsbau Holz-, Kunststoff- oder Metallstreben, die paarweise auf verschiedenen Höhen angebracht werden, um den Mast zu verspannen. Die Bänder und Muskeln sind die Taue, die durch die Querstreben nicht so stark unter Spannung stehen. Betrachtet man den Muskelzug, der vom Becken zu den Oberschenkeln verläuft, ist deutlich zu sehen, dass dieses Halteprinzip sich auch im unteren Oberkörper fortsetzt. Das erklärt, warum Störungen im Bein zu Problemen an der Wirbelsäule führen können. Kleine Veränderungen im Bereich des Beckens haben

Körper- und Schiffsbau im Vergleich

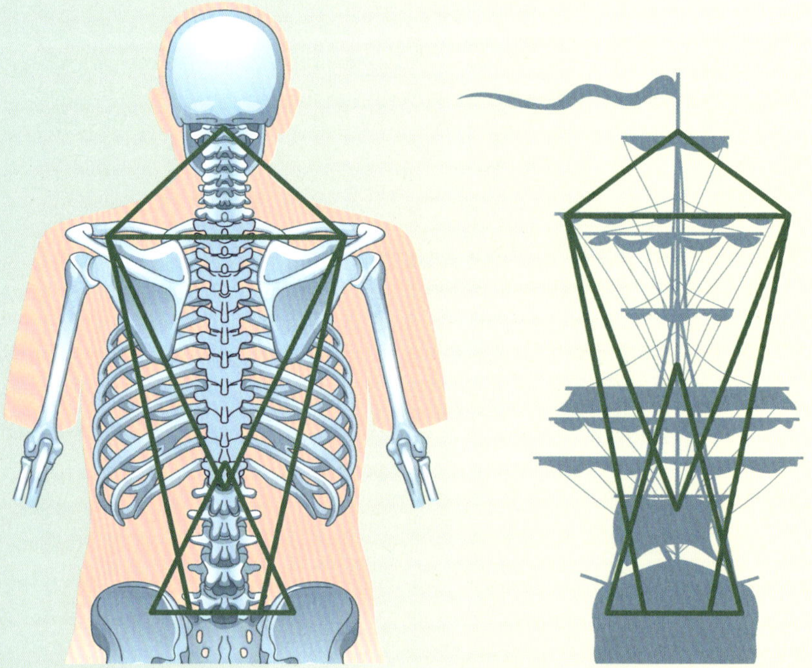

Hier sehen Sie, wie ähnlich die Knochen, Muskeln und Bänder des menschlichen Rumpfes dem Aufbau eines Segelschiffes sind.

also Auswirkungen bis zur Halswirbelsäule. Ein stabiles Becken ist deshalb die Grundvoraussetzung für einen schmerzfreien Rücken. Der Körper ist darauf bedacht, das ganze System im Lot zu halten.

Rückenmark

Die Wirbelsäule schützt nicht nur wichtige Organe, sondern auch das empfindliche Rückenmark. Dabei handelt es sich um eine Nervenbahn als Teil des zentralen Nervensystems. Das Rückenmark verläuft im Wirbelkanal vom Gehirn bis zum ersten Lendenwirbel. Seine Länge beträgt bei Erwachsenen etwa einen halben Meter, der Durchmesser liegt bei etwa 0,5 Zentimeter. Das Rückenmark wird von bindegewebsähnlichen Häuten geschützt und ist von Flüssigkeit (Liquor) umgeben. Es hat die Aufgabe, Informationen vom Gehirn zum Körper und umgekehrt zu übertragen, also aus den Nervenzellen der Muskeln, Gelenke, Sehnen, der Haut und der inneren Organe. Das Rückenmark kann sehr schnell reagieren, indem es zum Beispiel Reflexe auslöst, ohne den Umweg übers Gehirn zu nehmen. Wenn das Rückenmark verletzt wird, kann es zu Lähmungen und Wahrnehmungsstörungen kommen.

Nerven

Auf beiden Seiten des Rückenmarks treten jeweils auf der Höhe des zugehörigen Wirbels Nervenfasern aus und verlassen an dieser Stelle den Wirbelkanal paarweise durch die linken und rechten Zwischenwirbellöcher. Insgesamt gibt es 31 Nervenpaare, die jeweils ein Areal des Körpers versorgen. Ein wichtiger Nervenstrang ist der Ischiasnerv, der sich durch die Beine bis zu den Füßen zieht und häufig die Ursache von unangenehmen Rücken- und Beinschmerzen ist (siehe auch Seite 112/113). Zwischen den Wirbeln ist nicht viel Platz. Deshalb können Störungen wie eine vorgewölbte Bandscheibe, austretendes Gewebe oder Verengungen des Wirbelkanals die Nerven reizen und quälende Schmerzen auslösen. Ärzte können geschädigte Nervenwurzeln identifizieren, indem sie die Kraft eines Muskels testen. Auch mit Reflexüberprüfungen lässt sich feststellen, ob ein Nerv oder eine Nervenwurzel geschädigt oder gestört ist.

Faszien

Unsere Muskeln, Sehnen und Organe sind über die Faszien, eine Art Hülle aus Bindegewebe, miteinander verbunden. Alle zusammen bilden ein Fasziennetz, das sich durch den gesamten Organismus zieht und etwa 20 Kilo unseres Körpergewichtes ausmacht. Faszien haben viele wichtige Funktionen. Sie unterstützen den aufrechten Gang, koordinieren die Wahrnehmung einzelner Bewegungen, halten die Organe in Form und den Körper in Spannung. Außerdem übertragen sie mechanische Zugkräfte und dienen bei Bewegungen als Stoßdämpfer. Wenn Faszien verkleben oder versteifen, kann es zu Rückenschmerzen kommen. Ursache ist dann eine der größten Faszien, die große Rückenfaszie (Fascia thoracolumbolis) zwischen Schultern und Becken. Möglicherweise ist sie eine wenig bekannte Ursache für unspezifische Rückenschmerzen.

DIE SECHS-QUADRANTEN-METHODE

Mit meinem Muskeluntersuchungskonzept können Sie selbst herausfinden, woher Ihre Rückenschmerzen kommen. Die Basis dafür sind verschiedene Quadranten, in die der Rücken aufgeteilt wird, um zu möglichen Ursachen Ihrer Schmerzen zu gelangen.

VIER PUNKTE, DIE SIE KENNEN SOLLTEN

Da rund 80 Prozent der Rückenbeschwerden muskulär, faszial oder sehnenbedingt sind, ist die korrekte Schmerzlokalisation oft der Schlüssel zur Linderung. Mit meinem Muskeluntersuchungskonzept können Sie die Ursache Ihrer Beschwerden gezielt erkennen und damit den Weg zur Besserung aktiv mitgestalten.

Tun Sie mir einen Gefallen: Verlassen Sie sich nicht allein auf Tipps aus dem Internet oder aus Büchern, in denen es ganz allgemein um Rückenschmerzen geht. Die Menge an angeblichen Wunderübungen erschlägt einen und die Auswahl ohne professionelle Hilfe ist oft ein reines Glücksspiel, das sogar kontraproduktiv enden kann. Denn es besteht die Gefahr, dass die gewählte Übung nicht auf Ihre individuellen Bedürfnisse abgestimmt ist und die Symptome verschlimmert. Um das zu vermeiden, empfehle ich Ihnen, mein Muskeluntersuchungskonzept auszuprobieren und herauszufinden, welcher Muskel möglicherweise betroffen ist. Dazu müssen Sie vier entscheidende Punkte in Ihrem Rücken kennenlernen.

Die wichtigsten Punkte für die Selbsttherapie

APLEX

Den ersten Punkt bezeichne ich als Aplex. Er sitzt links und rechts jeweils an der höchsten Stelle des Beckens (genauer gesagt der Beckenschaufel) und lässt sich fühlen. Drücken Sie ihn vorsichtig – und zwar auf der Seite, auf der Sie Beschwerden haben. In der Grafik wurde er auf beiden Seiten eingezeichnet. Verursacht der Druck auf den Aplex-Punkt Schmerzen, zeigt es, dass er bei Ihnen aktiv ist.

Lassen Sie sich nicht verwirren. Der Punkt wirkt auf der Abbildung sehr weit unten, er befindet sich jedoch im Durchschnitt etwa drei Zentimeter unterhalb des tiefsten Rippenbogens und liegt damit höher als erwartet. Das erklärt auch, warum Rückenschmerzen an einem falschen Ort vermutet werden.

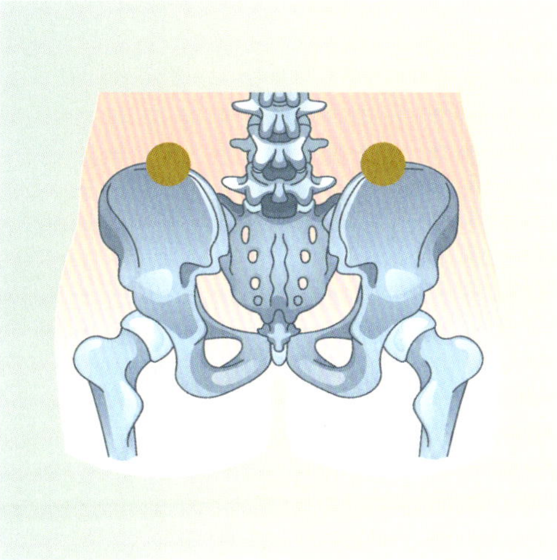

SITZBEIN

Um Ihr Sitzbein (Os ischii, umgangssprachlich auch Sitzknochen) zu ertasten, platzieren Sie Ihre Hand auf die Rückseite Ihres Oberschenkels. Fahren Sie dann mit der Handfläche nach oben, bis Sie eine knöcherne Struktur fühlen. Unter dieser Struktur befinden sich die sogenannten ischiokruralen Muskeln. Beugen Sie das Knie leicht an und strecken Sie es dann wieder. Dabei werden Sie bemerken, wie sich die Spannung der Sehne verringert.

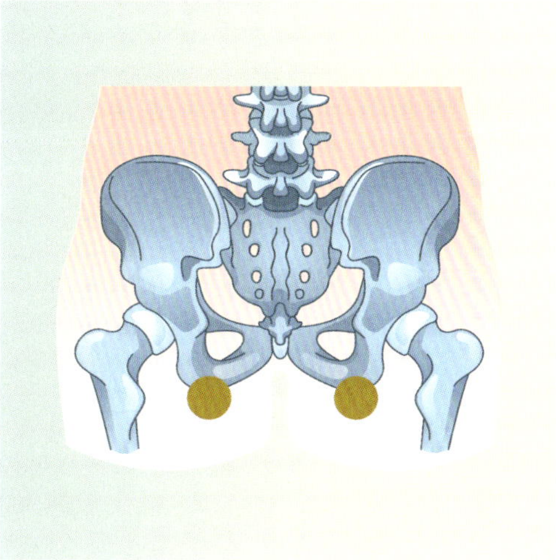

GROSSER ROLLHÜGEL

Stellen Sie sich aufrecht hin und entspannen Sie Ihre Muskeln. Fassen Sie mit einer Hand seitlich an Ihre Hüfte, etwa in der Mitte zwischen Ihrer Hüftknochenkante und dem Oberschenkel. Der große Rollhügel (Trochanter major) ist ein prominenter Knochenvorsprung am Oberschenkelknochen, den Sie als harte, runde Struktur unter der Haut spüren sollten. Er wird auch als Hüftknochen bezeichnet. Bewegen Sie Ihre Finger leicht nach vorne und hinten, um seine Kante zu ertasten. Wenn Sie die Hand nach hinten führen, ist der Vorsprung deutlicher zu spüren. Legen Sie nun die Handfläche flach auf die Seite Ihres Oberschenkels und bewegen Sie die Finger in kleinen Kreisbewegungen, um die genaue Lage und die Größe des Vorsprungs zu bestimmen. Beugen und strecken Sie das Hüftgelenk leicht, um die Bewegung des

Trochanter major unter der Haut zu fühlen. Das hilft Ihnen, seine Position besser zu identifizieren.

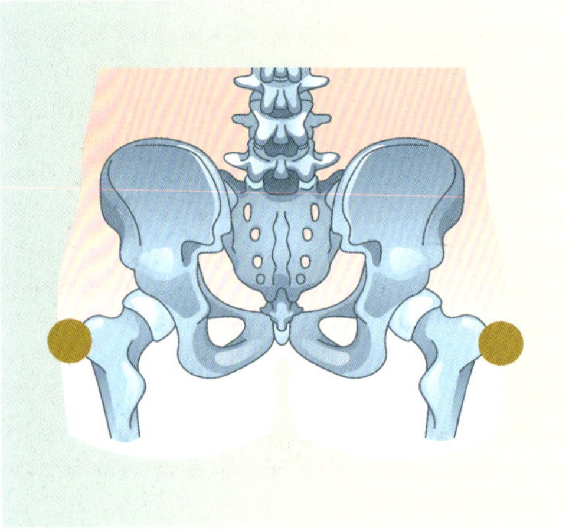

STEISSBEIN

Um das Steißbein zu lokalisieren, fühlen Sie entlang des Kreuzbeins nach unten bis zur Vertiefung zwischen den Gesäßhälften. Der letzte tastbare Abschnitt dieser Furche markiert das Ende des Kreuzbeins und den Anfang des Steißbeins.

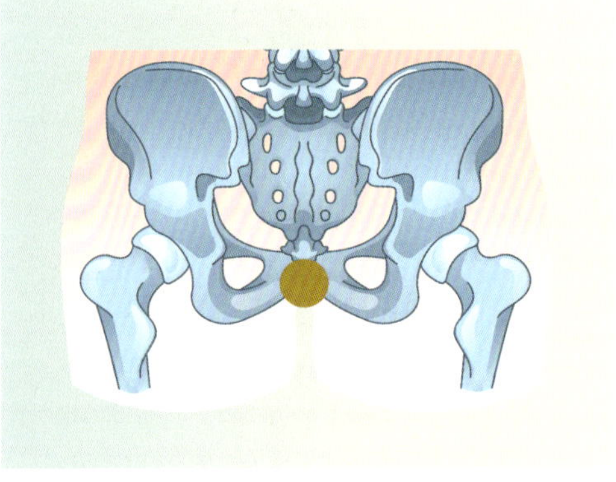

DIE PUNKTE AUF EINEN BLICK

Hier sehen Sie alle wichtigen Punkte auf einen Blick. Oben links und rechts den Aplex, außen an den Seiten die jeweiligen großen Rollhügel, unten links und rechts das Sitzbein und in der Mitte das Steißbein.

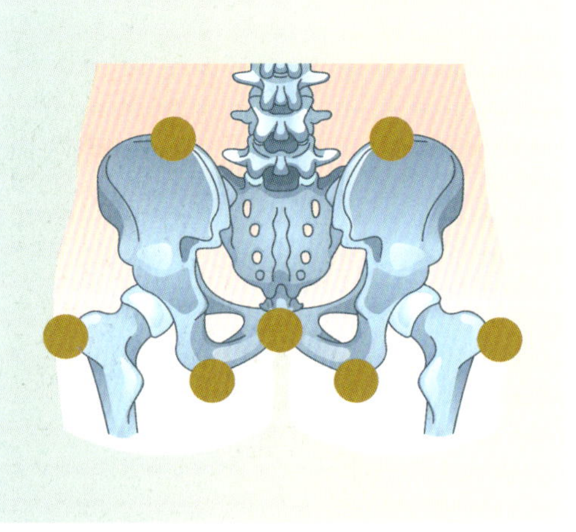

Von Punkten zu Quadranten

Nun haben Sie die wichtigsten Punkte für die Selbsttherapie kennengelernt. Verbinden Sie sie in Gedanken durch vertikale und horizontale Linien miteinander. So entstehen auf jeder Seite sechs definierte Quadranten, wie auf der Abbildung rechts zu sehen ist: Die Quadranten sind, soweit es möglich ist, nach der Häufigkeit ihrer jeweiligen Ursachen für Rückenschmerzen nummeriert. Das heißt: Quadrant 1 umfasst die meisten Ursachen für Rückenschmerzen, während die Gründe für Rückenschmerzen eher selten in Quadrant 6 liegen. Auch hier sehen Sie, dass Beschwerden auf beiden Seiten auftreten können.

Die Sechs-Quadranten-Matrix

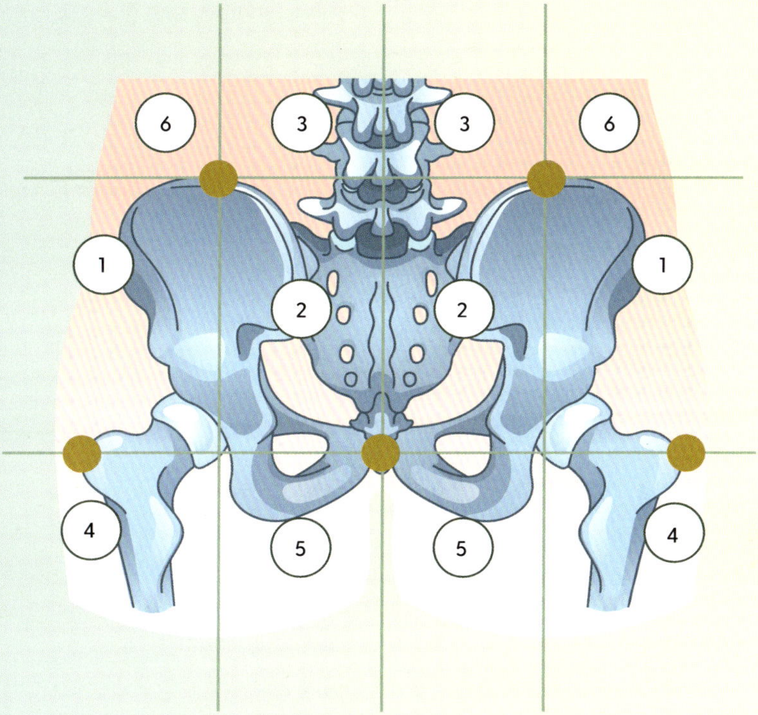

SELBSTBEHANDLUNG IN DER SECHS-QUADRANTEN-METHODE

DEHNEN/STRETCHEN

Sind die Rückenschmerzen muskulär bedingt, ist das sogenannte Stretching eine einfache und ohne weitere Hilfsmittel anwendbare Methode, um Verspannungen zu lösen. Mit Stretching ist nichts anderes gemeint als das klassische Dehnen. Es eignet sich für zwischendurch und um eventuell den Einstieg in Bewegungsprogramme zu erleichtern. Sie können bereits damit beginnen, während Sie noch schmerzlindernde Medikamente nehmen und andere Übungen noch nicht infrage kommen. In den Kapiteln zu den einzelnen Quadranten ab Seite 48 finden Sie konkrete Empfehlungen für Dehnübungen, die Ihre Beschwerden lindern können. Noch mehr Übungsanregungen finden Sie ab Seite 147.

TRIGGERPUNKTMASSAGE

Die Triggerpunktmassage können Sie im Liegen oder im Stehen absolvieren. Sie brauchen dafür nur einen Tennisball, den Sie mit Druck auf den Triggerpunkt pressen. Die Übungen dienen dazu, verhärtete Stellen zu entspannen und Schmerzen entgegenzuwirken beziehungsweise zu lindern. Wenn Ihre Beschwerden für diese Massageübungen zu stark sind oder der Triggerpunkt für Sie alleine schwer erreichbar ist, bitten Sie jemanden um Hilfe. Es ist wichtig, dass diese Person den Triggerpunkt vorsichtig findet und dann festen Druck ausübt, bis der Schmerz nachlässt, aber maximal 3 Minuten. Sie finden auf den folgenden Seiten für jeden Quadranten Ausführungsvorschläge für die Triggerpunktmassage.

ENTSPANNUNG MIT WÄRME

Wärme tut gut und entspannt die Muskulatur. Mehr dazu lesen Sie auch auf den Seiten 143 und 144. Für therapeutische Effekte sollten Sie den betroffenen Bereich mindestens 20 Minuten warm halten. Denn Wärme regt den Stoffwechsel an, weitet die Gefäße und sorgt dafür, dass verspannte oder überlastete Muskelpartien besser durchblutet werden. Häufig lassen dann auch die Schmerzen nach. Die Muskeln lockern sich, Sehnen und Gelenke werden entlastet. Oft fällt es leichter, sich überhaupt zu bewegen, wenn der Rücken gut gewärmt ist. Geeignete Wärmequellen sind Fangopackungen, Wärmflasche, Heizkissen und Wärmepflaster. Seien Sie aber vorsichtig und achten Sie darauf, dass Sie nicht Ihre Haut verbrennen. Leider kommen solche Unfälle im Alltag häufig vor. In den Kapiteln zu den einzelnen Quadranten ab Seite 48 finden Sie genaue Angaben, wo und wie die Wärmequelle platziert werden soll.

CUPPING/SCHRÖPFEN

Cupping hat dieselbe Funktionsweise wie Schröpfen – nur werden anstelle von Gläsern Kunststoffglocken verwendet und sind damit besser geeignet für die Anwendung zu Hause. Mithilfe des Cups, der zusammengedrückt und dann auf die Haut aufgesetzt und losgelassen wird, entsteht ein Unterdruck, der die Haut anhebt. Lassen Sie den Silikon-Cup 3 bis 5 Minuten wirken. Konkrete Anordnungen der Cups bei bestimmten Rückenschmerzen finden Sie in den Kapiteln über die einzelnen Quadranten ab Seite 48. Um Hämatome zu vermeiden, sollten Sie diese Methode nicht länger als 10 Minuten und in nicht mehr als zwei oder drei Körperregionen gleichzeitig anwenden. Damit die Cups richtig sitzen, ist es von Vorteil, sich dabei von jemandem helfen zu lassen. Mehr zum Thema Schröpfen lesen Sie auf Seite 148/149.

TENS

TENS steht für Transkutane Elektrische Nervenstimulation. Das heißt, dass Schmerzen mit elektrischen Impulsen bekämpft werden. Dafür befestigt man Elektroden auf dem Rücken, die Strom übertragen. An welchen Stellen Sie die Elektroden am besten ansetzen, finden Sie in den Kapiteln zu den jeweiligen Quadranten ab Seite 48. Dieser Strom unterbricht die Schmerzweiterleitung zum Gehirn und dämpft die Schmerzwahrnehmung.

Wichtig zu wissen: In der Schwangerschaft, bei Epilepsie, akuten Entzündungen oder bei Menschen mit einem Herzschrittmacher sollte die Methode nicht angewendet werden.

Für die Linderung von Muskelschmerzen mit dem TENS-Gerät passen Sie die Einstellungen folgendermaßen an: Wählen Sie eine Impulsbreite von 50 bis 150 Mikrosekunden und eine Impulsfrequenz von 2 bis 10 Hertz für akute Schmerzen oder 50 bis 100 Hertz für chronische Schmerzen. Das Gerät sollte ein angenehmes Kribbeln erzeugen, ohne Unbehagen zu verursachen. Beginnen Sie mit einer Behandlungsdauer von 20 bis 30 Minuten. Mit dem sogenannten Modulationsmodus können Sie vermeiden, dass Sie sich bei längerer Anwendung daran gewöhnen. Beachten Sie stets die Anweisungen Ihres TENS-Geräts und konsultieren Sie bei Bedarf eine Facharztpraxis.

KINESIO-TAPE

Sanfter Druck schafft Abhilfe. Das ist das Prinzip des sogenannten Tapings. Unter Bezeichnungen wie Kinesio-Tapes, Medi-Tapes oder Aku-Tapes gibt es die bunten Pflasterstreifen in der Apotheke oder online zu kaufen. Je zwei bis drei Streifen werden entlang von Muskelstrukturen, Nervensträngen und Bändern bei angespannter Muskulatur fest auf der Haut aufgebracht. Entspannen sich die Muskeln unter dem Tape, wird die Haut leicht angehoben. Das fördert die Durchblutung und lindert Schmerzen – ähnlich wie eine leichte Massage. Bevor geklebt wird, sollte die Haut sauber und trocken sein. Die Tapes können bis zu zwei Wochen auf der Haut bleiben. In den Kapiteln zu den einzelnen Quadranten ab Seite 48 sehen Sie verschiedene Einsatzmöglichkeiten für Tapes bei Rückenschmerzen. Und auf Seite 147 erfahren Sie noch mehr übers Taping.

QUADRANT 1:
DIE KLEINEN GESÄSSMUSKELN

Im ersten Quadranten sitzen zwei Muskeln, die zusammen die „kleinen Glutäen“ genannt werden. Sie tragen dazu bei, das Becken zu stabilisieren. Schmerzen in diesem Bereich sind oft schwer zu lokalisieren. Hat man die Ursache für Rückenschmerzen hier gefunden, können unter anderem Übungen, Wärme, Schröpfen und Kinesio-Tapes helfen.

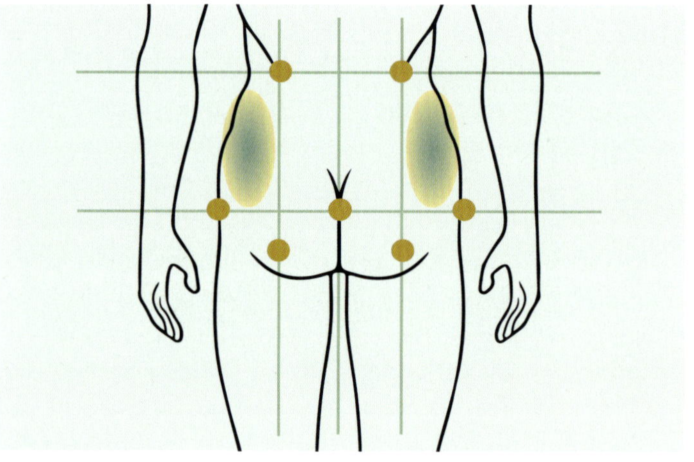

Sie spüren Ihre Rückenschmerzen vor allem im ersten Quadranten? Dahinter stecken sehr häufig akute und chronische Triggerpunkte. Eventuell ist Ihr Rücken von langem Stehen, Verletzungen, Gehen mit Fehlstatik oder Sehnenentzündungen überlastet. Viele Patientinnen und Patienten nehmen Beschwerden im Bereich des Aplex-Punktes wahr. Da die Schmerzen aber sehr weit ausstrahlen, ist es in der Regel schwer, sie klar zu lokalisieren. Manchmal fühlen sie sich so an, als kämen sie aus der Rückenmitte. Die Muskeln in diesem Bereich sind häufig (in etwa 60 bis 70 Prozent aller Fälle) für unspezifische Kreuzschmerzen verantwortlich. Darüber hinaus empfinden manche einen sogenannten übertragenen Schmerz (referred pain) bis hin zum oberen Sprunggelenk.

Schmerzen in Hüfte, Rücken und Knien

Beide Muskeln, der Gluteus medius und der Gluteus minimus, sind wichtig für die Stabilität des Beckens und die Bewegung der Hüfte. Probleme in diesem Bereich können Schmerzen und Funktionsstörungen in der Hüfte, im unteren Rücken und sogar in den Knien verursachen. Diesen Schmerz beschreiben die Betroffenen relativ häufig interessanterweise als Ischiasschmerz. Wenn nur der muskuläre Anteil schmerzhaft ist und weder der Aplex-Punkt noch der große Rollhügel wehtut, ist eine rein muskuläre Ursache wahrscheinlich. Anders verhält es sich, wenn der Aplex und der gro-

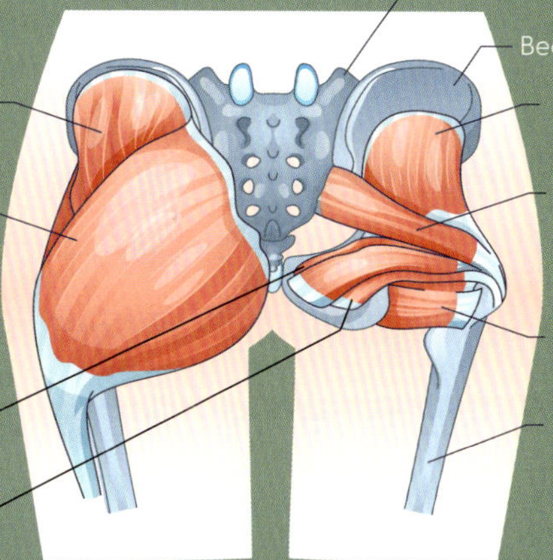

Quadrant 1 – Ein Blick auf die Muskulatur

Hier sehen Sie die Muskeln, die sich im ersten Quadranten befinden. Es handelt sich um einen der kleineren Gesäßmuskeln (Gluteus minimus, auf der Abbildung rechts oben), der tief unter dem prominenten Gesäßmuskel mit dem lateinischen Namen Gluteus medius liegt (auf der Abbildung links oben). Der Gluteus medius beginnt am äußeren Teil des Beckens, genauer am Darmbein, und endet am Oberschenkelknochen (Trochanter major). Seine primäre Funktion besteht im Abspreizen der Beine vom Körper. Zusätzlich ist der Gluteus medius für die Stabilisation des Beckens bei der Fortbewegung zuständig, indem er ein Absinken der Hüfte auf der gegenüberliegenden Seite verhindert. Ob Sie laufen, Treppen steigen, gehen, stehen oder balancieren – für all diese Bewegungen sind die beiden Gesäßmuskeln von großer Bedeutung. Essenziell sind sie für eine ausgeglichene Körperhaltung und fließende Gehbewegungen.

ße Rollhügel betroffen sind. Dann liegt in der Regel eine Sehnenentzündung vor. Diese Entzündung lässt sich mit hochauflösendem Ultraschall lokalisieren.

Das sollten Sie vermeiden

Wenn Sie unter Schmerzen im ersten Quadranten leiden, kann es hilfreich sein, ein paar Tätigkeiten zu verändern, die zu Belastungen oder Verletzungen der Glutealmuskulatur führen. Hier sind einige Aktivitäten und Gewohnheiten, die potenziell schädlich sein können:

Übermäßiges Sitzen

Längere Zeit in einer sitzenden Position zu verbringen, kann zu einer Schwächung und Verkürzung der Glutealmuskeln führen, was ihre Funktion beeinträchtigt.

Einseitige Sportarten

Sportarten oder Aktivitäten, die wiederholte Bewegungen in eine Richtung erfordern (zum Beispiel Tennis, Golf oder sogar das ständige Treten beim Radfahren), können muskuläre Dysbalancen auslösen, die den Gluteus medius und den Gluteus minimus belasten.

Hohe Impact-Aktivitäten

Nicht ausgeschlossen ist, dass auch Sportarten mit hohen Belastungen und schnellen Richtungswechseln (Fußball, Basketball, Laufen auf hartem Untergrund) die Muskeln überlasten.

Falsches Training

Ebenfalls potenziell schädlich sind Übungen, die nicht korrekt ausgeführt werden oder ein Ungleichgewicht in der Muskelentwicklung fördern. Dazu gehört auch, wenn Sie beim Krafttraining die Hüftadduktoren vernachlässigen.

Schlechte Haltung

Möglicherweise führt eine schlechte Körperhaltung, insbesondere wenn Sie das Becken nach vorne kippen, zu Überbeanspruchung und Schwächung der Glutealmuskeln.

Zu schnelle Steigerung

Wer zu schnell zu viel möchte und zu intensiv trainiert, lässt den Muskeln zu wenig Zeit, um sich anzupassen, und riskiert Verletzungen.

Das Training muss ausgewogen sein

Bitte beachten Sie: Die Auswirkungen dieser Aktivitäten sind bei jedem Menschen anders. Nicht alle, die diese Aktivitäten ausüben, werden Probleme mit dem Medius oder dem Minimus haben. Es soll auch niemanden davon abhalten, Sport zu treiben. Wichtig ist nur, dass Sie ausgewogen trainieren, also Flexibilität, Kraft und Ausdauer berücksichtigen, sich zwischen den einzelnen Einheiten ausreichend erholen und auf die richtige Technik achten, um das Verletzungsrisiko zu minimieren. Lassen Sie sich bei Beschwerden oder Unsicherheiten in einer physiotherapeutischen Praxis oder von qualifizierten Trainerinnen und Trainern beraten.

Therapie in Eigenregie: Das können Sie selbst tun

★ Dehnübung

→ Piriformis-Muskel – so wird's gemacht:

1. Für diese Übung, mit der der Piriformis gedehnt wird, legen Sie sich auf eine feste Unterlage, strecken das linke Bein aus und legen das rechte Bein über den linken Oberschenkel, sodass der rechte Fuß neben dem linken Knie liegt und das rechte Knie nach oben zeigt (siehe Abbildung).

2. Für die Dehnung greifen Sie mit beiden Händen um den linken Oberschenkel. Ziehen Sie den Oberschenkel sanft zu sich heran, während Sie den Rücken gerade halten. Diese Bewegung führt zu einer Außenrotation im rechten Hüftgelenk.

3. Halten Sie die Dehnung für maximal 7 Sekunden. Atmen Sie dabei regelmäßig, damit der Muskel sich entspannen kann.

4. Lösen Sie die Dehnung vorsichtig und wiederholen Sie die Übung bis zu 15-mal pro Seite. So wird der Muskel schrittweise flexibler und entspannter.

5. Führen Sie die Übung auch auf der anderen Seite durch, damit kein muskuläres Ungleichgewicht entsteht.

★ Triggerpunktmassage

→ Im Liegen – so wird's gemacht:

1. Suchen Sie einen ruhigen und bequemen Platz und legen Sie sich flach auf den Rücken.

2. Platzieren Sie den Tennisball auf der schmerzenden Seite, direkt unterhalb der Beckenschaufel.

3. Suchen Sie langsam nach einem Punkt, an dem es wehtut, wenn Sie Druck ausüben. Das ist Ihr Triggerpunkt.

4. Verharren Sie in dieser Position und halten Sie den Druck aufrecht, bis Sie eine Linderung des Schmerzes spüren – maximal jedoch für 3 Minuten.

5. Wenn sich der Schmerz nicht bessert, bewegen Sie sich vorsichtig, um den Tennisball an einer neuen Stelle zu positionieren, und wiederholen Sie den Vorgang.

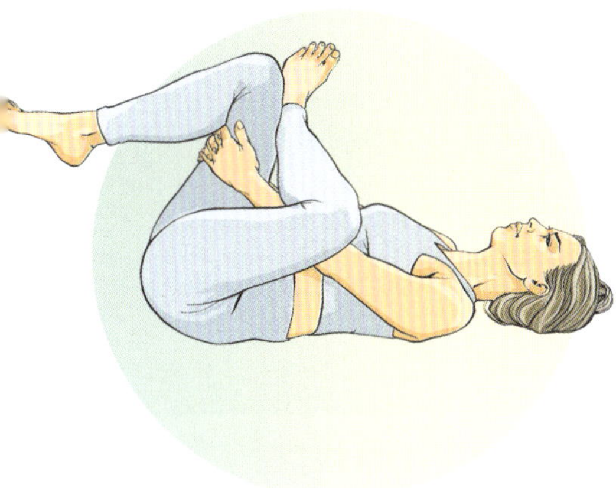

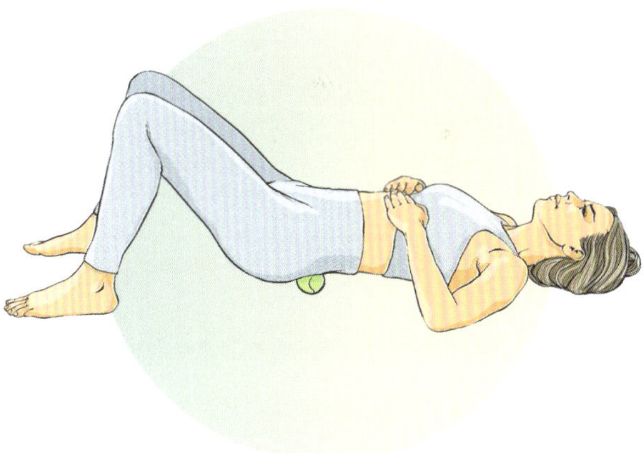

→ Im Stehen – so wird's gemacht:

1. Stellen Sie sich aufrecht hin und legen Sie den Tennisball zwischen Ihre seitliche Hüfte und die Wand.

2. Gehen Sie etwas in die Knie und drücken Sie den Ball moderat gegen die Wand – und zwar so, dass er auf den schmerzhaften Bereich drückt.

3. Bewegen Sie sich leicht, um den Triggerpunkt zu lokalisieren. Sie erkennen ihn daran, dass er beim Drücken Schmerzen verursacht.

4. Halten Sie den Druck auf den Punkt und massieren Sie ihn mit kleinen Rollbewegungen, bis Sie eine Erleichterung verspüren – auch hier maximal für 3 Minuten.

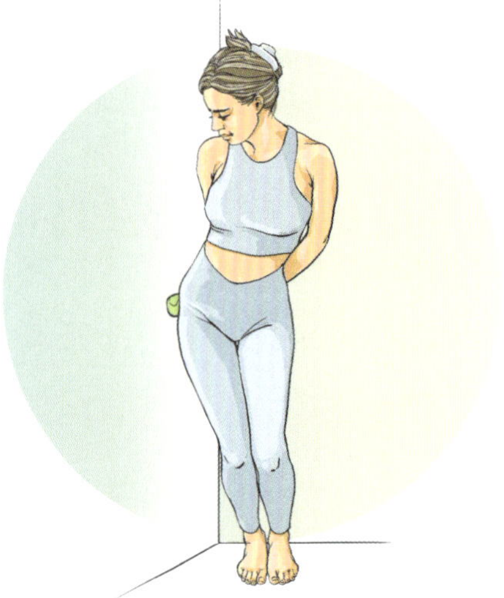

★ Entspannung mit Wärme

Speziell für Schmerzen im ersten Quadranten machen Sie es sich in Bauch- oder Rückenlage gemütlich und platzieren Sie die Wärmequelle so, dass sie den betroffenen Bereich vollständig umschließt. Welche Wärmequellen geeignet sind und wie Wärme wirkt, lesen Sie auf Seite 143/144.

★ Schröpfen/Cupping

Positionieren Sie ein Schröpfglas beziehungsweise einen Cup auf dem großen Rollhügel des Oberschenkels und das andere entlang des Beckenkamms, beginnend am Aplex-Punkt bis hin zur äußeren Seite (auf der Abbildung grün markiert). Sie können aber auch gerne den gesamten Quadrantenbereich schröpfen.

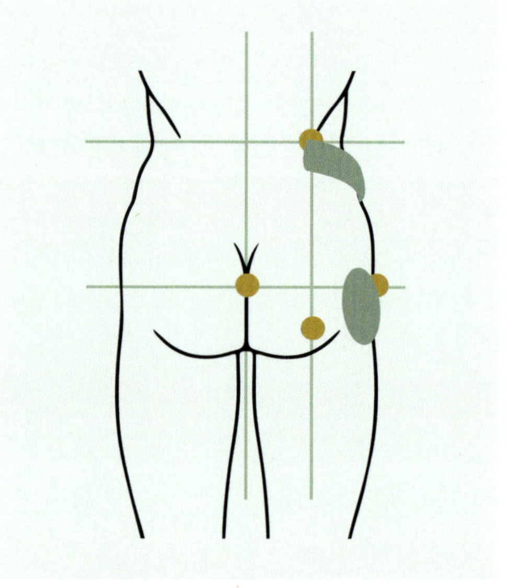

★ TENS-Gerät

Um eine TENS-Therapie selbst durchzuführen, kleben Sie die erste Elektrode direkt unterhalb der Beckenschaufel zwischen die gelbe und grüne Begrenzung. Die zweite Elektrode platzieren Sie bitte direkt oberhalb des Rollhügels am Übergang zwischen dem grünen und gelben Areal. Es ist wichtig, sich vorab mit dem Kapitel über TENS vertraut zu machen (siehe Seiten 47 und 150/151).

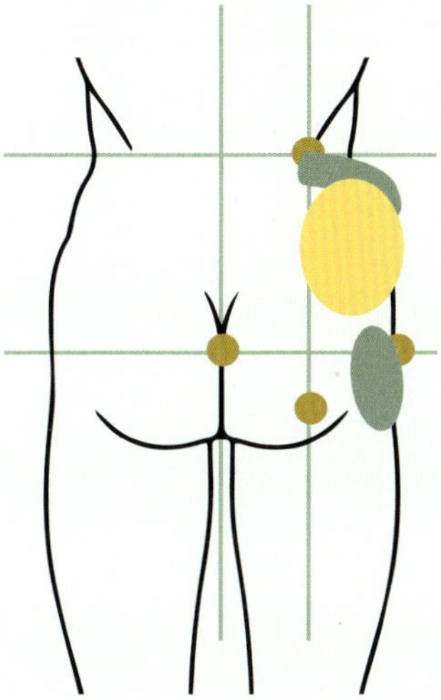

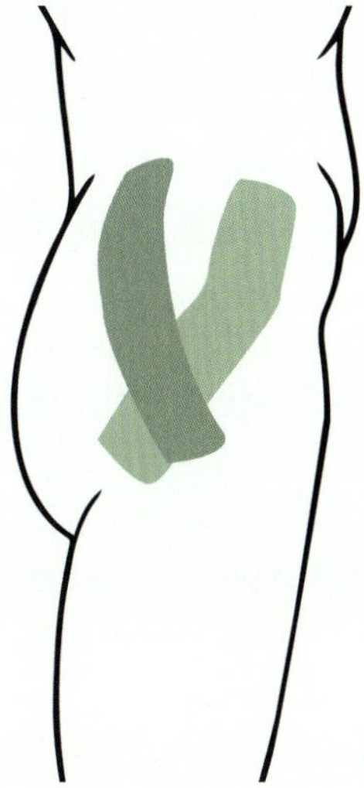

★ **Kinesio-Tape**
Mit Kinesio-Tapes (siehe auch Seiten 47 und 147) lassen sich Beschwerden im ersten Quadranten ebenfalls effektiv behandeln. Dafür benötigen Sie zwei oder drei Streifen.

Beginnen Sie mit dem ersten Streifen: Dieser wird vom vorderen Teil der Beckenschaufel ausgehend sanft geschwungen über den Rollhügel geklebt. Achten Sie darauf, nicht zu stark zu ziehen, um Hautirritationen wie Spannungsblasen zu vermeiden.

Für den zweiten Streifen starten Sie am besten am Aplex-Punkt und führen ihn ebenfalls in einer leichten Schwungbewegung bis zur Vorderseite des Trochanters. Dabei sollten sich die Streifen leicht überkreuzen, um eine effektive Unterstützung zu gewährleisten.

Bei Bedarf kann ein dritter Streifen hinzugefügt werden, der entlang des Beckenkamms angebracht wird und somit eine obere Begrenzung bildet.

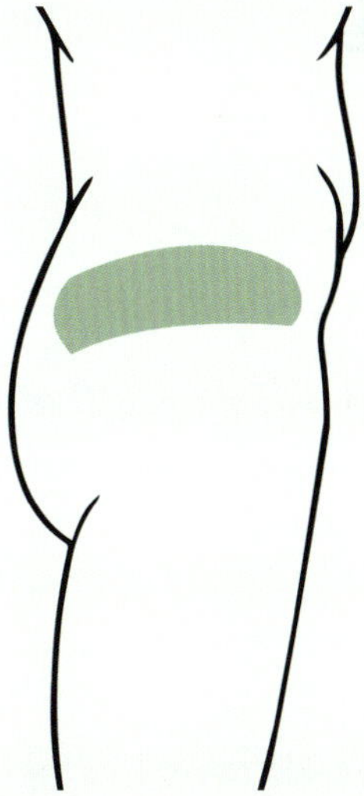

QUADRANT 2:
DER GROSSE GESÄSSMUSKEL

Ob Hüft-, Rücken-, Gesäß- oder Knieschmerzen – der Gluteus maximus in der Hüfte kann verschiedene Beschwerden auslösen. Der starke Muskel ist das Bindeglied zwischen Kreuzbein und Darmbeinschaufel. Er unterstützt das Hüftgelenk beim Strecken und Stabilisieren.

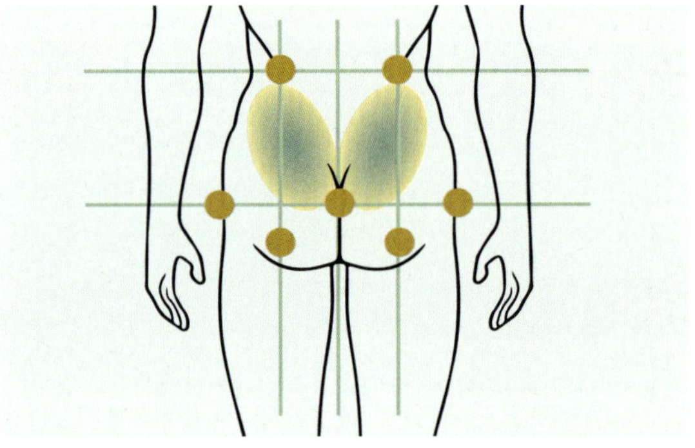

Schmerzen im zweiten Quadranten in der Mitte des unteren Rückens im Bereich des Musculus gluteus maximus können vielfältige Ursachen haben. Dazu gehören Überlastung durch Fehlhaltungen und Sehnenentzündungen. Auch Triggerpunkte, also lokal begrenzte Verhärtungen im Muskelgewebe, können zu ausstrahlenden Schmerzen führen, die sich oft bis in den unteren Rücken, die Hüfte und das Bein erstrecken. Die Ausstrahlung der Triggerpunkte kann individuell variieren, häufig jedoch strahlen die Schmerzen entlang der hinteren Oberschenkel bis in die Kniekehle oder über die Außenseite des Oberschenkels bis ins Kniegelenk aus. Gehen die Beschwerden noch weiter bis in die Füße, wird das gelegentlich fälschlicherweise als Ischias-(Piriformis)-Syndrom interpretiert.

Das sollten Sie vermeiden

Wer seine Kraft nicht trainiert, zu viel sitzt oder falsch, schlecht und übertrieben trainiert, bekommt häufig Probleme im zweiten Quadranten, denn der Gluteus maximus braucht Herausforderungen.

Langes Sitzen

Wer zu viel und zu lange sitzt, schwächt und verkürzt den Gluteus maximus. Das kann Rückenschmerzen auslösen, auch wenn die Ursache eigentlich eher im Gesäß liegt.

Fehlendes Krafttraining

Der Gluteus maximus braucht Kraft. Wer ihn nicht mit gezielten Übungen (Kniebeugen oder Kreuzheben) trainiert, riskiert, dass der Hüftmuskel unterentwickelt bleibt.

Einseitige Bewegungen

Bewegung tut zwar in den meisten Fällen gut. Wenn die Abläufe aber einseitig sind oder monoton ohne entsprechende Gegenbewegungen ausgeführt werden, entstehen möglicherweise muskuläre Ungleichgewichte. Das kann zum Beispiel beim Radfahren oder Laufen passieren – vor allem, wenn man weder Kraft noch Flexibilität zusätzlich trainiert.

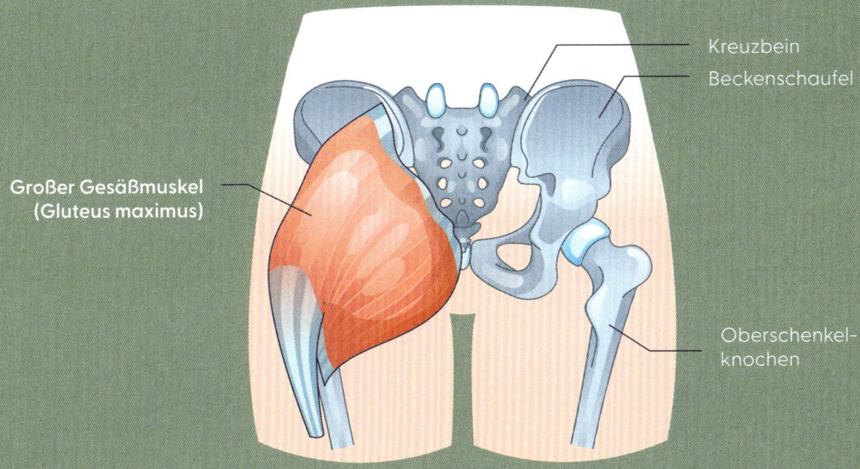

Quadrant 2 – Ein Blick auf die Muskulatur

Der Musculus gluteus maximus ist einer der kräftigsten Muskeln des menschlichen Körpers und der größte unter den drei Gesäßmuskeln. Er spielt eine zentrale Rolle in der Anatomie und Bewegung des Menschen. Sein Ursprung befindet sich am Darmbein, am Kreuzbein und am Steißbein. Von allen Glutealmuskeln liegt er am nächsten an der Oberfläche und bedeckt den Großteil der Gesäßregion. Kein Wunder, dass der große Pomuskel wesentlich zur Form des Gesäßes beiträgt. Seine Hauptfunktion ist die Streckung und die Außenrotation des Hüftgelenks. Der Hüftmuskel spielt eine entscheidende Rolle beim Aufstehen aus der Hocke, beim Treppensteigen, beim Laufen und bei Sprungbewegungen. Zudem stabilisiert er das Becken in der Standphase beim Gehen und Laufen.

Übertraining
Zu intensives Training ohne ausreichende Erholungsphasen kann zu Überbelastungsschäden führen, einschließlich Zerrungen und Rissen des Gluteus maximus.

Schlechte Trainingsausführung
Falsche Technik oder Überlastung bei Übungen wie Kniebeugen, Ausfallschritten oder Hüftstreckungen können Verletzungen auslösen. Besonders schädlich ist das Heben von zu schweren Gewichten, ohne die richtige Technik zu beachten.

Schlechte Haltung
Eine dauerhaft schlechte Körperhaltung, insbesondere eine vordere Beckenkippung, kann zu Schmerzen im unteren Rückenbereich führen. Für den Gluteus maximus gilt genauso wie für die kleineren Gesäßmuskeln: Trainieren Sie ausgewogen, also Kraft, Beweglichkeit und Ausdauer, und übertreiben Sie es nicht. Bei Beschwerden sollten Sie sich professionell beraten lassen.

Therapie in Eigenregie: Das können Sie selbst tun

★ Dehnübung
Diese Übung zur tiefgreifenden Dehnung des Gluteus maximus können Sie im Stehen oder im Liegen absolvieren. Bei stärkeren Schmerzen ist es ratsam, sie im Liegen zu machen. Denn dann lässt sie sich langsamer ausführen.

→ So wird's gemacht:

1. Legen Sie sich zunächst bequem auf den Rücken (oder stellen Sie sich entsprechend hin) und beugen Sie das Knie auf der schmerzenden Seite.

2. Umfassen Sie den Oberschenkel mit beiden Händen und ziehen Sie ihn schräg zur gegenüberliegenden Schulter.

3. Für eine gezielte Dehnung der unteren Muskelfasern (das wirkt intensiver) ziehen Sie den Oberschenkel direkt zur Schulter der gleichen Körperseite.

4. Halten Sie die Dehnung 30 Sekunden und wechseln Sie dann die Seite. Sie sollten immer beide Seiten dehnen, auch wenn Sie nur an einer Seite Schmerzen haben.

5. Absolvieren Sie die Übung 3- bis 5-mal in der Woche.

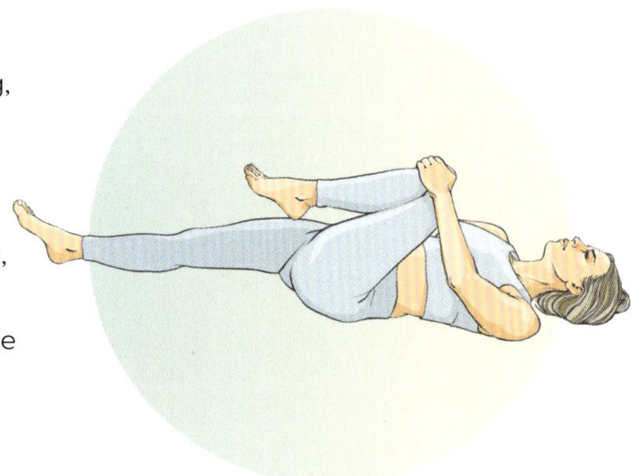

★ Triggerpunktmassage
Um den Gluteus maximus effektiv selbst zu massieren, eignet sich ein fester Massageball oder ein Tennisball.

→ So wird's gemacht:

1. Klemmen Sie den Ball im Stehen zwischen Ihr Gesäß (auf dem betroffenen Muskelbereich) und eine Wand. Gehen Sie leicht in die Knie.

2. Bewegen Sie den Ball systematisch über die gesamte Gesäßfläche, um empfindliche Stellen zu identifizieren. Konzentrieren Sie sich besonders auf Bereiche im zweiten Quadranten.

3. Fahren Sie mehrmals langsam über jede empfindliche Stelle, um diese zu lockern.

4. Das Gleiche können Sie auch im Liegen machen, indem Sie den Ball unter das Gesäß legen. Im Stehen ist es aber etwas sanfter – das hilft vor allem, wenn der Muskel sehr druckempfindlich ist. Mehr Infos zur Triggerpunktmassage finden Sie auf den Seiten 46 und 150.

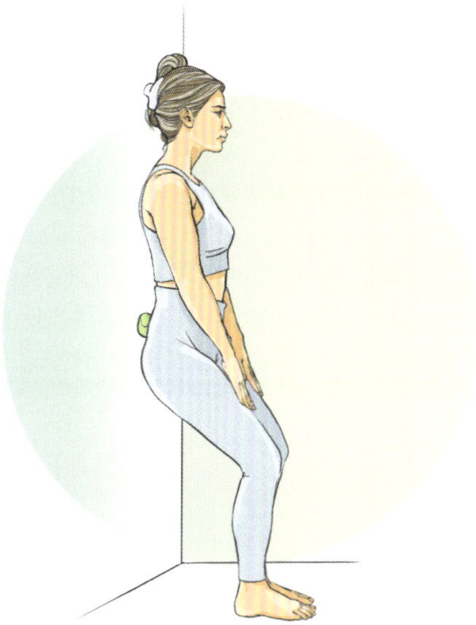

★ Wärmebehandlung

Bei Muskelverspannungen und chronischen Beschwerden wirkt Wärme entspannend. Sie können den großen Pomuskel zum Beispiel mit einer Wärmepackung oder einem feuchten warmen Handtuch behandeln (mindestens 20 Minuten). Wichtig zu wissen: Eine Wärmebehandlung kann zwar die Beschwerden lindern, beseitigt aber nicht die Ursachen. Lesen Sie dazu auch die Infos auf den Seiten 46 und 144.

★ Schröpfen/Cupping

Beim Schröpfen positionieren Sie die Schröpfgläser beziehungsweise Cups wie im ersten Quadranten, denn die Gesäßmuskeln arbeiten eng zusammen. Eines kommt auf den großen Rollhügel des Oberschenkels und das andere wandert vom Aplex-Punkt durch Quadrant 2 zum Steißbein (auf der Abbildung grün markiert). Die Basics zum Schröpfen/Cupping lesen Sie auf den Seiten 47 und 148/149.

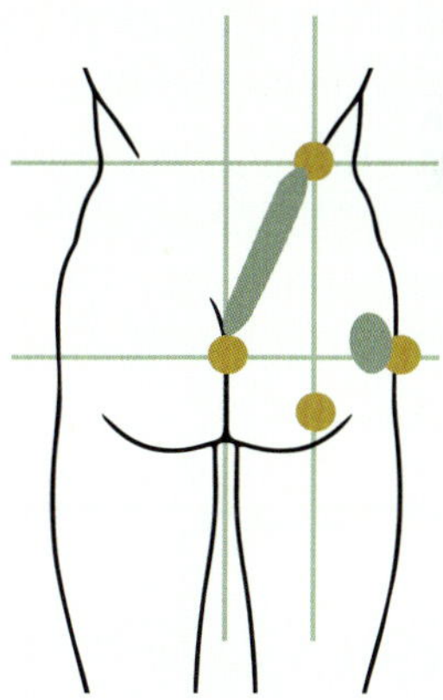

★ TENS-Gerät

Kleben Sie die erste Elektrode direkt unterhalb der Beckenschaufel zwischen die gelbe und grüne Begrenzung (siehe Abbildung Seite 58 links oben). Die zweite Elektrode platzieren Sie bitte direkt oberhalb des Rollhügels am Übergang zwischen dem grünen und gelben Areal. Es ist wichtig, sich vorab mit dem Kapitel über TENS vertraut zu machen (siehe Seite 150/151). Welche Einstellungen und Dauer Sie für die Behandlung wählen, finden Sie auf Seite 47.

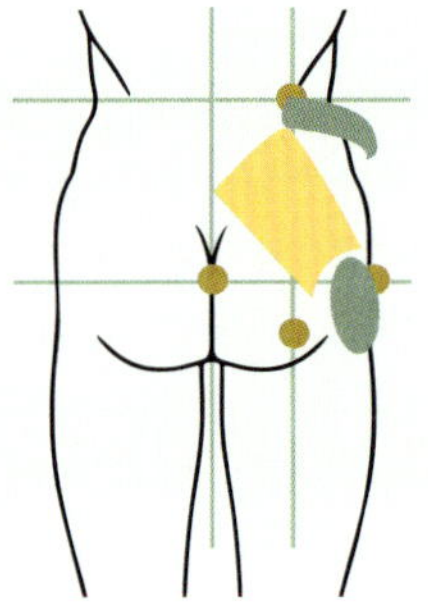

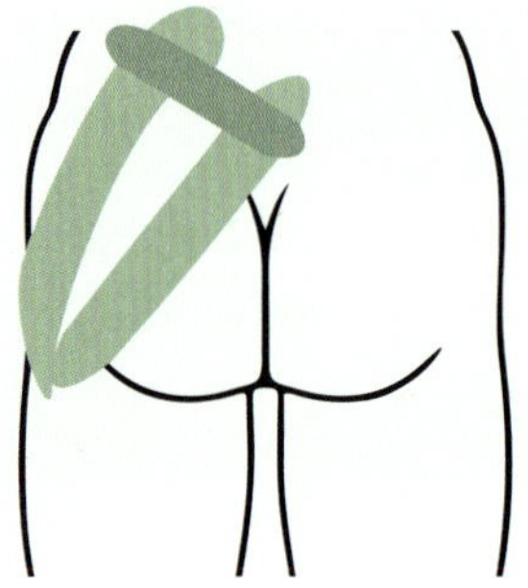

★ Kinesio-Tape
Für den großen Gesäßmuskel beginnen Sie mit dem ersten Streifen am Beckenkamm nahe der Wirbelsäule. Ziehen Sie den Streifen von dort bis zum höchsten Punkt des Gluteus maximus (der liegt ungefähr in der Mitte des großen Pomuskels). Führen Sie das Tape schräg nach unten zum großen Rollhügel (Trochanter major) an der Außenseite des Oberschenkels. Während Sie das Tape anlegen, dehnen Sie es leicht, damit der Muskel unterstützt und stimuliert wird. Mit dem zweiten Streifen beginnen Sie am großen Rollhügel. Führen Sie das Tape nach oben zur unteren Begrenzung des Kreuzbeins (unterer Teil der Wirbelsäule, oberhalb der Gesäßfalte). Auch hier sollte das Tape leicht gedehnt werden, um die Wirkung zu verstärken. Den dritten Streifen kleben Sie quer über die ersten beiden, um das Ganze zu stabilisieren. Beginnen Sie am unteren Ende, nahe der Gesäßfalte, und führen Sie das Tape überlappend über die anderen beiden Streifen wie auf der Abbildung. Dieser Streifen wird in der Regel ohne Dehnung angelegt, um die Haut in diesem Bereich zu entlasten und die Enden der ersten beiden Streifen zu sichern.

Rheuma und Arthrose

Schmerzen im zweiten Quadranten im Bereich des Kreuzbeins oder über dem Iliosakralgelenk (ISG) können auch durch rheumatische Erkrankungen und Arthrose ausgelöst werden. Rheumatische Erkrankungen wie beispielsweise Morbus Bechterew (ankylosierende Spondylitis) können hier Entzündungen und Schmerzen verursachen.

Die degenerative Gelenkerkrankung Arthrose tritt ebenfalls gelegentlich im ISG auf. Das ist allerdings ungewöhnlich, denn das Iliosakralgelenk ist ein sehr stabil gebautes Gelenk. Arthrose im ISG-Bereich würde typischerweise mit Verschleißerscheinungen einhergehen, die oft zu Schmerzen und Bewegungseinschränkungen führen. Dabei ist jedoch zu beachten, dass die Diagnose „Arthrose im ISG" häufig fälschlicherweise gestellt wird. In solchen Fällen wird oft eine Cortisonspritze gesetzt. Obwohl diese Injektionen auch bei Fehldiagnose zunächst eine spürbare Linderung bringen können, kehren die Beschwerden in der Regel nach kurzer Zeit zurück.

QUADRANT 3: DER LANGE RÜCKENSTRECKER

Im dritten Quadranten befindet sich eine Gruppe von Muskeln und Sehnen, die eine zentrale Rolle spielt, wenn es um die Haltung und Bewegung des Rückens und um die Stabilität der Wirbelsäule geht. Sind die Muskeln zu schwach, kommt es häufig zu Rückenschmerzen.

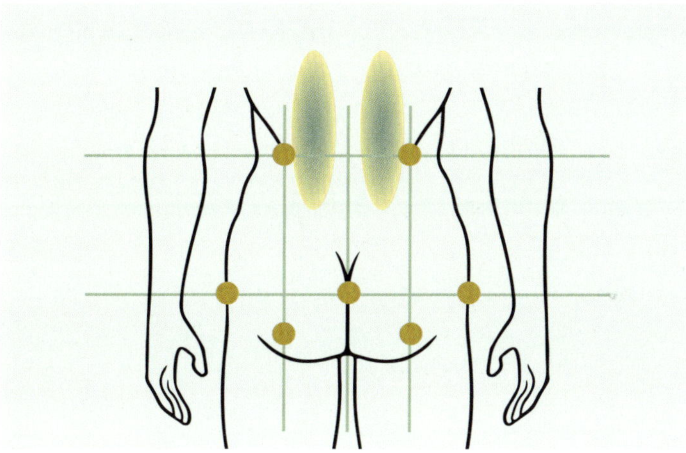

Die Rückenstrecker (Musculi erector spinae) sind keine einzelnen Muskeln, sondern eine Muskel- und Sehnengruppe, die maßgeblich zur Körperhaltung, Bewegung und Stabilität der Wirbelsäule beiträgt. Sie wirkt wie ein natürliches Korsett, das die Wirbelsäule umgibt und stützt – besonders bei Belastungen wie Heben, Bücken oder langem Sitzen. Ist diese Muskelgruppe kräftig genug, lässt sich der Rücken problemlos aufrichten und stabil halten. Ist sie hingegen geschwächt, führt das oft zunächst zu einer schlechten Haltung und schließlich zu Rückenschmerzen oder anderen Beschwerden. Einige Sportarten oder Alltagsgewohnheiten können diese Muskulatur über- oder fehlbelasten, was zu Verspannungen, Schmerzen oder sogar Verletzungen führen kann. Beachten Sie bitte: Schmerzen im sogenannten dritten Quadranten – also seitlich der Wirbelsäule gelegen – können sich bis zum ersten Brustwirbel hochziehen und sind häufig muskulär bedingt. Treten die Schmerzen jedoch direkt auf der Wirbelsäule auf, kann dies auf Blockierungen oder strukturelle Erkrankungen hindeuten, die ärztlich abgeklärt werden sollten. Wenn Sie unsicher sind, lassen Sie sich bitte ärztlich untersuchen, bevor Sie mit einer Selbsttherapie beginnen.

Das sollten Sie vermeiden

Gewichtheben ohne korrekte Technik

Gewichte zu heben, besonders bei Übungen wie Kreuzheben und Kniebeugen, kann bei unsachgemäßer Ausführung zu einer Belastung des langen Rückenstreckers führen.

Radsport

Lange Radtouren, vor allem bei schlechter Haltung und unzureichender Bike-Einstellung, führen bei manchen zu einer konstanten Vorwärtsbeugung, die die langen Rückenstrecker übermäßig belastet.

Rudern

Beim Rudern kommt es zu wiederholten Beuge- und Streckbewegungen im unteren Rücken, die bei hoher Intensität oder mangelnder Technik Probleme verursacht.

Golf und Tennis

Durch abrupte Drehbewegungen und Schwünge wird der Rücken asymmetrisch belastet und die Rückenstrecker werden möglicherweise überstrapaziert.

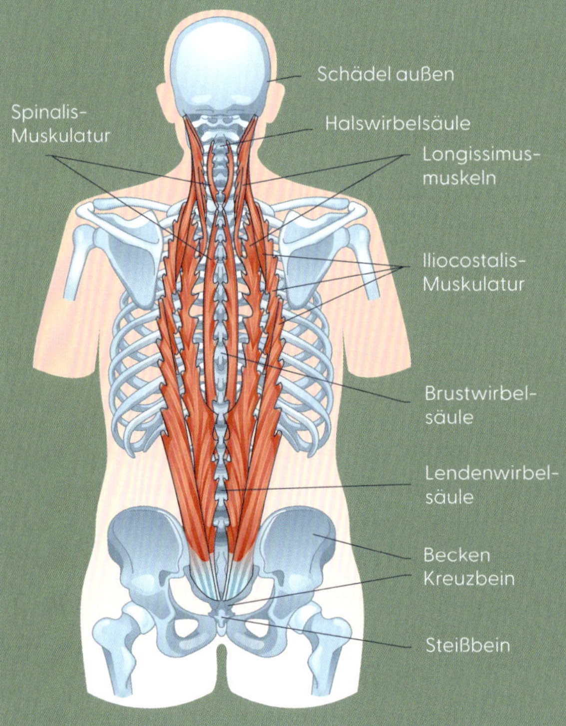

Quadrant 3 – Ein Blick auf die Muskulatur

Die Rückenstrecker werden in drei Hauptstränge unterteilt: den Iliocostalis, den Longissimus und den Spinalis. Diese Muskelgruppe ist entscheidend für das Aufrichten des Körpers aus einer gebeugten Position und unterstützt auch bei der Seitwärtsbewegung und Drehung des Rumpfes. Ob Rotieren oder Beugen nach vorne, zur Seite oder nach hinten – die Rückenstrecker halten nicht nur die Wirbelsäule aufrecht, sondern ermöglichen auch eine ganze Reihe von Bewegungen. Das ist vor allem beim Sport und bei Bewegung im Alltag wichtig.

Langes Sitzen
Langes Sitzen in schlechter Haltung kann zu einer Schwächung und Verkürzung des langen Rückenstreckers führen, was die Anfälligkeit für Verletzungen erhöht.
Viel Stehen
Langes Stehen, besonders auf harten Oberflächen und in schlechter Haltung, überlastet die Muskelgruppe in vielen Fällen ebenfalls.
Schlechte Schlafgewohnheiten
Eine schlechte Matratze oder eine ungünstige Schlafposition schadet den langen Rückenstreckern in der Nacht.

Therapie in Eigenregie: Das können Sie selbst tun

★ Dehnübung
Diese Vorwärtsbeugung hilft, die Erector-spinae-Muskeln entlang der Wirbelsäule zu dehnen. Es ist wichtig, den Oberkörper dabei möglichst gerade zu halten, damit die Dehnung im Bereich der Lendenwirbel stattfindet. Die Dehnung sollte nicht schmerzhaft sein. Absolvieren Sie die Übung so, dass Sie ein sanftes Ziehen entlang der Wirbelsäule spüren, aber nichts wehtut. Halten Sie dabei nicht die Luft an, sondern atmen Sie ruhig weiter wie gewohnt.
→ So wird's gemacht:
1. Setzen Sie sich aufrecht auf einen Stuhl. Die Füße stehen flach auf dem Boden, die Hände legen Sie locker auf die Oberschenkel.
2. Beugen Sie sich langsam und kontrolliert von der Hüfte aus nach vorne, während Sie den Rücken gerade halten, bis die Hände den Boden berühren.
3. Um die Dehnung auf der Seite zu verstärken, beugen Sie sich seitlich zur gegenüberliegenden Seite (wie auf der Abbildung zu sehen ist).
4. Halten Sie die Dehnung nicht länger als 7 Sekunden.
5. Kehren Sie vorsichtig in die Ausgangsbewegung zurück. Sie können sich dabei mit den Unterarmen auf den Oberschenkeln abstützen.
6. Wiederholen Sie die Übung bis zu 15-mal.

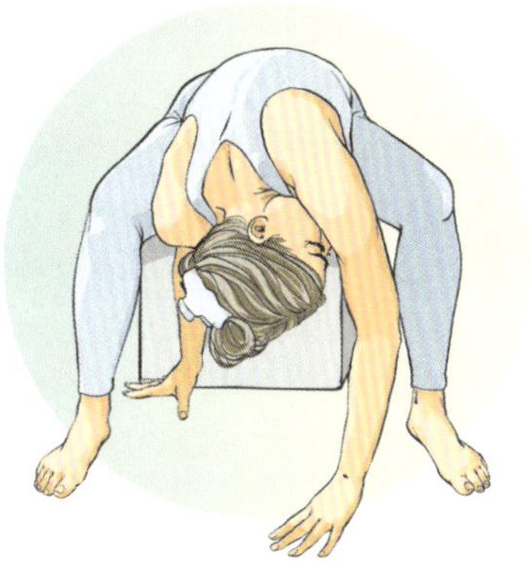

★ Triggerpunktmassage
Eine Triggerpunktmassage kann eine effektive Methode sein, um Verspannungen und Schmerzen im dritten Quadranten entlang der Wirbelsäule zu lindern. Sie brauchen dafür einen Tennis- oder einen speziellen Massageball und eine Wand, an die Sie sich anlehnen. Bei Faszienrollen rate ich zur Vorsicht, denn dabei besteht das Risiko von Rippenbrüchen.

Hören Sie auf Ihren Körper und üben Sie nicht zu viel Druck aus. Vor allem empfindliche Bereiche wie die Wirbelsäule sollten keinem direkten Druck ausgesetzt werden. Wichtig ist es, dass Sie die Massage regelmäßig machen, damit sie langfristig wirkt.

→ So wird's gemacht:

1. Stellen Sie sich mit einem kleinen Abstand mit dem Rücken zur Wand.

2. Platzieren Sie den Tennis- oder Massageball zwischen der Wand und Ihrem Rücken, links oder rechts von der Wirbelsäule. Vermeiden Sie direkten Druck auf die Wirbelsäule.

3. Um die Triggerpunkte zu finden, lehnen Sie sich mit etwas Gewicht gegen die Wand, sodass der Ball auf Ihre Rückenmuskulatur drückt.

4. Bewegen Sie sich langsam auf und ab, indem Sie die Beine beugen und strecken. Lassen Sie den Ball entlang des langen Rückenstreckers von der Beckenregion bis mindestens zur Mitte der Schulterblätter rollen.

5. Achten Sie dabei auf Bereiche, die besonders schmerzhaft oder verspannt sind; dies könnten Triggerpunkte sein.

6. Wenn Sie einen Schmerzpunkt finden, halten Sie die Position und lehnen Sie sich mit leichtem Druck gegen die Wand. Der Druck sollte stark genug sein, um den Schmerz zu spüren, aber nicht so stark, dass es wehtut.

7. Halten Sie den Druck für etwa 2 Minuten aufrecht, um dem Muskel zu ermöglichen, sich zu entspannen und den Schmerz zu lindern.

8. Wenn der Schmerz nachlässt, können Sie den Ball langsam zu einem neuen Punkt bewegen.

Sollte der Schmerz nach 3 Minuten nicht weniger werden, versuchen Sie, einen anderen Triggerpunkt zu finden.

Tipp: Um das Verletzungsrisiko möglichst gering zu halten, empfehle ich diese Anwendung im Stehen. Wer aber bereits Erfahrung mit der Technik und in der Rückenlage keine Schmerzen hat, kann die Massage auch im Liegen machen.

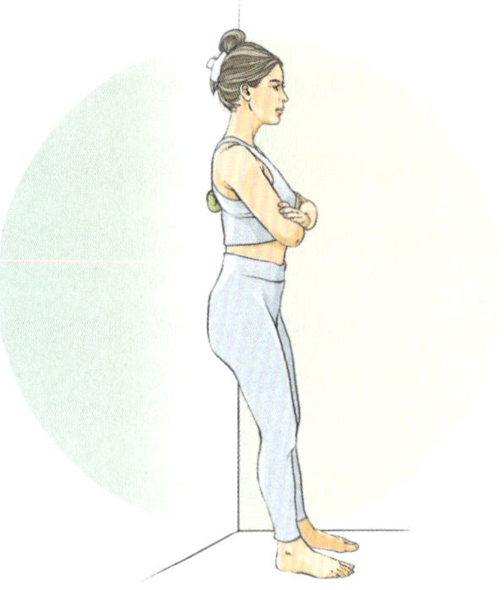

★ Wärmetherapie

Für diese Anwendung machen Sie es sich in Bauch- oder Rückenlage gemütlich. Platzieren Sie die Wärmequelle so, dass sie die Region mit der grünen Markierung umschließt. Entspannen Sie sich. Atmen Sie ruhig und tief durch, um den maximalen Nutzen aus der Wärmetherapie zu ziehen. Wichtig ist es, dass beide Muskelseiten gewärmt werden – und zwar mindestens 20 Minuten lang. Mehr zum Thema Wärme und Kälte finden Sie auf den Seiten 46 und 142–144.

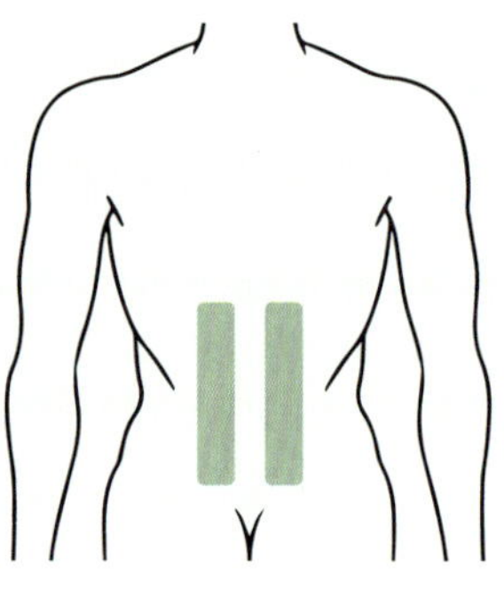

★ Schröpfen/Cupping

Für den Rückenstrecker kommen jeweils vier Schröpfgläser/Cups zum Einsatz. Platzieren Sie sie in dem Bereich, der auch für die Wärmetherapie grün markiert ist. Setzen Sie jeweils zwei Gläser links und rechts von der Wirbelsäule auf die Haut (gelbe Punkte in der Abbildung unten). Wenn Sie merken, dass es Ihnen guttut, können Sie das Schröpfen auch mehrmals am gesamten unteren Rücken bis zur Brustwirbelsäule durchführen. Lesen Sie, bevor Sie starten, die Infos zum Schröpfen/Cupping auf den Seiten 47 und 148/149.

★ TENS-Gerät

Für eine TENS-Therapie in Eigenregie kleben Sie die beiden Elektroden entweder links oder rechts neben der Wirbelsäule auf die betroffene Region, so wie es die gelben Markierungen in der Abbildung veranschaulichen. Mehr über die TENS-Therapie die Einstellung des Gerätes für Ihre Behandlung und die Dauer der Anwendung lesen Sie auf den Seiten 47 und 150/151.

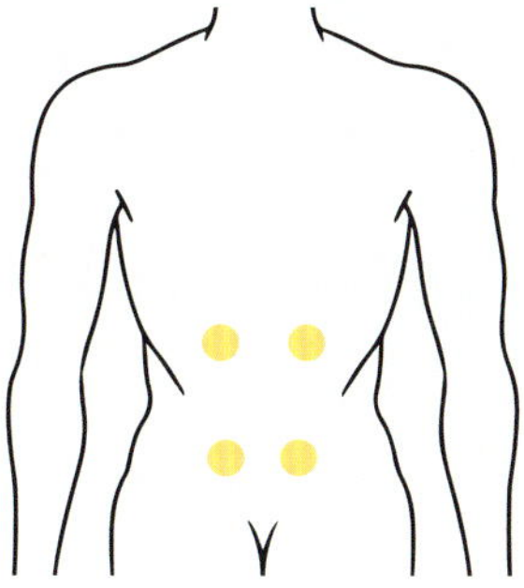

★ Kinesio-Tape

Biegen Sie sich leicht nach vorne, um die Muskeln des Rückenstreckers zu entspannen und die Haut leicht zu dehnen. Das erleichtert das Aufkleben.

Beginnen Sie mit dem ersten und zweiten Streifen am Beckenkamm – etwa zwei Fingerbreit neben der Wirbelsäule. Kleben Sie den ersten Streifen langsam nach oben, bis Sie mindestens den unteren Rand des Schulterblatts erreichen. Achten Sie darauf, dass das Tape in einer geraden Linie verläuft und keine Falten wirft. Wiederholen Sie den Vorgang auf der gegenüberliegenden Seite des Rückens für den zweiten Streifen. Beide Streifen unterstützen die Rückenstrecker.

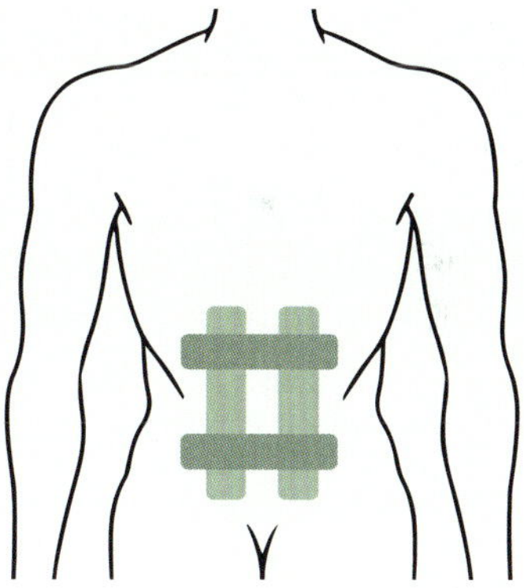

Der dritte Streifen wird quer über die beiden länglichen Streifen geklebt, wie auf der Abbildung zu sehen ist. Der vierte verläuft parallel dazu etwas tiefer. Interessante Infos zum Thema Kinesio-Taping finden Sie auf den Seiten 47 und 147. Die sollten Sie unbedingt lesen, bevor Sie starten.

QUADRANT 4:
MUSKELN ZWISCHEN HÜFTE UND KNIE

Ein birnenförmiger und ein quadratischer Muskel bestimmen das Geschehen im vierten Quadranten. Langes Sitzen, Überlastungen oder Sportarten mit abrupten Bewegungen können Beschwerden bis in den Rücken auslösen. Eine besondere Rolle spielen Triggerpunkte.

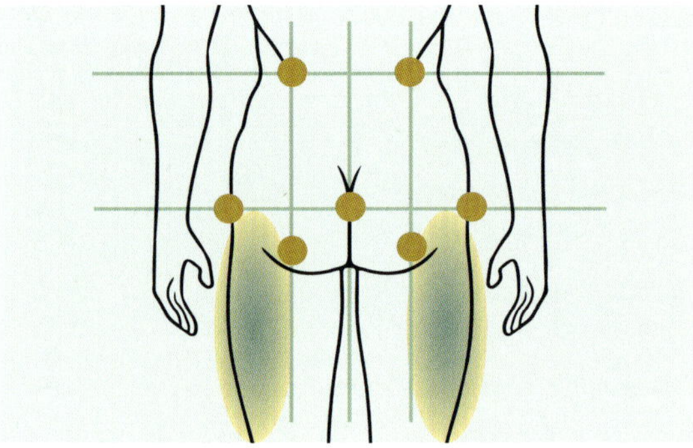

Vor allem Triggerpunkte können in diesem Quadranten zu ausstrahlenden Schmerzen führen. Häufig werden sie mit dem sogenannten Piriformis-Syndrom in Verbindung gebracht. Dabei muss aber unterschieden werden zwischen dem echten Piriformis-Syndrom, bei dem der Ischiasnerv durch den Muskel eingeengt wird, und Beschwerden, die nur durch Muskelverspannungen entstehen. Die Schmerzen machen sich oft tief im Gesäß bemerkbar und können entlang der Oberschenkelrückseite bis zum Kniegelenk oder in den unteren Rücken ausstrahlen. Häufig entsteht der Schmerz durch Druck auf den Punkt, der die innere obere Ecke von Quadrant 4 markiert. Auch ein kleiner quadratischer Muskel kann ähnliche Beschwerden auslösen. Außerdem verläuft in diesem Bereich auch das Iliotibialband – ein kräftiger, bindegewebiger Sehnenzug, der von der Hüfte außen bis zum Kniegelenk reicht. Ist dieses Band gereizt oder überlastet, kann es zu ziehenden Schmerzen an der Oberschenkelaußenseite kommen. Besonders im Alter werden Entzündungen in diesem Bereich häufig übersehen.

Das sollten Sie vermeiden

Wenn Sie unter Schmerzen im vierten Quadranten leiden, kann es hilfreich sein, ein paar Gewohnheiten zu verändern, die zu Belastungen oder Verletzungen der Glutealmuskulatur führen. Folgende Aktivitäten können Muskeln überlasten, Schmerzen auslösen oder bestehende Beschwerden verschlimmern.

Lange Sitzperioden

Übermäßiges Sitzen kann zu einer Verkürzung und Verspannung des Piriformis-Muskels führen, was das Risiko für das Piriformis-Syndrom erhöht. Bei dieser Erkrankung reizt der Piriformis-Muskel den Ischiasnerv.

Sport ohne Aufwärmen

Laufen, Radfahren und Wandern beanspruchen die Muskeln des vierten Quadranten stark. Ohne angemessenes Aufwärmen, Dehnen und Stärken der umgebenden Muskulatur können sie zu Überlastungsschäden führen.

Abrupte Richtungswechsel

Sportarten, die schnelle und abrupte Rich-

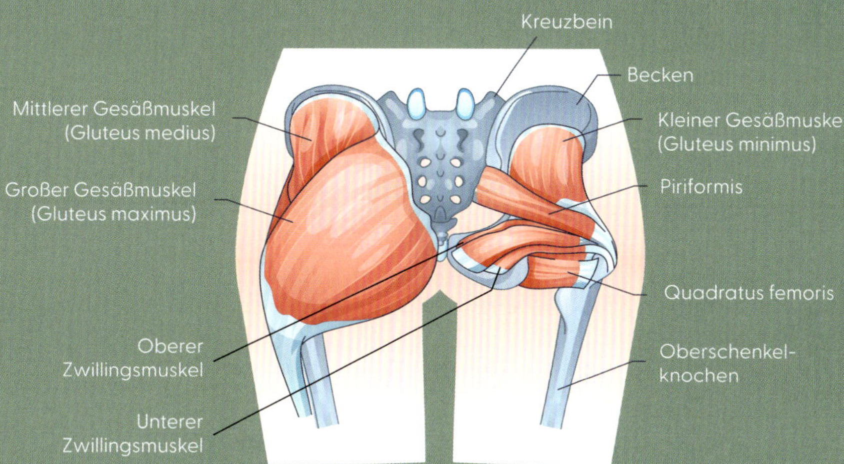

Quadrant 4 – Ein Blick auf die Muskulatur

In dem vierten Quadranten sind zwei Muskeln zu erwähnen: Der Musculus piriformis ist ein flacher, birnenförmiger kleiner Skelettmuskel unter dem Gesäßmuskel. Obwohl er eher die obere Begrenzung des vierten Quadranten ist, zähle ich ihn dazu.

Beim zweiten Muskel dieses Quadranten handelt es sich um Musculus quadratus femoris, einen flachen, in der Hüftregion gelegenen Muskel, der dafür sorgt, dass Hüftgelenke und Becken stabilisiert werden und der Oberschenkel kraftvoll nach außen rotieren kann. Er wirkt auch beim Heranführen des Oberschenkels mit. Beides ist fürs Gehen und Laufen unerlässlich.

tungswechsel erfordern (Tennis, Fußball, Basketball), verlangen den Muskeln einiges ab. Das gilt vor allem, wenn Athleten nicht ausreichend aufgewärmt sind.

Ungleichmäßiges Training

Ein unausgewogenes Training, das bestimmte Muskelgruppen überbetont und andere vernachlässigt, kann zu Ungleichgewichten und erhöhter Belastung der Piriformis- und Quadratus-femoris-Muskeln führen.

Schlechte Haltung

Wenn jemand eine schlechte Körperhaltung hat – insbesondere eine vordere Beckenkippung oder eine übermäßige Krümmung der Lendenwirbelsäule (Lordose) –, erhöht sich die Muskelspannung und löst möglicherweise Schmerzen aus.

Überdehnung

Bei aggressiv oder falsch ausgeführten Dehnübungen, besonders wenn der Muskel kalt ist, steigt das Risiko für Muskelverletzungen.

Schlechte Trainingsmethoden

Wenn Übungen, die eine übermäßige interne oder externe Rotation der Hüfte erfordern, falsch ausgeführt werden, besteht die Gefahr, dass die Muskeln zu stark beansprucht werden und Beschwerden auslösen.

Therapie in Eigenregie: Das können Sie selbst tun

★ Dehnübung

In dieser Übung geht es darum, die seitlichen Muskeln des vierten Quadranten korrekt zu dehnen (auf der Abbildung wird das für die rechte Seite gezeigt). Wenn Sie Schmerzen auf der linken Seite haben, absolvieren Sie die Übung entsprechend andersherum. Sie verbessern damit die Flexibilität der Muskeln und lindern Verspannungen in diesem Bereich.

Wichtig: Achten Sie dabei auf die Signale Ihres Körpers und brechen Sie die Übung ab, wenn Sie Schmerzen oder Unbehagen verspüren.

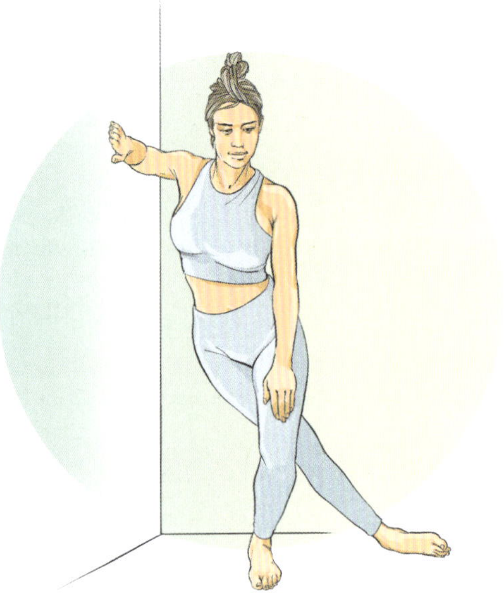

→ So wird's gemacht:

1. Stellen Sie sich seitlich vor eine Wand, sodass die rechte Seite Ihres Körpers vor der Wand ist.

2. Platzieren Sie das linke Bein vor dem rechten, sodass die zu dehnende Seite sich hinter dem linken Bein befindet.

3. Stützen Sie sich mit der rechten Hand oder dem rechten Unterarm an der Wand ab. Der Arm sollte auf einer angenehmen Höhe sein, um Stabilität und Gleichgewicht während der Dehnung zu gewährleisten.

4. Führen Sie das rechte Bein sanft nach hinten und leicht zur Seite, um den Gluteus medius und den Gluteus minimus zu dehnen. Führen Sie die Bewegung kontrolliert und ohne ruckartige Bewegungen aus. Achten Sie darauf, dass Sie nicht zu viel Gewicht auf das rechte, hintere Bein legen. Das Hauptgewicht ruht auf dem linken, vorderen Bein, um eine Überlastung des rechten Beines zu vermeiden.
5. Die Dehnung sollte sanft gehalten werden und nicht länger als 7 Sekunden dauern, um eine Überdehnung der Muskeln zu vermeiden.
6. Die Dehnübung kann bis zu 15-mal wiederholt werden. Machen Sie zwischen den Wiederholungen eine kurze Pause, um den Muskeln Erholungszeit zu geben.

→ Quadratus-femoris-Muskel – so wird's gemacht:
1. Legen Sie sich auf einer festen und bequemen Unterlage flach auf den Rücken. Die Beine sind gestreckt.
2. Beugen Sie das rechte Knie und umfassen Sie das Bein mit beiden Händen, wie auf der Abbildung auf der rechten Seite zu sehen. Führen Sie das Bein sanft hoch und schräg über den Körper zur linken Seite. Ziehen Sie aber nicht zu fest, damit der Muskel nicht überdehnt wird.
3. Halten Sie die Dehnung maximal 7 Sekunden. Atmen Sie dabei tief und regelmäßig in den Bauch ein und aus.
4. Lösen Sie die Dehnung vorsichtig und entspannen Sie kurz.
5. Wiederholen Sie die Übung bis zu 15-mal pro Seite.

6. Führen Sie die Übung auch auf der anderen Seite durch, damit kein muskuläres Ungleichgewicht entsteht.

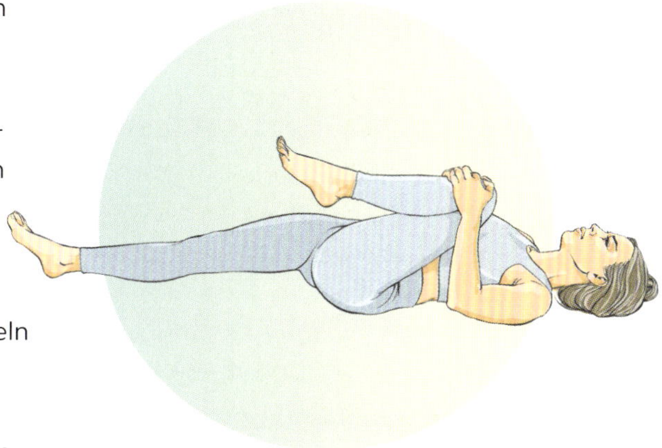

TIPP

Noch mehr Dehnübungen und allgemeine Infos zum Stretchen, wie man das Dehnen auch nennt, finden Sie auf den Seiten 46 und 147/148.

★ Wärmebehandlung
Bei Muskelverspannungen und chronischen Beschwerden wirkt Wärme entspannend. Sie können die Muskeln im vierten Quadranten mit einer Wärmepackung oder einem feuchten warmen Handtuch behandeln. Legen Sie die Wärmequelle mindestens 20 Minuten im Bereich des Sitzbeins an die Stelle, die auf der Abbildung auf Seite 68 oben gelb markiert ist. Wichtig zu wissen: Eine Wärmebehandlung kann zwar die Beschwerden lindern, beseitigt aber nicht die Ursachen. Lesen Sie mehr dazu auf den Seiten 46 und 143/144.

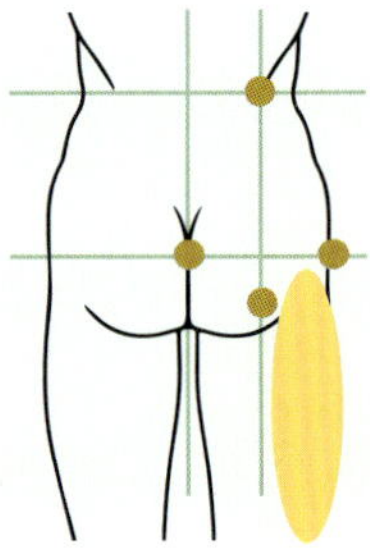

★ Schröpfen/Cupping

Beim Schröpfen nehmen Sie diesmal nur ein Glas. Setzen Sie es im vierten Quadranten etwa in den Bereich des großen Rollhügels (grüne Markierung). Bereitet Ihnen das Iliotibialbandprobleme, schröpfen Sie bis hinab zum Kniegelenk. Mehr zum Thema Schröpfen erfahren Sie auch noch auf den Seiten 47 und 148/149.

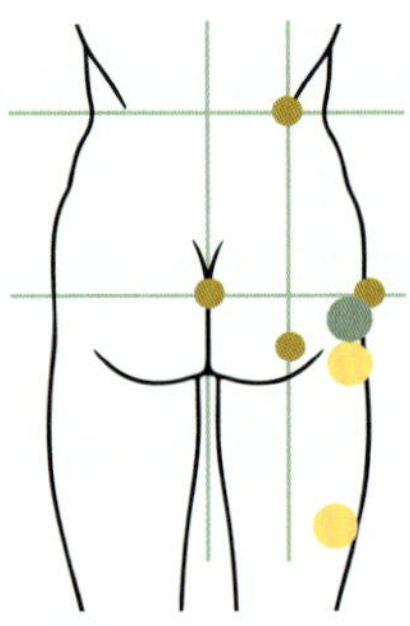

★ TENS-Gerät

Bringen Sie die Elektroden des TENS-Geräts in den Bereichen der gelben Kreise an (siehe Abbildung Schröpfen/Cupping) und wählen Sie die Einstellungen und die Dauer so, wie auf Seite 47 beschrieben. Weitere Details zu TENS- und EMS-Geräten finden Sie auf Seite 151.

★ Kinesio-Tape

Den Pirifomis-Muskel tapen Sie im Bereich des Gesäßes. Gehen Sie dabei folgendermaßen vor:

1. Rasieren Sie gegebenenfalls die Stelle vor dem Tapen mit einem Nassrasierer, damit die Streifen besser haften.

2. Schneiden Sie für den ersten Streifen ein langes Stück des Kinesiologie-Tapes zurecht. Runden Sie die Ecken ab, damit sich das Tape nicht so leicht löst. Beginnen Sie mit dem Aufkleben am unteren Kreuzbein. Das liegt am Übergang zwischen Rücken und Gesäß.

3. Ziehen Sie dann den Tape-Streifen in einem leichten Bogen mit einer moderaten Dehnung seitlich entlang des Gesäßes bis zum Rollhügel, der sich an der Außenseite des Oberschenkels befindet.

4. Nun schneiden Sie einen zweiten Streifen zu und platzieren ihn so, dass er den ersten kreuzt wie auf der Abbildung. Beginnen Sie etwas oberhalb des ersten Streifens auf dem Kreuzbein.

5. Führen Sie den Streifen dann mit einer leichten bis moderaten Dehnung in einer geschwungenen Linie nach unten zum großen Rollhügel.

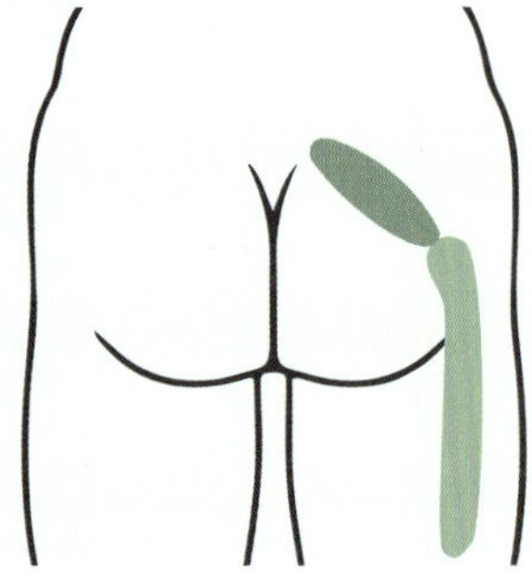

QUADRANT 5:
DIE ADDUKTOREN

Was haben unsere Beine mit Rückenschmerzen zu tun? Die Verbindung liegt im fünften Quadranten. Hier hat eine Muskelgruppe an der Innenseite des Oberschenkels eine wichtige Aufgabe: Mehrere einzelne Muskeln sorgen dafür, dass wir die Beine an den Körper heranziehen können.

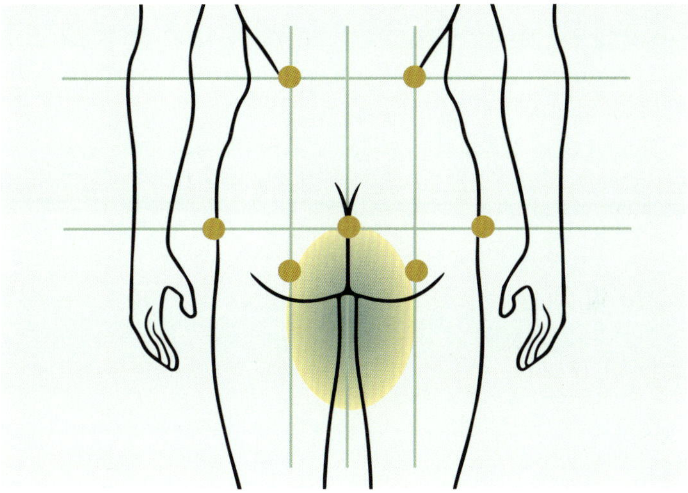

Im fünften Quadranten befinden sich die Adduktoren. An diese Muskeln denkt zunächst kaum jemand, wenn ihn Rückenschmerzen quälen. Jedoch sind sie häufiger die Ursache als gedacht. Die Adduktorengruppe besteht aus einer Reihe von Muskeln im inneren Oberschenkel, deren Hauptfunktion es ist, die Beine zur Mittellinie des Körpers zu ziehen. Diese Muskeln spielen eine wichtige Rolle bei Bewegungen wie dem Überkreuzen der Beine, beim Gehen, Laufen und bei vielen sportlichen Aktivitäten.

Auch die Gegenspieler beachten

Die Muskeln, die den entgegengesetzten Bewegungen der Adduktorengruppe dienen (Gegenspieler oder Antagonisten genannt), sind hauptsächlich die Gluteus-me-

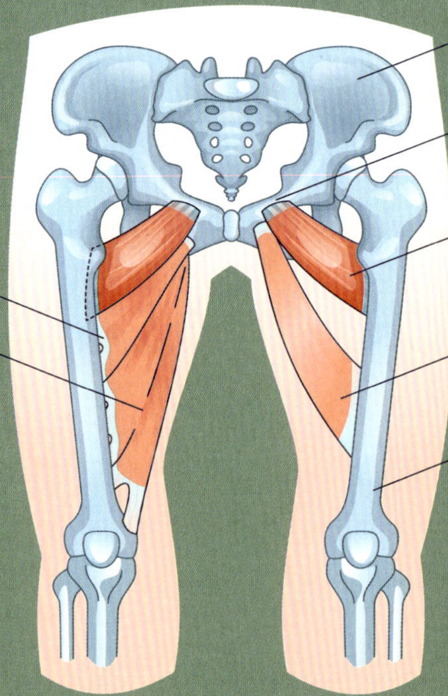

Quadrant 5 – Ein Blick auf die Muskulatur

Zu den Hauptmuskeln der Adduktorengruppe gehören folgende Muskeln:

Adductor longus: Beginnt am Schambein und setzt am mittleren Drittel des Oberschenkelknochens (Femur) an. Er ist für die Adduktion und die Innenrotation des Oberschenkels zuständig.

Adductor brevis: Er liegt unter dem Adductor longus und setzt ebenfalls am Oberschenkelknochen an. Er unterstützt beim Heranziehen (Adduktion) und beim Beugen (Flexion) des Hüftgelenks.

Adductor magnus: Der größte der Adduktorenmuskeln stabilisiert das Becken und bewegt den Oberschenkelknochen in die Adduktion. Er ist verantwortlich fürs Heranziehen, für die Innenrotation und, abhängig vom Teil des Muskels, für die Streckung oder Beugung der Hüfte.

dius- und die Gluteus-minimus-Muskeln. Diese Gruppe ist bei chronischen Rückenschmerzen wichtig, da sie im Verlauf ebenfalls betroffen ist. In meiner orthopädischen Praxis erlebe ich es manchmal, dass die Beschwerden von chronischen Rückenschmerzen sich während der Behandlung verschieben. Ich erkläre dann den Patienten, dass sie kein neues Problem haben, sondern dass bereits mehrere Muskelgruppen betroffen und entzündet sind, die im Zusammenspiel entgegengesetzt wirken. Wir fangen dann an, die Adduktoren und vor allem das Schambein als Ursprungsort für die meisten Probleme mit den „Oberschenkelanziehern" zu behandeln.

Schmerzen bis in Rücken und Becken

Die Funktion der Adduktoren geht noch über das Heranziehen der Beine hinaus; sie sind auch an der Stabilisierung des Beckens während der Bewegung und am Stehen beteiligt. Durch das feine Zusammenspiel zwischen den Adduktoren und ihren Antagonisten wird eine koordinierte Bewegung der unteren Extremitäten ermöglicht. Die übertragenen Schmerzen dieser Muskulatur können nicht nur in den Oberschenkel einstrahlen, sondern auch in Becken und Rücken Beschwerden auslösen. Neben Schmerzen im unteren Rücken täuschen sie eventuell auch gynäkologische Symptome bei Frauen oder urologische bei Männern vor.

Das sollten Sie vermeiden

Beschwerden im fünften Quadranten deuten häufig auf eine Überlastung oder Überdehnungen hin. Um das zu vermeiden, sollten Sie – zumindest eine Zeit lang – auf bestimmte Sportarten und Aktivitäten verzichten. Dazu gehören zum Beispiel:

Schnelle Richtungswechsel
Abrupte Richtungsänderungen und schnelle Seitwärtsbewegungen, wie sie zum Beispiel beim Fußball, Hockey, Tennis oder Basketball erforderlich sind, können zu Überlastungen oder Zerrungen der Adduktoren führen.

Übermäßiges Spreizen
Viele Sportarten erfordern übermäßiges Spreizen der Beine. Dazu gehören bestimmte Kampfsportarten, Ballett, Kunstturnen oder Wettkampfgymnastik. Dabei besteht immer die Gefahr, dass die Adduktoren überdehnt und geschädigt werden.

Einseitiges Training
Achten Sie beim Training immer darauf, dass Muskelgruppen möglichst umfassend trainiert werden. Sobald eine bestimmte Gruppe überbetont und andere vernachlässigt werden, steigt das Risiko für muskuläre Dysbalancen, die die Adduktoren belasten.

Kaltstart
Wer sich vor dem Sport und vor anderen körperlichen Aktivitäten nicht genügend aufwärmt oder ohne entsprechende Vorbereitungen aggressiv dehnt, erhöht die Gefahr für Verletzungen erheblich.

Überlastung
Übertreiben Sie es nicht. Wenn Sie Sportarten oder Alltagsaktivitäten betreiben, die immer die gleichen Bewegungsabläufe erfordern und keine Pausen oder Erholungsphasen vorsehen, sind Überlastungsschäden an den Adduktoren nicht ausgeschlossen.

Schlechte Ausführung
Nehmen Sie sich die Zeit, um Übungen korrekt auszuführen – insbesondere bei denen, die die Hüfte stabilisieren sollen. Machen Sie die Bewegungsabläufe dauerhaft falsch, kommt es leicht zu Beschwerden durch überbeanspruchte Adduktoren.

Mangel an Flexibilität und Kraft
Nicht jeder ist ein Bewegungstalent. Fehlt es im fünften Quadranten und in den umgebenden Muskelgruppen (Hüftadduktoren, Glutealmuskulatur und Oberschenkelmuskulatur) an Flexibilität und Kraft, werden die Adduktoren schnell überlastet.

Therapie in Eigenregie: Das können Sie selbst tun

★ Dehnübung
Mit dieser Übung, die auch als „Schmetterlingsdehnung" bezeichnet wird, dehnen Sie die Adduktoren im fünften Quadranten. Achten Sie dabei auf Ihre Atmung. Sie sollte tief und gleichmäßig sein. Atmen Sie durch die Nase ein und langsam durch den Mund aus, während Sie die Position halten. Das hilft, die Muskeln zu entspannen und die Dehnung zu vertiefen.

→ So wird's gemacht:
1. Setzen Sie sich auf eine ebene, rutschfeste Oberfläche. Ziehen Sie die Füße so nah wie möglich an den Körper heran, sodass die Fußsohlen sich berühren. Die Knie fallen dabei nach außen.
2. Halten Sie den Rücken gerade. Das hilft, die Wirbelsäule zu stabilisieren und die Dehnung effektiver zu machen. Die Unterarme liegen auf den Knien.
3. Intensivieren Sie die Übung, indem Sie die Oberschenkel mit den Unterarmen sanft nach unten drücken. Wichtig: Die Dehnung darf nicht wehtun. Sie müssen sich wohl dabei fühlen.
4. Halten Sie die Dehnung für maximal 7 Sekunden und wiederholen Sie sie mit jeweils kurzen Pausen bis zu 15-mal. Nach einer kurzen Pause können Sie die Dehnung wiederholen.

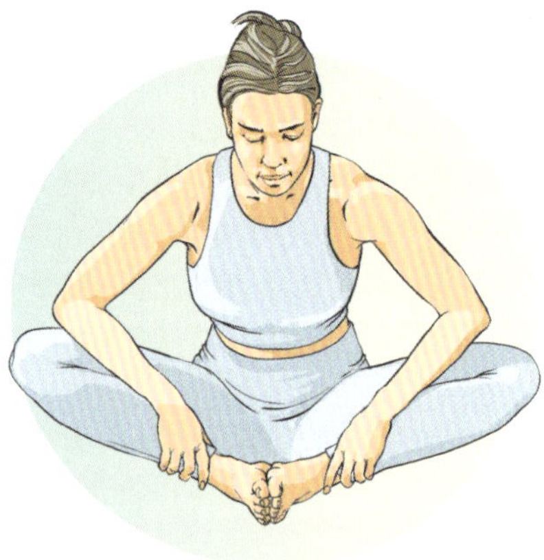

TIPP **Sie sind auf der Suche nach mehr Dehnübungen? Die finden Sie ab Seite 147. Basisinfos zum Dehnen stehen auch noch auf Seite 46.**

★ Triggerpunktmassage
→ So wird's gemacht:
1. Suchen Sie sich einen ruhigen Ort, an dem Sie sich entspannt hinsetzen können.
2. Tasten Sie die Innenseite der Adduktoren vorsichtig ab.
3. Suchen Sie nach Bereichen, die besonders empfindlich auf Druck reagieren, also verhärtet, verdickt oder schmerzhaft sind.
4. Sobald Sie einen Triggerpunkt gefunden haben, üben Sie – entweder mit einem Fin-

ger oder mit einem Tennisball – sanft, aber gut spürbar Druck darauf aus.

5. Drücken Sie 1 bis 2 Minuten auf den Triggerpunkt.

6. Wie bei der Dehnungsübung sollten Sie auch hier während der Selbstbehandlung ruhig und tief atmen, damit die Muskeln sich entspannen.

7. Lösen Sie den Druck langsam, wenn der Schmerz nachlässt.

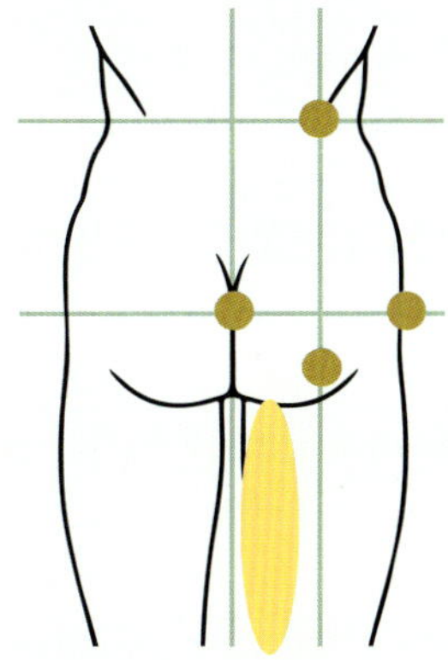

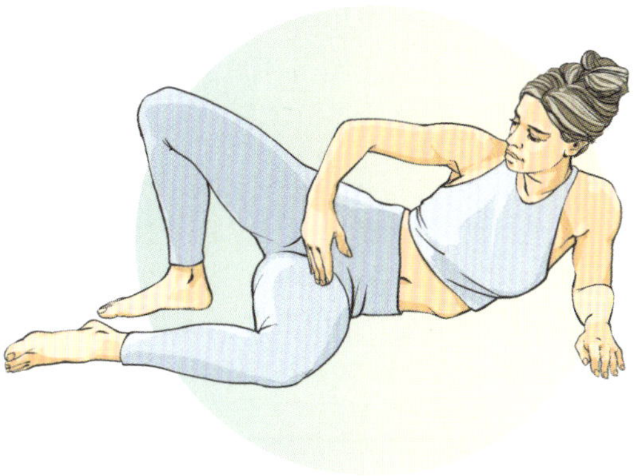

★ Wärmebehandlung

Um die Muskeln im fünften Quadranten mithilfe von Wärme zu entspannen, setzen oder legen Sie sich bequem hin. Nehmen Sie den Wärmespender zur Hand und legen Sie ihn vorsichtig auf die Region am Schambein an der Innenseite des Oberschenkels. Damit die Wärme optimal übertragen wird, legen Sie den Wärmespender direkt auf die Haut, ohne sie zu überhitzen. Bei Bedarf können Sie das Bein auch bis zum Kniegelenk wärmen. Lassen Sie den Wärmespender 15 bis 20 Minuten auf der betroffenen Stelle. Mehr nützliches Wissen zu den Themen Wärme- und Kältebehandlung finden Sie auf den Seiten 46 und 142 bis 144.

★ Schröpfen/Cupping

Auch fürs Schröpfen oder Cupping begeben Sie sich zunächst in eine bequeme stabile Liege- oder Sitzposition. Es ist wichtig, dass Sie während der gesamten Selbstbehandlung entspannt bleiben. Beginnen Sie mit dem Anbringen der Gläser oder Cups nahe der Basis der Adduktoren, also in der Nähe des Schambeins und des oberen Teils des inneren Oberschenkels (oberes Ende des gelben Streifens in der Abbildung oben). Im nächsten Schritt versetzen Sie die Schröpfgläser stufenweise entlang der Adduktoren nach unten bis zum Kniegelenk. Die Muskulatur sollte gleichmäßig abgedeckt sein.

Wie Cupping in Eigenregie funktioniert, lesen Sie auf Seite 47. Wer noch mehr rund ums Schröpfen erfahren möchte, der blättert zu Seite 148/149.

★ TENS-Gerät

Bevor Sie mit der TENS-Therapie im fünften Quadranten beginnen, reinigen Sie die Haut an der Innenseite des Oberschenkels, damit die Elektroden besser haften. Positionieren Sie die TENS-Elektroden strategisch um den schmerzenden Bereich der Adduktoren. Üblicherweise kommt eine Elektrode oberhalb des Schmerzpunktes nahe dem Schambein und die andere unterhalb des Schmerzpunktes näher ans Knie. So wird der Bereich umfassend abgedeckt.

Schalten Sie das TENS-Gerät ein und beginnen Sie mit einer niedrigen Intensität (siehe Anleitung Seite 47). Steigern Sie die Intensität langsam, bis Sie ein starkes, aber angenehmes Kribbeln verspüren. Stellen Sie das Gerät aber nicht zu stark ein, um Muskelkontraktionen oder Unbehagen zu vermeiden.
Typischerweise dauert eine TENS-Sitzung für Adduktorenschmerzen zwischen 20 und 30 Minuten. Fragen Sie im Zweifelsfall bei Ihrem Arzt oder Ihrer Ärztin nach. Die Dauer kann je nach Schmerzlevel variieren.
Die TENS-Therapie sollte Schmerzen lindern, ohne zusätzliche Beschwerden zu verursachen. Passen Sie bei Bedarf die Position der Elektroden oder die Intensität an.

★ Kinesio-Tape
Am besten erreichen Sie die Adduktoren fürs Tapen im Sitzen mit leicht gespreizten Beinen. Beginnen Sie mit dem ersten Tape-Streifen am unteren Schambein. Entfernen Sie das Trägerpapier nach und nach, während Sie das Tape mit leichter Spannung entlang der Innenseite des Oberschenkels bis zum Knie anlegen (siehe Abbildung). Streichen Sie das Tape glatt, damit sich keine Falten bilden.

Den zweiten Streifen kleben Sie in einer leichten Kurve parallel zum ersten, wie auf der Abbildung zu sehen, um Überlappungen zu vermeiden. Stellen Sie sicher, dass das Ende jedes Streifens ohne Dehnung angebracht wird, um Hautreizungen zu minimieren.

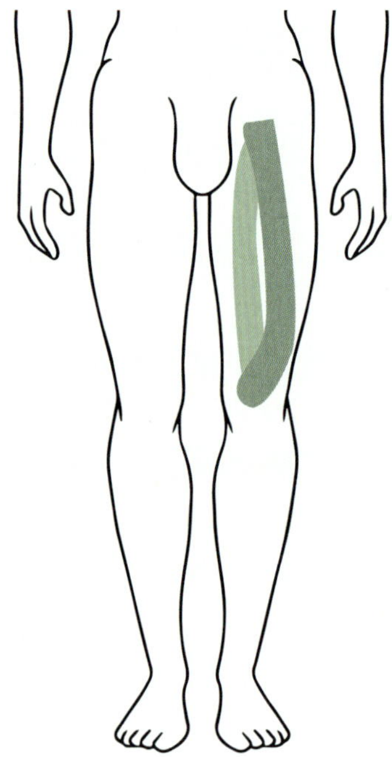

QUADRANT 6:
DIE LENDENMUSKELN

Die sogenannten quadratischen Lendenmuskeln gehören zu den Muskeln der hinteren Bauchwand. Sie stabilisieren die untere Wirbelsäule und das Becken, unterstützen aber auch die Ausatmung. Bei Überanstrengung, Zerrungen oder viel Sitzen können diese Muskeln chronische Rückenschmerzen verursachen.

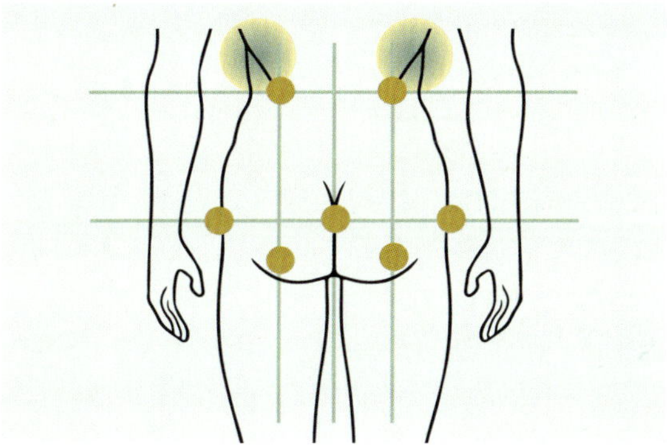

Ob es um Neigungen zur Seite oder nach hinten geht, die Stabilisierung und Fixierung der letzten Rippe, des Beckens und der Wirbelsäule, die Beckenkippung oder die Ausatmung – der quadratische Lendenmuskel ist an verschiedenen Bewegungen beteiligt. Seine Antagonisten, also die Muskeln, die entgegengesetzte Bewegungen ausführen, befinden sich auf der gegenüberliegenden Seite. Dazu gehören unter anderem die äußeren schrägen Bauchmuskeln und die gegenüberliegenden Lendenmuskeln selbst.

Wenn die Lendenwirbelsäule gestreckt wird, wirken die Muskeln, die die Beugung verursachen, als Antagonisten. Dazu gehören die geraden und die schrägen Bauchmuskeln.

Das sollten Sie vermeiden

Schmerzen im sechsten Quadranten basieren häufig auf schlechten Gewohnheiten, einseitigen Belastungen, schlechter Technik oder unzureichender Vorbereitung. Lesen Sie hier, was Sie besser lassen und worauf Sie achten sollten.

Schlechte Sitzhaltung

Wer viel und lange sitzen muss und dabei nicht auf eine gute Haltung achtet, überlastet und verspannt die Lendenmuskeln schnell. Das liegt unter anderem daran, dass die Muskeln des sechsten Quadranten beim Aufrechterhalten der Sitzposition aktiv sind.

Einseitige Bewegungen

Vorsicht ist bei Sportarten oder Aktivitäten angesagt, die einseitige Bewegungen erfordern. Dazu gehören zum Beispiel Golf, Tennis oder Bowling. Das kann zur Überbeanspruchung und zu einem Ungleichgewicht in der Lendenmuskulatur führen.

Schweres Heben

Ob Getränkekisten oder andere Lasten – heben Sie nicht zu schwer. Vor allem nicht, wenn Sie dabei den Rumpf drehen müssen.

Übermäßige Rumpfdrehung

Auch bei Sportarten, die intensive Rumpfdrehungen erfordern (zum Beispiel Turnen,

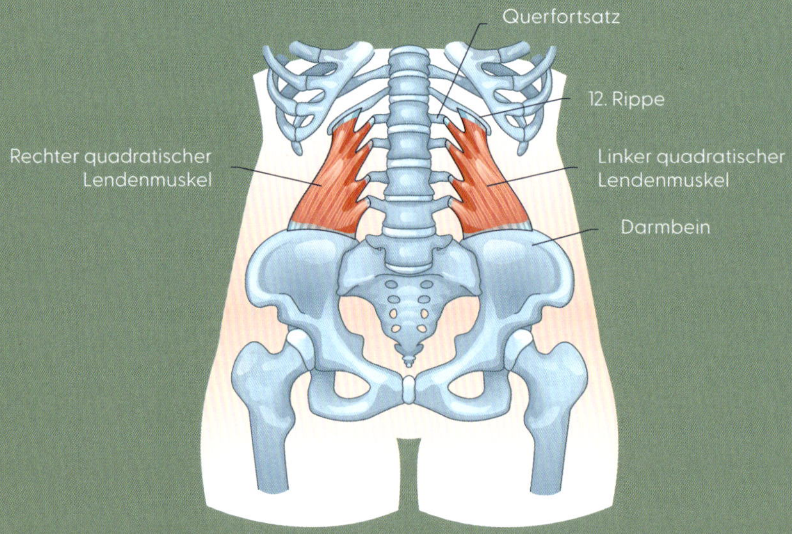

Quadrant 6 – Ein Blick auf die Muskulatur

Im sechsten Quadranten befindet sich der quadratische Lendenmuskel (lateinisch Musculus quadratum lumborum). Er lässt sich besser von der Seite ertasten als direkt von hinten, da hier noch die Rückenstrecker sind. Der Lendenmuskel gehört zu den tiefliegenden Muskeln in der unteren Rückenregion und liegt seitlich der Wirbelsäule. Er erstreckt sich vom unteren Rand der letzten Rippe bis zum oberen Teil des Darmbeins (Ilium) und seitlich zur Lendenwirbelsäule. Er ist in drei Teile gegliedert: medial, intermediär und lateral, wobei jeder Teil unterschiedliche Ansatzpunkte und Funktionen hat.

Tanzen oder Baseball), müssen Sie auf die richtige Technik und ausreichende Vorbereitung achten.

Extremes Dehnen

Aktivitäten, die wiederholte oder extreme seitliche Beugungen der Wirbelsäule erfordern, können die quadratischen Lendenmuskeln überdehnen und schwächen.

Ungleichmäßiges Krafttraining

Krafttraining sollte immer ausgeglichen sein. Wird der untere Rückenbereich vernachlässigt oder eine Seite des Körpers stärker beansprucht als die andere, werden die quadratischen Lendenmuskeln eventuell überbelastet und es kommt zu einem Ungleichgewicht.

Schlechte Schlafgewohnheiten

Achten Sie auf Ihre Schlafposition. Sie sollten so liegen, dass der untere Rücken nicht unnötig belastet wird, damit die Muskeln im sechsten Quadranten nicht verspannen. Vor allem in der Bauchlage sind die Muskeln im Lendenbereich größerem Druck ausgesetzt.

Therapie in Eigenregie: Das können Sie selbst tun

★ Dehnübung

Halten Sie sich bei dieser Dehnübung im sechsten Quadranten möglichst genau an die Anleitung. Führen Sie sie langsam, sanft und konzentriert aus, um effektiv zu dehnen und Verletzungen oder Überdehnungen zu vermeiden.

→ So wird's gemacht:

1. Für diese Übung stellen Sie sich zuerst aufrecht hin. Dann setzen Sie den linken Fuß vor den rechten. Der Abstand zwischen den Füßen sollte etwa schulterbreit sein.

2. Neigen Sie Ihren Oberkörper langsam nach links. Stellen Sie sich vor, dass Sie etwas über eine unsichtbare Linie reichen möchten, die über Ihren linken Fuß hinausgeht.

3. Während der Neigung heben Sie Ihren rechten Arm über den Kopf, sodass Arm und Oberkörper eine gerade Linie ergeben (siehe Abbildung). Den linken Arm lassen Sie seitlich am Körper. Wenn Sie Probleme mit dem Gleichgewicht haben, können Sie den Arm auch an den Oberschenkel legen oder an der Hüfte abstützen.

4. Halten Sie die Dehnung bis zu 7 Sekunden, ohne dabei zu federn oder ruckartige Bewegungen zu machen.

5. Wiederholen Sie die Dehnung bis zu 15-mal pro Seite.

6. Machen Sie die Übung für den sechsten Quadranten auf beiden Seiten abwechselnd.

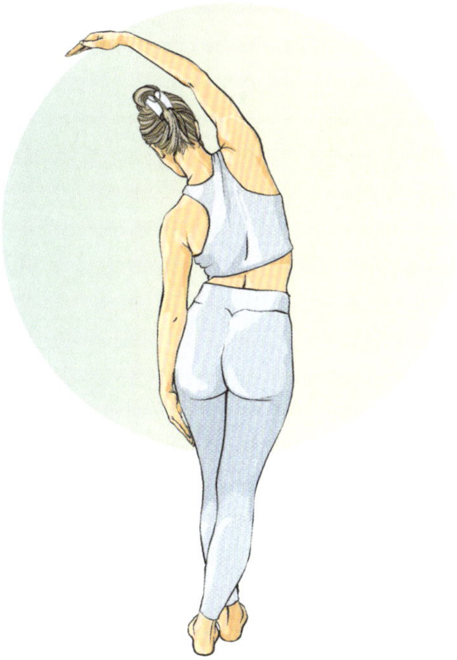

TIPP Dehnen tut Ihnen gut? Dann sind die Übungen ab Seite 147 vielleicht auch etwas für Sie. Allgemeine Informationen finden Sie auf Seite 46.

★ **Triggerpunktmassage**

➜ **So wird's gemacht:**

1. Für die Triggerpunktmassage stellen Sie sich aufrecht in eine Wandecke, sodass Sie eine Wand hinter sich und eine neben sich haben.

2. Kreuzen Sie die Beine wie bei der Dehnübung und platzieren Sie einen stacheligen Ball zwischen Wand und Rückenseite wie auf der Abbildung.

3. Legen Sie den Arm, der der Wand am nächsten ist, über den Kopf und beugen Sie den Oberkörper sanft von der Wand weg, um den Druck auf den Ball zu erhöhen.

4. Um die Dehnung zu verstärken, nehmen Sie beide Arme über den Kopf wie auf der Abbildung.

5. Wenn Sie noch mehr Druck erzeugen möchten, gehen Sie etwas in die Knie oder neigen den Oberkörper stärker zur Wand, bis Sie den besten Druckpunkt finden.

6. Machen Sie sanfte Bewegungen, indem Sie den Körper leicht vor und zurück oder seitlich bewegen. So werden verschiedene Teile des Muskels massiert.

7. Je nach Empfinden und Bedarf halten Sie die Position (bis zu 2 Minuten), bis der Schmerz nachlässt. Atmen Sie dabei tief und ruhig.

8. Drehen Sie sich um und wiederholen Sie die Massage auf der anderen Seite.

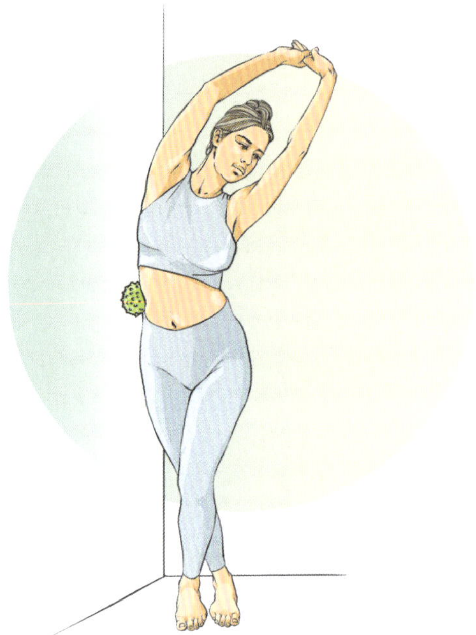

TIPP Zusätzliche Hilfestellungen zur Triggermassage-Technik finden Sie auf den Seiten 46 und 150.

★ **Wärmebehandlung**

Um die Lendenmuskeln mit Wärme zu entspannen, legen Sie sich auf die Seite (eventuell auf ein Kissen, damit Sie bequem und stabil liegen). Ob Wärmflasche oder Heizkissen – legen Sie die Wärmequelle auf den sechsten Quadranten seitlich am unteren Rücken direkt über der Hüfte und unter dem letzten Rippenbogen. Die Wärme sollte sich in diesem Bereich gleichmäßig verteilen. Genießen Sie die wohltuende Behandlung 15 bis 20 Minuten und lesen Sie derweil meine zusätzlichen Ausführungen zu Wärme- und Kältetherapie auf den Seiten 46 und 142 bis 144.

★ Schröpfen/Cupping
Die quadratischen Lendenmuskeln können Sie in zwei Lagen schröpfen – entweder auf der Seite oder auf dem Bauch liegend. Entscheiden Sie selbst, in welcher Position Sie sich wohler fühlen und von wo aus die Muskeln am besten zugänglich sind. Platzieren Sie das erste Schröpfglas unterhalb des Rippenbogens. Von hier aus werden die umliegenden Muskeln und das Bindegewebe stimuliert, was zur Entspannung beiträgt. Das zweite Schröpfglas setzen Sie direkt auf das Kreuzbein. Von dort aus bewegen Sie es vorsichtig Richtung Wirbelsäule. Damit erreichen Sie tiefere Schichten des Muskelgewebes und können Verspannungen im unteren Rückenbereich lösen.

Bevor Sie loslegen, empfehle ich Ihnen die Lektüre der Seiten 47 und 148/149, auf denen es wichtige Basics und Anwendungshinweise fürs Cupping at home gibt.

★ TENS-Therapie
Für die TENS-Therapie an den quadratischen Lendenmuskeln orientieren Sie sich an der Höhe der untersten Rippe leicht seitlich von der Wirbelsäule. Dort platzieren Sie eine erste Elektrode. Die zweite setzen Sie in die Nähe des Beckenkamms (siehe olivfarbene Punkte in der Abbildung rechts). Typischerweise dauert eine Sitzung zwischen 20 und 30 Minuten. Wenn nötig können Sie die Therapie mehrmals täglich machen. Informationen zur Geräteeinstellung für die Behandlung finden Sie auf Seite 47. Weitere Hinweise zu TENS- und auch EMS-Geräten können Sie auf Seite 151 nachlesen.

★ Kinesio-Tape
Beginnen Sie die Tape-Therapie mit dem ersten Streifen am Aplex-Punkt nahe dem Kreuzbein. Bringen Sie das Tape dort ohne Dehnung an. So stimulieren Sie Haut und Muskeln, ohne sie in ihren Funktionen einzuschränken. Nun kleben Sie den Streifen schräg nach oben bis kurz oberhalb des Rippenbogens Richtung Wirbelsäule.

Den zweiten Streifen bringen Sie senkrecht an – von oben nach unten, etwa vom Rippenbogen Richtung Beckenkamm.

Um das Dreieck zu vervollständigen, kleben Sie den dritten Streifen entlang des Beckenkamms, sodass der sich mit den beiden anderen Streifen trifft beziehungsweise überlappt. Dieser dritte Streifen kann leicht gedehnt werden, um zusätzlich zu unterstützen. Er sollte aber die Beweglichkeit nicht einschränken und sich nicht unbehaglich anfühlen.

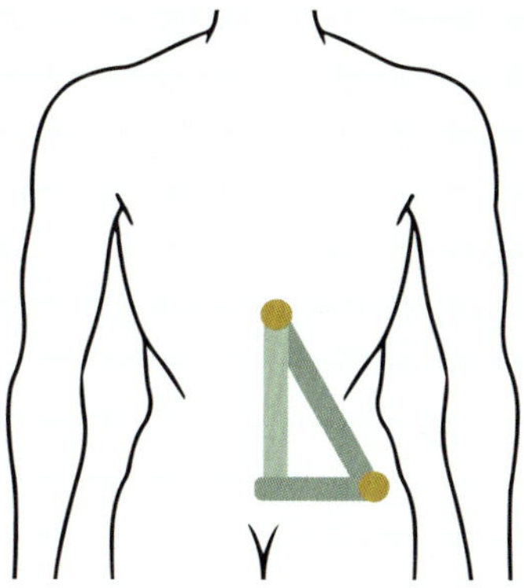

SO HELFEN IHNEN DIE SPEZIALISTEN

Wann sollte ich mit Rückenschmerzen zum Arzt? Was erwartet mich dort? Wie kann ich mich optimal vorbereiten? Welche Heilmethoden könnten mir helfen? In diesem Teil geht es um Hilfe aus der ärztlichen Praxis, Bildgebungen, chirurgische Eingriffe und die Frage, wann eine Operation sinnvoll ist.

WANN SOLLTE ICH ZUM ARZT GEHEN?

„Der Arzt kann ja doch nichts tun." Solche Sätze sollten Sie nicht von einem Besuch in einer Arztpraxis abhalten. Lassen Sie nichts unversucht – und zwar nicht nur, um die Schmerzen loszuwerden, sondern auch um ernsthafte Erkrankungen auszuschließen.

Gefährlich sind Rückenschmerzen nur in seltenen Fällen. Meist gehen sie nach ein paar Tagen von allein wieder weg. Trotzdem können starke Beschwerden im Kreuz unsere Lebensqualität erheblich einschränken. Niemand sollte lange darunter leiden und den Besuch bei Arzt oder Ärztin unnötig hinauszögern. Auch wenn Sie vielleicht selbst schon die Erfahrung gemacht oder von anderen gehört haben, dass „der Arzt ja doch nichts tun kann", rate ich Ihnen, nichts unversucht zu lassen. Zum einen ist es wichtig, eine ernsthafte Erkrankung als Ursache auszuschließen. Es gibt nämlich durchaus schwere Erkrankungen, bei denen die Symptome anfangs denen von harmlosen Verspannungen ähneln. Zum anderen kann ein Mediziner nach einer gründlichen Befragung zu Ihrer Vorgeschichte (Anamnese) und einer körperlichen Untersuchung zielgerichtet weitere Behandlungsschritte einleiten oder Ihnen neue Anregungen zur Selbsthilfe geben, bevor der Schmerz chronisch wird.

Leichte Schmerzen selbst behandeln

Wenn Sie gelegentlich Schmerzen im Kreuz spüren, weil Sie zu lange gesessen haben oder viel stehen mussten, können Sie normalerweise erst einmal selbst versuchen, die Schmerzen wieder loszuwerden – zum Beispiel mit der Stufenlagerung, mit Wärme, gezielten Übungen, weniger Belastungen, Entspannungsmaßnahmen oder auch mit Medikamenten, die Sie aber nicht über einen längeren Zeitraum nehmen sollten (mehr dazu im Kapitel „Noch mehr Benefits für den Rücken" ab Seite 141). Wenn diese Maßnahmen nicht mehr weiterhelfen und die

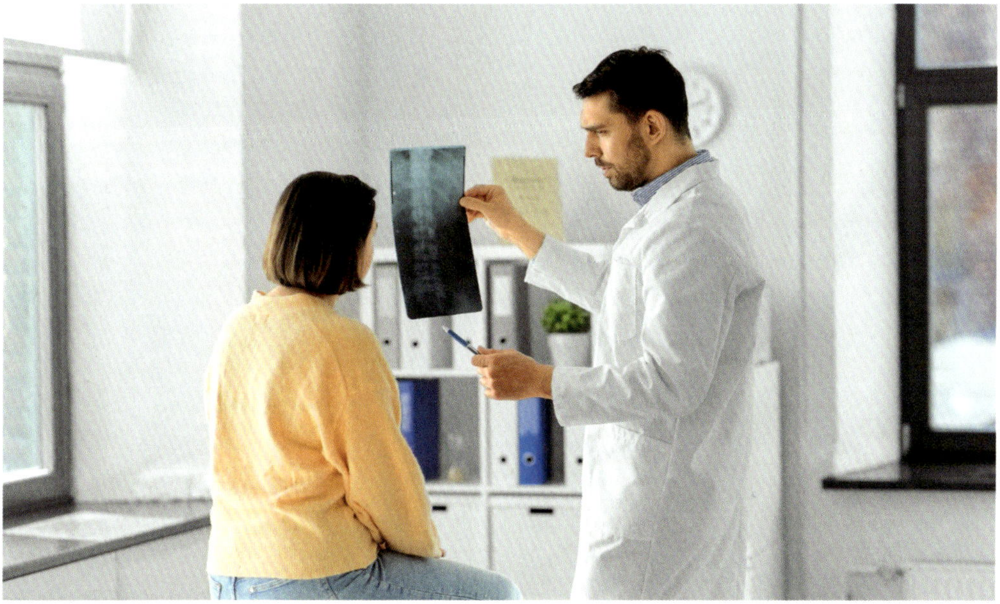

Beschwerden länger als ein paar Tage anhalten, ist ein Termin beim Arzt angebracht.

In diesen Fällen brauchen Sie sofort Hilfe

Mit sehr starken Schmerzen sollten Sie aber nicht so lange warten. Wenn Sie Ihren Alltag kaum noch bewältigen können, brauchen Sie sofort Hilfe. Das gilt auch, wenn die Schmerzen sehr stark sind oder mit zunehmender Intensität wiederkehren. Rückenschmerzen, die sehr plötzlich auftreten, sind ebenfalls ein Anlass für einen Arztbesuch.

Folgende Symptome können Hinweise auf andere schwere Erkrankungen sein:

- Es treten Gefühlsstörungen an den Armen, Beinen und im Genitalbereich auf. Sie spüren, dass die Muskeln an diesen Stellen schwächer werden.
- Sie können einen Fuß nicht mehr richtig heben oder auf den Boden drücken.
- Sie leiden unter Taubheitsgefühlen, Kribbeln, starken Schmerzen in den Beinen, verlieren eventuell die Kontrolle über Blase oder Darm.
- Fieber, Schüttelfrost, unerklärlicher Gewichtsverlust, nächtliches Schwitzen, Appetitlosigkeit.

Im Notfall dürfen Sie nie zu lange warten. Wenn der Facharzt keinen Termin frei hat, können Sie gegebenenfalls direkt ins Krankenhaus gehen.

Zu welchem Arzt soll ich gehen?

Da Rückenschmerzen keine Krankheit sind, gibt es auch keinen speziellen „Rückenarzt". Je nach Ursache kommen verschiedene infrage. Der erste Ansprechpartner ist in der Regel der Hausarzt beziehungsweise ein Arzt für Allgemeinmedizin. Dort bekommen Sie schneller einen Termin und bei den meisten Rückenproblemen früher Hilfe. Hausärzte machen eine Anamnese und die Erstuntersuchung. Eventuell empfehlen sie Schmerzmittel oder Maßnahmen, die Sie selbst durchführen können.

In schwierigen Fällen zum Orthopäden

Bei schwerwiegenden Ursachen oder nach Unfällen (nicht bei akuten Notfällen, dafür gibt's die Notaufnahme) überweist der Hausarzt in eine Fachpraxis für Orthopädie, wo genauere Untersuchungen meist mit bildgebenden Verfahren möglich sind. Wenn es keine Anzeichen für schwere Verläufe gibt, überweisen Allgemeinmediziner aufgrund der Symptome zu Physiotherapeuten, Osteopathen oder Chiropraktikern. Bei Hinweisen auf eine mögliche Nervenbeteiligung kann es auch sinnvoll sein, einen Neurologen aufzusuchen. Beachten Sie, dass Orthopäden eigentlich ausgebildet sind, um zu operieren. Wer das nicht will, ist woanders besser aufgehoben.

Rückenspezialisten in Wirbelsäulenzentren

Weniger bekannt sind Fachärzte und -ärztinnen für Physikalische und Rehabilitative Medizin (PRM), die als niedergelassene Ärzte in Praxen oder als Angestellte in Krankenhäusern und Rehabilitationskliniken arbeiten und sich häufig auf die Behand-

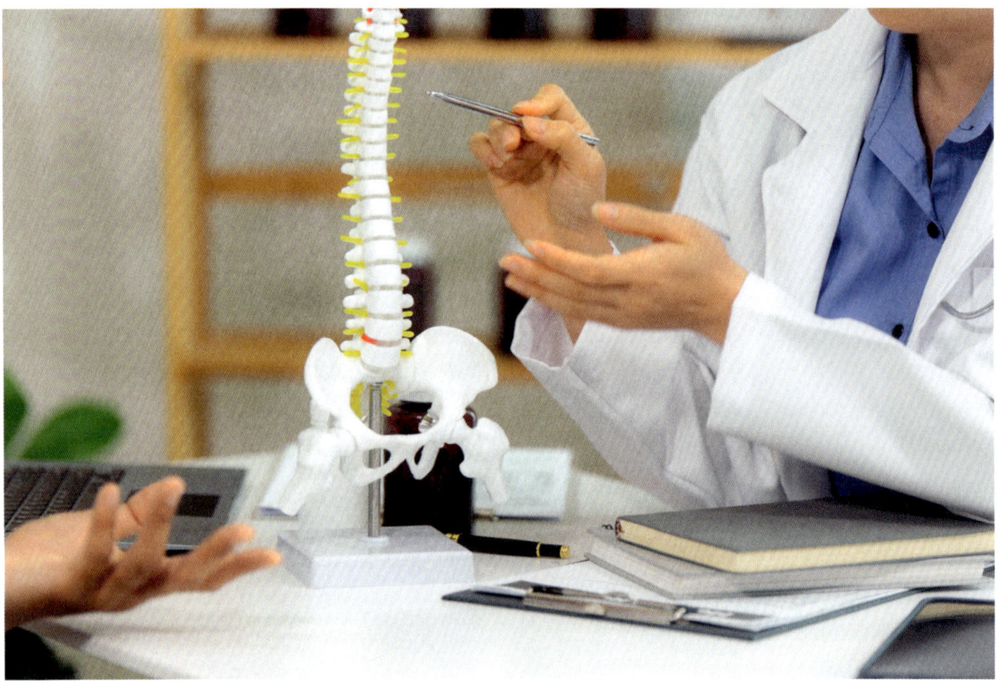

lung von Sportlern spezialisieren. Unter dem Stichwort Rückenspezialisten treffen Sie auf ausgebildete Ärzte, die in der Regel Mitglied in Fachgesellschaften sind. Häufig findet man auch spezielle Wirbelsäulen- oder Rückenzentren, in denen verschiedene Fachärzte und Therapeuten zusammenarbeiten. Hier wird in der Regel in multidisziplinären Teams nichtoperativ behandelt. Darüber hinaus legt man großen Wert auf präventive Maßnahmen. Die Betreuung endet nicht mit der Schmerzbewältigung. Auch die Nachsorge spielt eine Rolle.

Neurologen und Neurochirurgen

Wenn die Nervenwurzeln erkranken, sind Rückenschmerzen auch ein neurologisches Problem. Das erkennen Sie daran, dass der Schmerz ins Gesäß und ins Bein ausstrahlt. Auch Taubheits- und Lähmungsgefühle deuten auf eine neurologische Ursache hin. Dann ist eine neurologische Praxis der richtige Ansprechpartner. Kommt es zu einer Operation am Rücken (zum Beispiel nach einem Bandscheibenvorfall), werden Sie von Neurochirurgen behandelt, die sich besonders gut mit Eingriffen auskennen, die am zentralen Nervensystem vorgenommen werden müssen.

Nicht zu vergessen: Rückenschmerzen können auch eine Folge von Entzündungen im Rücken sein und treten bei Autoimmunerkrankungen wie Rheuma auf. Typisch dafür sind Schmerzen am Morgen, also nach einer längeren Ruhezeit. Damit sind Sie am besten bei einem Rheumatologen aufgehoben. Schauen Sie nach einer Praxis in Ihrer Nähe.

Auf einen Blick

Für die Behandlung von Rückenschmerzen empfiehlt sich folgender Ablauf:

1. Beginnen Sie mit einem Besuch bei Ihrem Hausarzt oder Ihrer Hausärztin, die die Erstversorgung übernehmen.

2. Ein anschließender Termin in einer orthopädischen Praxis ist sinnvoll, um zu klären, ob eine Operation notwendig ist.

3. Ist das nicht der Fall, bietet sich eine konservative Therapie an. Die machen Fachärzte und -ärztinnen für Physikalische Medizin oder orthopädische Praxen, wenn zum Beispiel die Physiotherapie im Mittelpunkt steht.

4. Ist eine Operation unumgänglich, sollten Sie Spezialisten aus der Neuro- oder der Wirbelsäulenchirurgie konsultieren.

CHECKLISTE FÜR DEN ARZTBESUCH – SO BEREITEN SIE SICH RICHTIG VOR

Bevor Sie eine Arztpraxis aufsuchen, können Sie schon einiges tun, um die Diagnose und die Behandlung zu erleichtern. Welche Unterlagen sind hilfreich? Auf welche Fragen sollte ich mich vorbereiten? Gehen Sie diese Liste zu Hause in Ruhe durch.

WO TRITT DER SCHMERZ AUF?

Je genauer Sie Ihre Beschwerden lokalisieren können, desto besser. Wo tut der Rücken weh? Im Bereich Nacken und Schulter, auf Brusthöhe oder im Bereich der Lendenwirbel, von wo aus er eventuell bis in die Beine zieht?

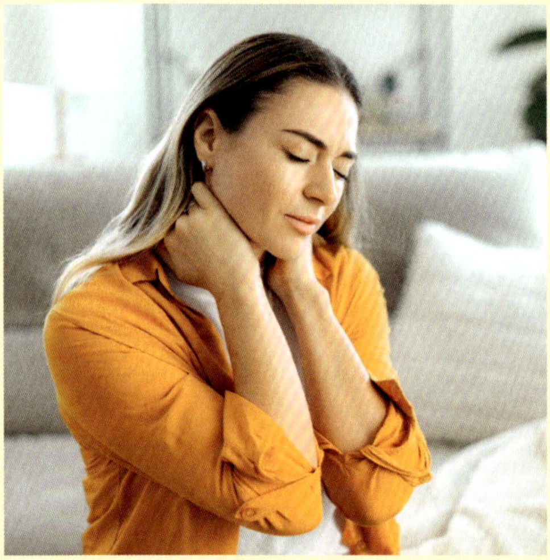

WELCHE SYMPTOME HABEN SIE?

Tut Ihr Rücken nachts im Liegen oder tagsüber bei Bewegung weh? Trifft es Sie beim Sitzen, in aufrechter Haltung, bei bestimmten Bewegungen (zum Beispiel beim Bücken), beim Sport oder bei anderen Tätigkeiten? Ist Ihre Beweglichkeit eingeschränkt? Haben Sie Taubheitsgefühle, Kribbeln in den Beinen und Füßen, Lähmungserscheinungen oder Muskelverspannungen?

WIE OFT UND WANN HABEN SIE BESCHWERDEN?

Seit wann haben Sie Rückenschmerzen? Wie oft und bei welchen Gelegenheiten treten sie auf? Verstärken oder verringern sie sich bei bestimmten Tätigkeiten? Wie stark sind Sie dadurch eingeschränkt? Vielleicht werden Sie gebeten, die Intensität Ihrer Schmerzen auf einer Skala von 1 (keine Schmerzen) bis 10 (unerträglich) anzugeben.

IHRE VORGESCHICHTE IST WICHTIG

Hatten Sie Unfälle, Stürze oder andere Verletzungen? Wenn ja, wann waren die? Wurden Sie schon mal am Rücken operiert? Leiden Sie unter chronischen Erkrankungen oder haben Sie andere Vorerkrankungen?

BEWEGUNG IM ALLTAG

Wie sieht Ihr Alltag aus? Arbeiten Sie im Stehen oder Sitzen? Müssen Sie viel laufen, Auto fahren, schwere Lasten tragen oder einseitige Bewegungen machen? Treiben Sie in Ihrer Freizeit Sport? Wenn ja, wie intensiv und welche Sportarten?

DAS SOLLTEN SIE MITBRINGEN

Denken Sie zunächst einmal an Ihre Versichertenkarte (die wird wirklich oft vergessen). Außerdem sollten Sie ein paar andere Unterlagen mitbringen: Ihren Medikamentenplan, Ihren Allergieausweis (wenn Sie einen haben) sowie Berichte von Krankenhäusern, Röntgenbilder und Untersuchungsergebnisse (legen Sie die neuesten jeweils ganz oben auf den Stapel).

KEINE STARKEN SCHMERZMITTEL

Am Tag Ihres Besuchs in der Arztpraxis sollten Sie keine starken Schmerzmittel nehmen. So können Ärztin oder Arzt aussagekräftigere Diagnosen stellen.

NACHEINANDER BITTE

Wenn Sie mit Rückenschmerzen in eine orthopädische Praxis gehen, sollten bei der Behandlung genau diese Beschwerden im Mittelpunkt stehen. Gehen Sie nicht nach dem Motto hin: „Wenn ich schon mal da bin, können die Ärzte mir ja auch noch bei ein paar anderen Problemen helfen." Mehrere ernste Beschwerden werden natürlich behandelt, aber nur nacheinander.

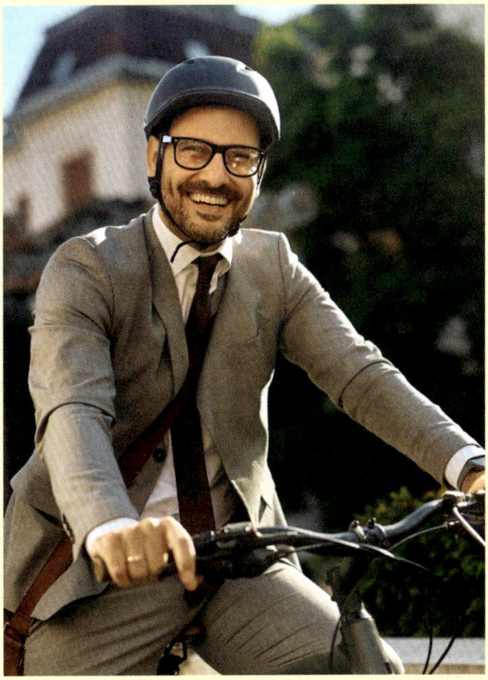

ZEIT EINPLANEN

Selbst wer einen Termin gemacht hat, kann leider nicht sicher sein, dass die Praxis ihn genau einhalten kann. Manchmal kommen Notfälle dazwischen, manchmal zeigt sich erst bei einer Untersuchung, dass die Diagnose aufwendiger wird als gedacht. Bringen Sie deshalb immer ein bisschen mehr Zeit mit – am besten mindestens eine Stunde. Und vergessen Sie nicht, rechtzeitig abzusagen, wenn Ihnen etwas dazwischenkommt. Andere Patientinnen und Patienten profitieren davon.

UNNÖTIGE OPs VERMEIDEN

Viele Rückenoperationen sind leider überflüssig, in manchen Fällen aber auch die einzige Möglichkeit für eine Heilung. Da gibt es keine Patentrezepte. Deshalb führt nur eine ganzheitliche Betrachtung zu präzisen Ergebnissen, mit denen man die Schmerzursache finden und behandeln kann.

„Ärzte operieren doch nur, um Geld zu verdienen." Diesen Satz hört man häufig. Doch ganz so einfach ist es nicht. Es kann doch nicht sein, dass Ärztinnen und Ärzte, die immerhin einen Eid geleistet haben, nur aus wirtschaftlichem Interesse eine Körperverletzung begehen und die als „notwendige Operation" rechtfertigen. Sie sind doch schließlich dafür da, Menschen zu helfen, Leid zu lindern und zu heilen. Das ist die eine Seite.

Ökonomische Gründe sind menschlich

Andererseits ist es nicht zu verleugnen, dass es für einige Operationen sehr viel Geld gibt. Dazu zählen auch Operationen an der Wirbelsäule. Wenn eine Ärztin oder ein Arzt vor der Frage steht, ob man etwas tun sollte, für das man mäßig bezahlt wird, oder etwas, mit dem man in der gleichen Zeit das Hundertfache verdienen kann, muss man wohl nicht Betriebswirtschaft studieren, um sich aus rein ökonomischen Gründen für die Operation zu entscheiden. Dies spiegelt auch die Realität in der Praxis wider. Es ist eben menschlich.

Immer über Alternativen nachdenken

Trotzdem sollte jeder über Alternativen nachdenken. Als Rückenschmerzpatient kenne ich die andere Seite der Medaille und habe selbst alles getan, um nicht operiert zu werden. Das hat sich gelohnt; ich bin heute schmerzfrei. Ich habe häufig Patientinnen und Patienten in meiner Praxis, die mir erzählen, dass ein anderer Orthopäde ihnen eine Operation empfohlen habe. Manchmal kommen auch Betroffene, denen ich von einem Eingriff abgeraten habe, die sich dann aber von einem anderen Arzt operieren ließen. Wenn ich nach dem Grund frage, ist die Antwort meist gleich: „Der Chirurg hat gesagt, dass das operiert werden muss."

Manchmal die einzige Option für eine Heilung

Natürlich möchte ich niemandem in dieser Situation sagen: „Selber schuld." Schließlich gibt es auch Fälle, in denen eine Operation die einzige Option für eine Heilung ist. Es kann aber für Patienten durchaus sinnvoll sein, die Hintergründe zu verstehen. Dazu sollten Sie wissen: Es gibt einen Interessenkonflikt zwischen dem orthopädischen Chirurgen und den Patienten. In der Regel gehen Patientinnen und Patienten mit dem Symptom Schmerz zum Arzt. Leider geraten sie dann leicht in ein System, das an Fließbandmedizin erinnert. Eine Diagnose muss in wenigen Minuten gestellt werden. Der Arzt teilt die Patienten in zwei Gruppen ein: in die mit spezifischen und die mit unspezifischen Rückenschmerzen.

Plötzlich ist der Rückenschmerz spezifisch

Auch für erfahrene Orthopäden ist es in der klinischen Untersuchung nicht immer einfach, die beiden Formen zu unterscheiden. Also führt er oder sie (entweder sofort oder spätestens nach sechs Wochen Rückenschmerzen ohne erkennbare Besserung) eine Magnetresonanztomografie der Lendenwirbelsäule durch. Jetzt beginnt das Problem. Denn das MRT zeigt mit großer Wahrscheinlichkeit (aus meiner Erfahrung würde ich sagen in 70 bis 90 Prozent der Fälle) eine Veränderung in der Anatomie. Sehr häufig ist eine Bandscheibenvorwölbung, ein Bandscheibenvorfall, Arthrose oder eine Reizung zu sehen. Während der Rückenschmerz bis dahin unspezifisch war, ist er jetzt plötzlich spezifisch. Es gibt nämlich eine sichtbare Veränderung.

MRT-Bilder belegen die Indikation

Nun fängt das Dilemma an. Die Patienten interessieren nur ihre Schmerzen, deshalb sind sie zum Arzt gegangen. Einen Operateur hingegen interessiert lediglich die Veränderung im MRT. Der Patient möchte keine Schmerzen haben und der Operateur möchte die sichtbaren Veränderungen korrigieren. Das ist weder Fahrlässigkeit noch Geldmacherei. Ein Bandscheibenvorfall oder eine Nerveneinengung sind schließlich eine Indikation für eine Operation. Also ist der Operateur fest überzeugt, das Richtige zu tun, wenn er das Problem mit dem Skalpell lösen will. Alle anderen Therapieansätze wird er belächeln, da er schon Tausenden von Patienten mit dem Skalpell geholfen hat. Wahrscheinlich spielt das Geld dabei gar nicht die entscheidende Rolle. Ich möchte hier meinen operierenden Kollegen kein Unrecht tun; die meisten Operateure lieben ihre Arbeit und sehen nicht in erster Linie auf ihren Verdienst.

Operation oder Schmerzmittel?

Das Problem bleibt jedoch. Denn in vielen Fällen ist es schwierig herauszufinden, ob die anatomischen Veränderungen im

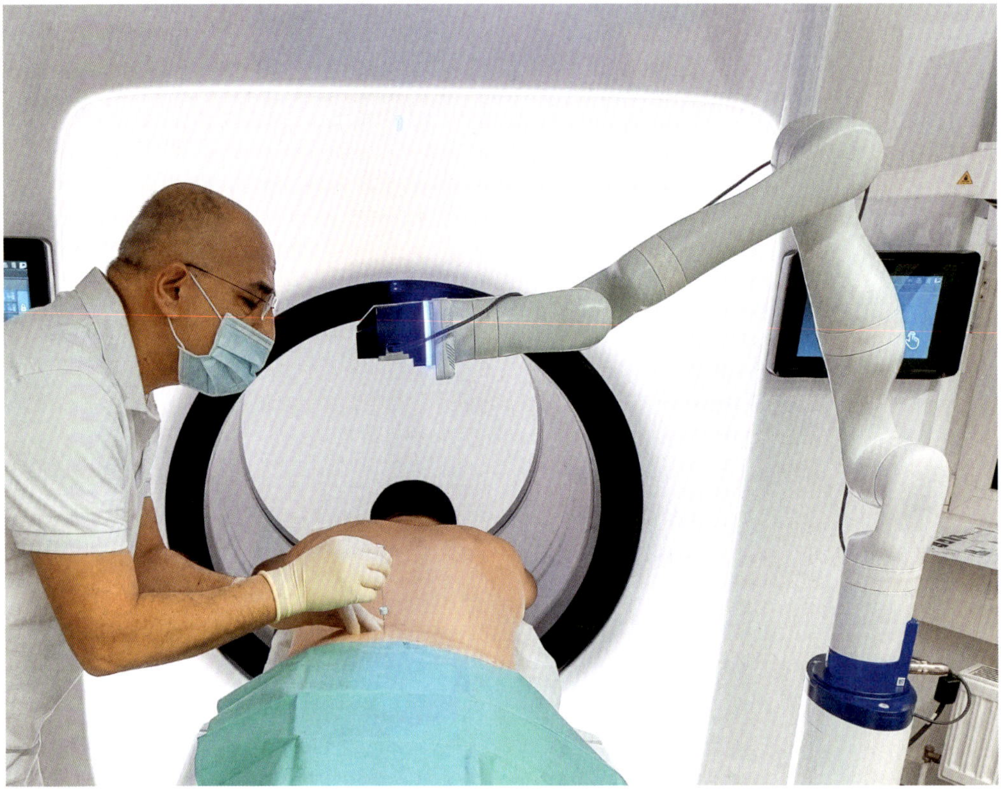

MRT nur zufälliger Natur oder tatsächlich die Ursache für den Schmerz sind. Wenn ein schmerzgeplagter Patient in die Praxis kommt, sieht der Arzt sich die Region an, in der der Schmerz auftritt, macht Untersuchungen und schickt den Patienten eventuell mit einem Verdacht (zum Beispiel auf das Wurzelsyndrom) zum MRT. Dort ergibt die Diagnose: OP-tauglich oder nicht. Wenn nicht, gilt der Schmerz als unspezifisch und der Patient bekommt Schmerzmittel verordnet. Es wäre ungerecht, die Schuld dafür den Operateuren in die Schuhe zu schieben. Wer in solch einem Fall wirklich eine Operation braucht, ist unendlich dankbar dafür. Denn nur der Eingriff hat ihn geheilt und von den Schmerzen befreit.

Unpräzise Leitlinien sind das Problem

Das eigentliche Problem sind die unpräzisen Leitlinien, die viel Raum für Interpretationen lassen und nicht berücksichtigen, dass es viele Erkrankungen gibt, die mit bildgebenden Verfahren nicht nachweisbar sind. Aus meiner eigenen Erfahrung kann ich sagen: Nur mit sehr intensiven Untersuchungen, mit Bildgebung und Testtherapien zusammen, sind wir in der Lage, die Schmerzursache präzise zu finden und sie zu behandeln.

WELCHE THERAPIEN GIBT ES?

Für viele Behandlungen brauchen Sie Helferinnen und Helfer. Ob Krankengymnastik, Sport am Gerät oder eine Therapie mit heilenden Händen – die Bandbreite ist groß. Hier ein Überblick über weitere bewährte Methoden gegen Rückenschmerzen.

Wenn Sie sich in die Welt der physikalischen Therapien und naturheilkundlichen Behandlungen begeben, werden Sie schnell merken, dass es bei Physiotherapeuten und Heilpraktikern reichlich Angebote gibt. Probieren Sie ruhig aus, was eventuell zu Ihnen und Ihren Beschwerden passt. Das ist empfehlenswert und in der Praxis durchaus üblich. Um die Qualität beurteilen zu können, sollten Sie wissen, dass sechs bis zehn Sitzungen normalerweise ausreichen, um Schmerzen effektiv und lang anhaltend zu lindern.

Hält die Verbesserung nicht lange an, reicht das therapeutische Potenzial der Methode wahrscheinlich nicht aus. Eventuell müssen Sie es mit einer anderen probieren. Problematisch kann es auch werden, wenn Sie Therapien jeden Monat wiederholen sollen, weil die Beschwerden sonst zurückkommen. Solche sogenannten regelmäßigen Interventionen können ein Indiz dafür sein, dass die Methode nur Symptome lindert, aber nicht an die Ursachen herankommt. Hier stelle ich Ihnen bewährte Methoden aus meiner Praxis vor:

Physiotherapie – wieder fit für den Alltag

Schon in der Antike wusste man um die heilsame Wirkung von Bewegung. Heute ist die allgemeine Krankengymnastik der umfassendste Bereich der Physiotherapie und gilt als Grundpfeiler bei der Behandlung von Rückenschmerzen. Alter, Unfälle oder Krankheiten führen dazu, dass bestimmte Bewegungsabläufe gar nicht oder nur noch unter Schmerzen möglich sind. Physiotherapie hilft, wieder mobil zu werden, muskuläre Dysbalancen auszugleichen und Schmerzen zu reduzieren. Bei Rückenproblemen spielt auch vorbeugendes Training eine große Rolle. Klassischerweise übt der Patient mithilfe des Physiotherapeuten oder der Physiotherapeutin bestimmte Bewegungen oder Bewegungsabläufe. Das heißt, dass die Patienten aktiv am Heilungsprozess beteiligt sind.

Um die Übungen individuell an die Kräfte und die Fähigkeiten anzupassen, verschaffen die Therapeuten sich zusätzlich zum ärztlichen Befund zunächst einen Überblick über den allgemeinen Zustand. Sie erkundigen sich nach dem Ausmaß der Beschwerden und testen Beweglichkeit, Ausdauer und Muskelkraft, um anschließend einen Trainingsplan zu erstellen. Der muss sehr genau zu den Beschwerden passen. Er darf weder zu Überlastungen noch zu Fehlbelastungen führen. Die Patienten müssen ihre Übungen regelmäßig wiederholen, damit sie langfristig wirken. Das geht oft auch über den Behandlungszeitraum hinaus.

Manuelle Therapie – Heilen mit den Händen

Die manuelle Therapie, auch Chirotherapie genannt, ist eine Form der Physiotherapie, die mit den Händen ausgeführt wird. Mit mehr als 100 speziellen Handgriffen zielt sie auf die Mechanik der Gelenke ab. Gehen, stehen, bücken – allen Bewegungen liegt eine ausgefeilte Konstruktion zugrunde, die das Zusammenspiel zwischen Wirbeln, Gelenken, Sehnen und Muskeln ermöglicht. Durch Überlastung, Fehlstellungen oder Probleme mit den Bandscheiben kann es jedoch zu Gelenkblockaden oder Verhärtungen der Muskeln kommen, die die Beweglichkeit stark einschränken und oft sehr schmerzhaft sind. In der manuellen Therapie werden diese Störungen aufgespürt und behandelt, sodass die Patienten und Patientinnen ihre ursprüngliche Mobilität wiedererlangen. Diese Therapieform basiert auf der grundlegenden Annahme, dass viele Beschwerden und Erkrankungen des menschlichen Körpers ihre Ursache in Fehlstellungen der Wirbelsäule und anderen Gelenken haben.

Zu Beginn der Behandlung untersuchen Ärzte oder Physiotherapeuten den Patienten. Sie prüfen die Mechanik der Gelenke und testen, welche Bewegungen Schmerzen verursachen. Sie beobachten, wie groß der Spielraum ist, wenn sich der Patient oder die Patientin eigenständig bewegt, und wo die Einschränkungen beginnen.

Blockaden und Verspannungen lösen

Anschließend wird entschieden, welche Methode die richtige ist. Eine moderate Technik ist die der Mobilisation. Dabei bewegt der Therapeut die entsprechenden Körperstellen durch sanftes Dehnen und Rotieren oder er schiebt die Gelenkpartner parallel zueinander. Ziel ist es, die entsprechenden Teile wieder an ihren Platz zu rücken, sodass Blockaden und Verspannungen gelöst werden.
Besonders bei akuten Rückenschmerzen zeigt die manuelle Therapie oft gute Ergebnisse. Allerdings muss man dazu sagen, dass dabei sehr viel von der Erfahrung der

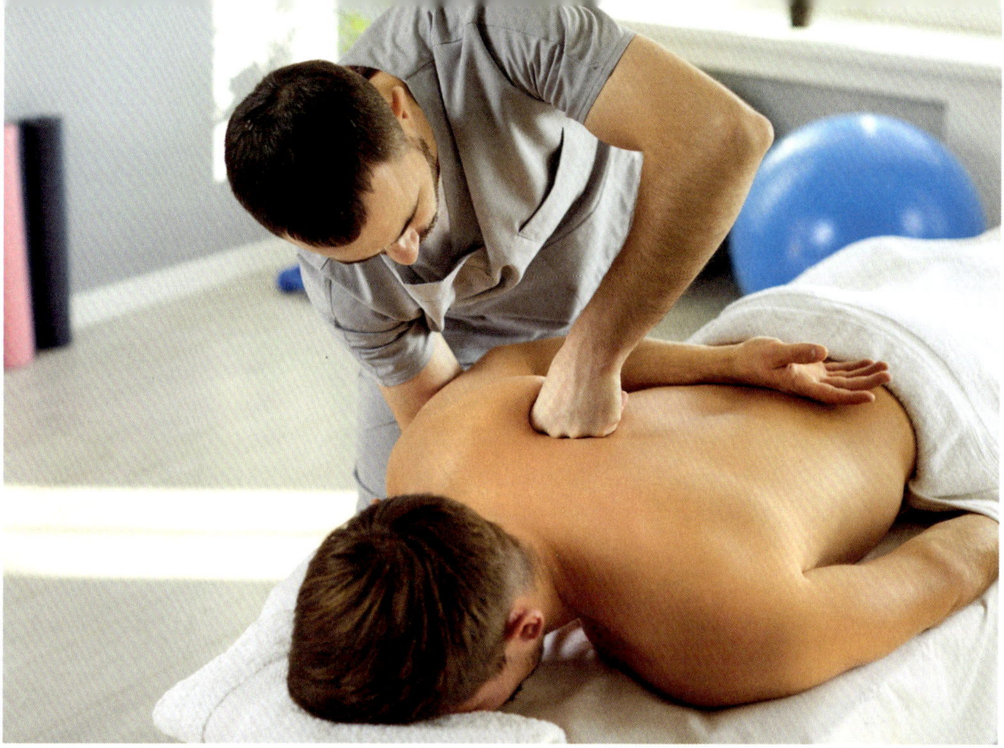

Therapeuten abhängt. Bei unspezifischen Rückenschmerzen, also bei den Schmerzen, die keine erkennbare medizinische Ursache haben, ist das oft schwierig und deshalb auch weniger wirksam.

Techniken mit kräftigen Handgriffen

Helfen diese sanften Maßnahmen nicht, wird die sogenannte manipulative Technik angewendet. Mit kurzen, kräftigen Handgriffen wird Zug auf die Wirbelsäule ausgeübt. Die Gelenkpartner werden auseinandergezogen, sodass zum Beispiel Bandscheiben wieder ihre ursprüngliche Position einnehmen können. Auch bei hartnäckigen Wirbelblockaden wird diese Methode angewendet. Zu den manipulativen Techniken gehört die sogenannte Traktionsbehandlung, die auch mit speziellen Geräten ausgeführt wird. Risiken bestehen bei akuten Bandscheibenvorfällen, Tumoren, rheumatischer Arthritis oder starker Osteoporose. Bei Manipulation der Halswirbelsäule besteht die Gefahr, einen Schlaganfall zu erleiden. Die manuelle Therapie darf nur in physiotherapeutischen und ärztlichen Praxen mit entsprechender Zusatzqualifikation ausgeübt werden.

Vorsicht bei ständigen Wiederholungen

Werden Sie skeptisch, wenn eine manuelle Therapie ständig wiederholt werden soll. So birgt zum Beispiel ein regelmäßiges „Einrenken“ das Risiko, Abhängigkeiten zu erzeugen oder sogar die körpereigenen Mechanismen zur Schmerzbewältigung und zur Heilung zu untergraben. Die Entscheidung für eine solche Behandlung muss immer auf einer fundierten Diagnose basieren und in einem angemessenen Rahmen stattfinden.

Betriebliches Gesundheitsmanagement für einen besseren Arbeitsplatz

Langes Sitzen, viel Stehen und reichlich Stress – die Anforderungen der modernen Arbeitswelt belasten oft die Gesundheit. So ist ein großer Teil chronischer Rückenleiden auf die Bedingungen am Arbeitsplatz zurückzuführen. Doch Arbeitgeber können einiges tun, um die Gesundheit der Angestellten zu erhalten und zu fördern.

Das betriebliche Gesundheitsmanagement umfasst neben den gesetzlich vorgeschriebenen Elementen Arbeitsschutz und Eingliederung nach einer Krankheit auch das Angebot der betrieblichen Gesundheitsförderung. Dabei geht es darum, den Mitarbeitenden Maßnahmen anzubieten, die für Gesundheit und Wohlbefinden am Arbeitsplatz sorgen. Die Auswahl ist groß und umfasst Inhalte wie Bewegung, gesunde Ernährung oder psychosoziale Hilfe. Besonders für den Rücken lässt sich damit einiges tun. Denn langes Sitzen auf dem Bürostuhl, zu wenig oder einseitige Bewegung, schweres Heben oder auch Stress können zu chronischen Schmerzen oder ernsthaften Beschwerden führen.

Fango und heiße Rolle

Diese angenehmen Methoden setzen auf Tiefenerwärmung zur Schmerzlinderung und Muskelentspannung. Fango und andere Wärmeanwendungen wie zum Beispiel die heiße Rolle sind als Therapien bei Rückenschmerzen allgemein anerkannt. Sie fördern die Durchblutung und lösen Verspannungen. Man darf dabei jedoch nicht vergessen, dass sie allein nur selten eine langfristige Lösung für den Rücken sind. Am effektivsten wirken sie in Kombination mit anderen physiotherapeutischen Maßnahmen. Beide Methoden werden in der Physiotherapie angeboten. Sie können Sie aber auch zu Hause alleine anwenden (siehe Seite 143/144).

Deshalb steht für viele Firmen der Bereich Bewegung an erster Stelle. Das können zum Beispiel Yoga-, Rücken- oder Pilateskurse im Betrieb sein. Auch Angebote zum gemeinsamen Laufen, Walken oder Volleyballspielen am Feierabend bringen die Belegschaft in Schwung. Manche Firmen haben sogar ein eigenes Fitnessstudio oder bieten reduzierte Abos für naheliegende Studios an. So mancher Arbeitgeber motiviert seine Leute auch mit Dienstfahrrädern, vom Auto aufs Fahrrad umzusteigen. Druck von der Chefetage, Ärger mit Kollegen, der Spagat zwischen Job und Familie – auch Stress kann ein Auslöser für Verspannungen und Rückenschmerzen sein. Abhilfe bieten Entspannungskurse, flexible Arbeitszeiten oder auch Schulungen für Führungskräfte, die das Betriebsklima verbessern wollen. Nicht zuletzt trägt ein ergonomisch gestalteter Arbeitsplatz dazu bei, Rückenschmerzen zu vermeiden.

Osteopathie – den Körper erfassen

Osteopathie ist eine medizinische Heilmethode, die den Menschen als Ganzes betrachtet. Sie bietet einen ganzheitlichen

Ansatz zur Behandlung von Rückenschmerzen. Bei dieser Therapieform geht man davon aus, dass alle Körpersysteme miteinander verbunden sind. Werden diese Verbindungen gestört, schwächt das die Selbstheilungskräfte des Körpers. Ziel der Therapie ist es, genau diese wieder zu stärken. Dabei werden Symptome und Auslöser gleichermaßen behandelt.

Das Werkzeug der Osteopathen und Osteopathinnen sind ihre Hände. Für die Diagnose untersuchen, ertasten und erfühlen sie das Gewebe, um Fehlfunktionen aufzuspüren. Es geht dabei um Spannung und Temperatur der Haut, die Beschaffenheit des Bewegungsapparates, der Blutgefäße, der Nerven und der inneren Organe. Da die Auslöser der Beschwerden häufig in Verspannungen, Blockaden und Fehlstellungen liegen, werden die mit speziellen Handtechniken aufgelöst. Je nach Bedarf wenden Osteopathen unterschiedliche Techniken an. Dazu gehören zum Beispiel sanftes Dehnen, Druckanwendungen, Bewegungen und Manipulationstechniken.

Gut informiert Entscheidungen treffen

Die Forschung ist in Sachen Wirksamkeit noch uneinig. Viele Patienten kommen damit gut zurecht und können ihre Rückenschmerzen lindern. Einige Studien bestätigen das – vor allem, wenn die Osteopathie Teil eines umfassenden Behandlungsplans ist.

Bevor Sie sich entsprechend behandeln lassen, sollten Sie wissen, dass die individuelle Herangehensweise bei dieser Methode zwar ein großer Vorteil ist, aber auch Gefahren birgt. Es kann gut sein, dass zehn verschiedene Osteopathen zehn unterschiedliche Behandlungen anwenden – einfach, weil es sehr viele Techniken und Philosophien gibt. Das bedeutet, dass Patientinnen und Patienten möglicherweise unterschiedlich, manchmal sogar widersprüchlich behandelt werden und verunsichert sind. Sie stellen dann schnell die Glaubwürdigkeit infrage.

Ich kann Ihnen nur empfehlen, möglicherweise verschiedene Osteopathen zu konsultieren, um gut informiert Entscheidungen zu treffen.

Für die gesetzlichen Krankenkassen sind osteopathische Behandlungen Extraleistungen, die sie nicht übernehmen müssen. Es gibt jedoch immer mehr Kassen, die die Kosten unter bestimmten Voraussetzungen doch tragen.

Zusatzqualifikation für Ärztinnen und Ärzte

Haben approbierte Mediziner eine Weiterbildung für manuelle Therapie absolviert, dürfen sie die Zusatzbezeichnung Chirotherapie/manuelle Medizin führen. Das heißt, dass sie heilbare Funktionsstörungen des Bewegungsapparates diagnostizieren und mit manuellen Techniken behandeln dürfen. Ihre Befugnisse gehen dabei über die der Physiotherapeuten hinaus.

ALTERNATIVE HEILMETHODEN

Es müssen nicht immer die klassischen Therapien sein. Oftmals helfen alternative Methoden genauso oder sogar besser. Der große Vorteil: Sie haben nur selten unerwünschte Nebenwirkungen und sind allemal einen Versuch wert. Hier stelle ich Ihnen die wichtigsten Verfahren vor, die sich in meiner Praxis bewährt haben.

Akupunktur – die Heilkraft der Nadeln

Akupunktur eignet sich bei verschiedenen Beschwerden, darunter auch Rückenschmerzen. Sie ist ein wesentliches Element der Traditionellen Chinesischen Medizin. Bei dieser Therapie geht man davon aus, dass die Lebensenergie, das Qi, in Kanälen, den sogenannten Meridianen, durch den Körper fließt. Sind Organe beeinträchtigt, wird der Energiefluss gestört. Um das Qi wieder auszugleichen, werden besonders dünne Nadeln in bestimmte Akupunkturpunkte gestochen. Dieser Reiz regt die betroffenen Organe zur Selbstheilung an und lindert die Schmerzen.

Nebenwirkungen sind selten und weitgehend harmlos. Der Einstich kann wehtun und ein wenig bluten. Auch Blutergüsse, Schwindel und Übelkeit sind nicht ganz auszuschließen. Statt mit Nadeln kann der Impuls auch mit Laser oder mittels Elektroden erzeugt werden. Es gibt verschiedene Formen des „Nadelstechens“.

Chinesische Körperakupunktur

Bei der bekanntesten, der chinesischen Form, die im letzten Absatz bereits beschrieben wurde, konzentrieren sich die Therapeuten auf bestimmte Punkte entlang der Meridiane im Körper, um Blockaden zu lösen, sodass wieder Energie fließen kann. Viele Studien deuten darauf hin, dass diese Therapie bei chronischen Schmerzen wirkt beziehungsweise sogar besser hilft als Standardbehandlungen. Sie funktioniert allerdings nicht bei jedem.

Koreanische Handakupunktur

Hier steht die Hand als Mikrosystem des gesamten Körpers im Mittelpunkt. Man geht davon aus, dass bestimmte Punkte auf der Hand Verbindungen zu verschiedenen Körperteilen und Organen haben – auch zum Rücken. Diese spezifische Form der Akupunktur ist allerdings wenig erforscht. Sie gilt aber vor allem wirksam als ergänzende Behandlung.

Ohrakupunktur

Bei dieser Technik werden Akupunkturpunkte am Ohr stimuliert. Die Ohrakupunktur, auch Aurikulotherapie genannt, basiert auf der Vorstellung, dass das Ohr eine Karte des Körpers darstellt, über die sich Gesundheitsprobleme in anderen Körperteilen, also auch am Rücken, behandeln lassen. Das Interesse daran wächst. Manche profitieren davon, doch es fehlen noch qualifizierte Studien, die die Wirksamkeit bestätigen.

Triggerpunktakupunktur

Ähnlich wie Triggerpunktmassagen zielt die entsprechende Akupunktur darauf ab, sogenannte Triggerpunkte, also schmerzhafte Verspannungen in den Muskeln, zu lösen. Das kann vor allem bei muskulären Rückenschmerzen hilfreich sein. Im Vergleich zu herkömmlichen Therapien wie zum Beispiel Schmerzmittel, Druck, Wärme, Kälte oder Elektrizität schneidet die Triggerpunktakupunktur zur Behandlung von Rückenschmerzen in wissenschaftlichen Untersuchungen relativ gut ab.

> **Gut zu wissen**
>
> Bei chronischen Schmerzen der Lendenwirbelsäule oder bei Kniegelenkarthrose, die länger als sechs Monate andauern, übernehmen gesetzliche Krankenkassen die Kosten. Die Behandlung muss von einem zur Akupunktur qualifizierten Arzt durchgeführt werden.

Neuraltherapie – Injektionen gegen Schmerzen

Ähnlich wie bei der Akupunktur geht man bei der Neuraltherapie davon aus, dass der Reiz bestimmter Punkte, hier des Nervensystems, ausgleichend auf die Organe wirkt und die Selbstheilungskräfte anregt. Die noch junge Behandlungsmethode kann bei akuten und chronischen Rückenschmerzen zum Einsatz kommen. Sie teilt sich in die Segment- und die Störfeldtherapie.

Für die **Segmenttherapie** wird rund um den Bereich der Beschwerden ein lokales Betäubungsmittel an zuvor ertastete schmerzende Stellen unter die Haut gespritzt. Die Weiterleitung des Schmerzimpulses wird vorübergehend unterbrochen. So können Muskelverspannungen gelöst und Sehnen und Bänder wieder aktiviert werden.

In der **Störfeldtherapie** geht man davon aus, dass die Ursache der Beschwerden oft an einer ganz anderen Stelle des Körpers liegt. Eine Narbe am Fuß könnte demnach als Störfeld Auslöser für chronische Kopfschmerzen sein. Die Spritzen werden rund um das Störfeld gesetzt. Liegt es im Inneren

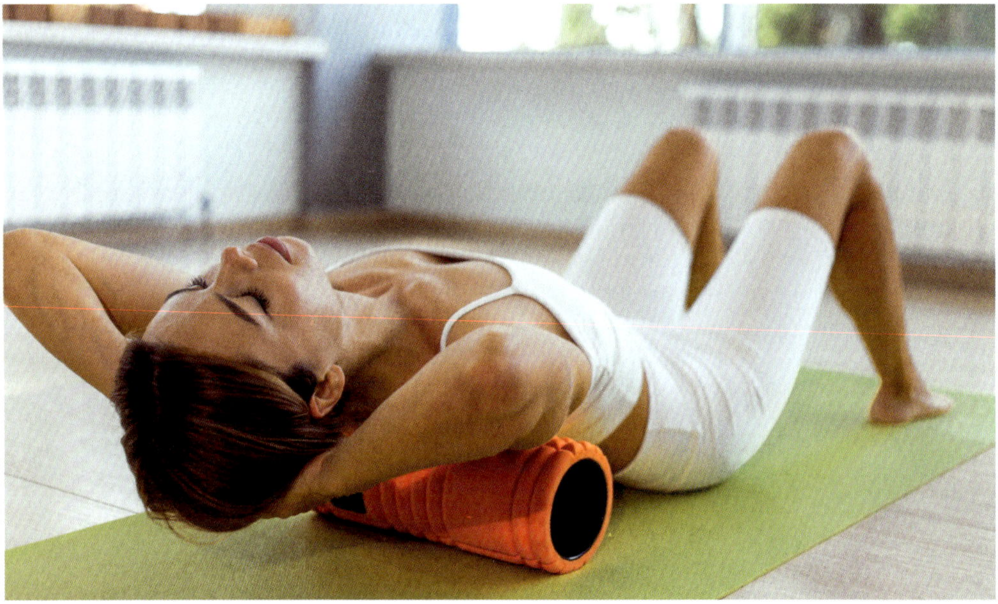

des Körpers, kann die Injektion auch tiefer gehen. Schon nach wenigen Sekunden können Beschwerden in manchen Fällen dauerhaft verschwinden. Chronische Beeinträchtigungen sind allerdings oft hartnäckiger und gehen nicht so schnell wieder weg.

Nebenwirkungen können Schwindel, (schwere innere) Blutungen, Kreislaufkollaps, Allergien oder allergischer Schock sein. Bei Herz-, Kreislauf- und Immunerkrankungen oder der Einnahme von Blutgerinnungshemmern sollte die Methode nicht angewendet werden. Wichtig ist, dass qualifizierte Therapeuten oder Ärzte die Behandlung durchführen. Manche gesetzlichen Krankenkassen übernehmen die Kosten. Die wissenschaftlichen Bewertungen fallen unterschiedlich aus.

Faszientherapie für das Bindegewebe

Diese Therapie hat in den letzten Jahren an Popularität gewonnen. Faszien gehören zum Bindegewebe. Sie umschließen alle unsere Organe, sorgen dafür, dass diese an ihrem Platz bleiben, und verbinden sie miteinander wie ein Netz. Auch Muskeln, Bänder und Gelenke sind durch das reißfeste, elastische Fasergewebe geschützt. Zu wenig Bewegung, Überlastung der Muskeln, Schonhaltungen oder Verletzungen können dazu führen, dass die Faszien verkleben, regelrecht verfilzen oder sich verdicken, so die Theorie. Das eigentlich schützende Gewebe löst dann weitere Beschwerden aus. Rückenschmerzen gehören zu den Folgen. Auch Gelenke, Schultern und Nacken können betroffen sein. Hilfe findet man bei speziell ausgebildeten und erfahrenen

Therapeuten und Therapeutinnen, die Faszientherapie anwenden – zum Beispiel Osteopathen oder Behandelnde, die mit der Rolfing-Methode arbeiten.

Für geschmeidige Faszien gibt es viele Dehnübungen, die man selbst machen kann. Auch mit einer Faszienrolle oder Tennisbällen lassen sich gegebenenfalls Verklebungen lösen.

Vorsicht vor kommerziellen Interessen

Wissenschaftlich ist die Wirkung der Faszientherapie nicht so leicht zu belegen. Unter Fachleuten gilt die Methode als umstritten. Diskutiert wird dabei immer wieder, inwiefern Placebo-Effekte und psychologische Aspekte eine Rolle spielen. Auch sollte man beachten, dass häufig kommerzielle Interessen dahinterstecken, denn mit der Vermarktung von Therapiegeräten und Kursen lässt sich viel Geld verdienen. In meiner Praxis bieten wir die Faszientherapie nicht mehr als eigenständige Behandlungsform an, da sie bei chronischen Beschwerden keine nachhaltigen Effekte gezeigt hat. Im Rahmen einer multimodalen Schmerztherapie gehört sie aber noch dazu.

EMTT – Heilen mit magnetischer Energie

Schon weit vor Hippokrates (460 bis 375 vor Christus) waren Magnete zum Beispiel in Form von Magnetsteinen in der Heilkunde bekannt. In der modernen Naturheilkunde erzeugt man Magnetfelder mit Strom. Zu diesen sogenannten Magnetfeldtherapien gehört auch die extrakorporale Magnetotransduktions-Therapie, kurz EMTT, für die ein außergewöhnlich starkes Energiefeld geschaffen wird. Hilfe verspricht diese Anwendung besonders bei Rückenschmerzen, Arthrose, Überlastungsschäden an Sehnen und Gelenken oder Sportverletzungen. Die Grundprinzipien der EMTT basieren auf elektromagnetischen Impulsen, die mit Frequenzen zwischen 100 und 300 kHz arbeiten.

Während der Behandlung wird das magnetfelderzeugende Gerät an den schmerzenden Bereich gehalten. Die kurzen magnetischen Impulse dringen weit ins Gewebe und erreichen auch tiefliegende Sehnen, Muskeln und Knochenstrukturen, an die man sonst nicht herankommt. Das belebt den Stoffwechsel der Zellen und regt sie zur Erneuerung an, sodass Entzündungen und Schmerzen gelindert werden.

Schmerzfreie Anwendungen

Ein großer Vorteil: Die Anwendung der nichtinvasiven Methode ist schmerzfrei. Sie müssen Ihre Kleidung dafür nicht ausziehen. Es kommt nicht einmal zu Hautkontakt. Eine ambulante Sitzung dauert 5 bis 20 Minuten. Oft reichen weniger als zehn Termine. Unerwünschte Nebenwirkungen sind bisher nicht bekannt. Für Menschen mit Herzschrittmachern, Insulinpumpen oder implantierten Defibrillatoren ist diese Methode jedoch nicht geeignet. Als besonders effektiv hat sich eine Kombination mit der extrakorporalen Stoßwellentherapie (ESWT, siehe Seite 100) erwiesen, um Schmerzen zu lindern und Verletzungen zu heilen.

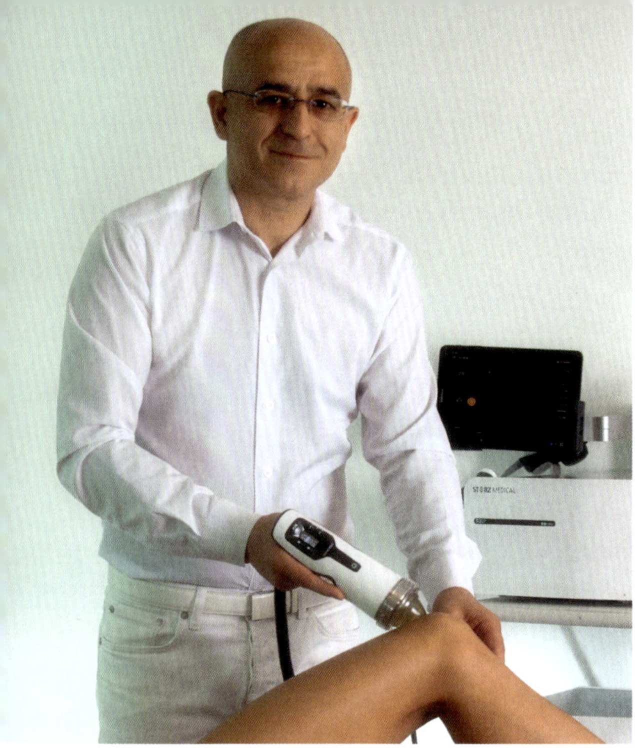

ESWT mit akustischen Wellen

Die extrakorporale Stoßwellentherapie (ESWT) ist ebenfalls eine nichtinvasive Behandlung, die akustische Wellen zur Heilung nutzt, indem sie regenerative Prozesse fördert. Auch sie hat sich in den letzten Jahren zu einer effektiven Methode in der Schmerztherapie entwickelt. Ein spezielles Gerät erzeugt dabei hochenergetische akustische Wellen, die auf schmerzende Stellen gerichtet werden. Sie können in tiefe Gewebeschichten eindringen, ohne die Haut zu beschädigen. Die Technologie, die ursprünglich zur Zertrümmerung von Nierensteinen entwickelt wurde, erwies sich auch in der Orthopädie, Physiotherapie und in der Schmerzmedizin vor allem bei chronischen Schmerzzuständen, die auf traditionelle Behandlungsmethoden nicht ansprechen, als wirkungsvoll. Dazu gehören auch chronische Nacken- und Rückenschmerzen. Neben der hier beschriebenen fokussierten ESWT gibt es auch die radiale Stoßwellentherapie, deren Wellen breitere Flächen abdecken. Sie wird häufiger für oberflächliche Behandlungen und Massagen verwendet und kommt eher in der Physiotherapie zum Einsatz.

Schwere Komplikationen sind bei Stoßwellentherapien nicht zu erwarten. Patientinnen und Patienten mit Blutgerinnungsstörungen, bösartigen Tumoren in der Stoßwellenzone oder Herzschrittmachern und Schwangere sollten trotzdem von dieser Therapie absehen. Eine ESWT-Behandlung kostet 60 bis 100 Euro pro Anwendung. Obwohl sie eine wirksame sanfte Alternative zu Operationen ist, wird sie meist nicht von den gesetzlichen Krankenkassen erstattet.

Dekompressionstherapie – mehr Platz für die Bandscheiben

Dekompression bedeutet Druckentlastung. Die Dekompressionstherapie zielt darauf ab, durch computergesteuerte Zugspannung Druck von den Bandscheiben zu nehmen. Sie wird bei Problemen mit der Wirbelsäule, zum Beispiel einem Bandscheibenvorfall, angewandt – häufig im Bereich der Hals- oder Lendenwirbelsäule. Dabei liegt der Patient oder die Patientin meistens auf einer speziellen Liege in stabiler Position, in der die Wirbelsäule mit Gurten sanft gedehnt wird. Diese Form der Streckung schafft Platz zwischen den Wirbelkörpern, sodass die Bandscheiben sich wieder ausdehnen und mit Flüssigkeit und Nährstoffen vollsaugen können. Bestenfalls nehmen verschobene Bandscheiben wieder ihre ursprüngliche Position ein und eingeklemmte Nerven werden befreit. Der Schmerz lässt nach.

In den meisten Fällen verschafft diese Methode sofort Erleichterung. Dennoch können – je nach Ausmaß der Beschwerden – mehrere Sitzungen nötig sein. Bei Knochenbrüchen oder bei Patienten mit Metallimplantaten im Dehnungsbereich und bei Schwangeren sollte diese Therapie nicht zum Einsatz kommen. Wichtig zu wissen: An umfangreichen wissenschaftlichen Belegen für dieses Verfahren fehlt es noch.

Spinelinertherapie löst Blockaden

Die Spinelinertherapie ist eine relativ neue Methode, die in der Chiropraktik und in der manuellen Therapie eingesetzt wird – unter anderem im Bereich des Rückens bei blockierten oder verrenkten Wirbeln. Das Besondere daran: Arzt oder Ärztin analysieren und behandeln in einem Durchgang.

Im ersten Schritt versetzt ein spezielles Gerät, der sogenannte Spineliner, das betroffene Körperareal mit oszillierender Impulstechnik in Schwingung. Da Wirbelgelenke, die in ihrer Bewegung eingeschränkt sind, in höherer Frequenz schwingen als normal bewegliche, erkennt der Spineliner die funktionsgestörten Bereiche.

Die präzise Kontrolle über Kraft und Frequenz der Impulse macht eine sehr zielgerichtete und individuell angepasste Behandlung möglich. Der Spineliner kann insbesondere im unteren Rücken Blockaden lösen, Muskeln entspannen, die Durchblutung fördern und Schmerzen lindern.

Nach der Diagnose folgt dann sofort die Therapie. Nun werden leichte, schnelle Druckimpulse auf blockierte Wirbelgelenke gegeben, sodass sie gelöst und wieder eingerenkt werden. Misst der Spineliner normale Frequenzen, stoppt er die Behandlung automatisch. Orthopädinnen und Orthopäden können den Prozess an einem Display verfolgen.

Der Schmerz wird meistens sofort gelindert und die Patienten können sich besser bewegen. Nebenwirkungen sind nicht bekannt. Darum ist dieser effektive Therapieansatz durchaus einen Versuch wert.

GROSSE OP ODER KLEINER EINGRIFF?

Wenn alle anderen Möglichkeiten ausgereizt sind, ist eine Operation manchmal unumgänglich. Das gilt vor allem bei Nervenausfällen und Lähmungen, die durch Bandscheibenvorfälle oder eine Spinalkanalstenose entstehen. Dabei sollte man sorgfältig abwägen, welche invasiven Eingriffe nötig und möglich sind.

Die Schmerzen halten trotz konservativer Behandlungen an oder verschlimmern sich? Dann kommen invasive Maßnahmen ins Spiel. Diese Eingriffe zielen darauf ab, die Schmerzen zu lindern, die Funktion wiederherzustellen und die Lebensqualität zu verbessern. Es wird zwischen interventionellen kleineren Eingriffen und größeren operativen Verfahren unterschieden.

Das spricht für invasive Eingriffe

Ärzte denken über invasive, also eindringende Maßnahmen nach, wenn bestimmte Voraussetzungen erfüllt sind:

- Die Schmerzen sind sehr stark und konservative Maßnahmen haben nicht geholfen.
- Es zeigen sich deutliche Probleme wie zum Beispiel Muskelschwäche, Sensibilitätsstörungen oder Reflexveränderungen.
- Patientinnen und Patienten sind im Alltag stark eingeschränkt; ihre Lebensqualität hat merklich nachgelassen.
- Bildgebende Verfahren zeigen strukturelle Probleme, die möglicherweise durch invasive Verfahren behoben werden können.

Kleinere Eingriffe

Kleinere sogenannte minivalinvasive Eingriffe können oft ambulant durchgeführt werden, ohne dass eine vollständige Operation nötig ist. Dazu gehören:

Die **Periradikuläre Therapie (PRT)** ist eine Behandlungsmethode, mit der Entzündungen bekämpft werden. Sie kommt vor allem bei Schmerzen entlang eines Nervs, bei Bandscheibenvorfällen und Spinalkanalstenosen zum Einsatz. Dabei werden schmerzlindernde und entzündungshemmende

Medikamente mithilfe von bildgebenden Verfahren injiziert.
Plättchenreiches Plasma (PRP) ist eine Form der regenerativen Medizin („Heilen statt Reparieren"), die natürliche Heilungsprozesse des Körpers nutzt und verstärkt. PRP wird aus dem Blut des Patienten gewonnen sowie konzentriert und gelangt dann per Injektion direkt an die betroffenen Stellen, ohne den ganzen Körper zu belasten. Das wirkt insbesondere in Bereichen mit entzündeten oder gereizten Nervenwurzeln. Ich kann aus Erfahrung sagen, dass dieser Ansatz besonders vielversprechend ist, da er nicht nur Symptome lindert, sondern auch die Ursachen bekämpft und damit langfristig wirkt. Wenn es anschlägt, lassen die Schmerzen schnell nach. Die Nebenwirkungen sind im Vergleich zu Medikamenten zum Schlucken meist geringer. Insbesondere der Einsatz von Robotern, die die Injektionsnadeln mit entsprechenden Systemen präzise steuern, minimiert das Risiko.

Wenn kleine Gelenke der Wirbelsäule – zum Beispiel bei Arthrose oder Entzündungen – Schmerzen verursachen, sind sogenannte **Infiltrationen,** insbesondere in die Facettengelenke, eine wirksame Methode. Dabei werden entzündungshemmende Medikamente direkt in den betroffenen Bereich gespritzt. Etwas anders wirken Lokalanästhetika. Sie blockieren eine Zeit lang die Nervenleitung, wirken deshalb aber nur vorübergehend. Manchmal kombiniert man beide Arten von Medikamenten in einer Injektion, um die Schmerzen zum einen sofort und zum anderen auch langfristig zu lindern.

Im Rahmen einer **Denervierung** werden Nervenfasern gezielt unterbrochen oder durchtrennt, die für die Übertragung von Schmerzsignalen verantwortlich sind. Vor allem bei chronischen Schmerzen, die von den kleinen Facettengelenken in der Wirbelsäule ausgehen, ist diese Methode sehr effektiv. Für eine Denervierung gibt es verschiedene Techniken. Bei der sogenannten Radiofrequenzablation (RFA) verwendet man eine spezielle Nadel, durch die hochfrequenter Strom geleitet wird. Die erzeugte Wärme unterbricht gezielt die Funktion der Nervenfasern. Diese Methode wird oft bei chronischen Rückenschmerzen eingesetzt. Bei der Kryoablation, einer weniger verbreiteten Methode als die RFA, unterbricht man die Nervenfasern mit extremer Kälte. Eine Sonde, die zu den Zielnerven geführt wird, kühlt diese ab. Wichtig zu wissen: Eine Denervierung ist nicht bei jeder Art von Schmerzen und nicht für alle Patientinnen und Patienten geeignet. Arzt oder Ärztin entscheiden im Einzelfall, wer davon profitieren könnte. Risiken sind nie ganz auszuschließen. Dazu gehören Infektionen, Blutungen oder Schäden an umliegenden Strukturen. Darüber hinaus ist die Schmerzlinderung nicht zuverlässig und nicht immer dauerhaft, da Nervenfasern im Laufe der Zeit regenerieren können.

Operative Verfahren

Bei manchen Rückenerkrankungen oder Verletzungen sind chirurgische Eingriffe notwendig. Das gilt immer dann, wenn konservative oder andere sanftere Maßnahmen nicht greifen. Dafür gibt es verschiedene Methoden.

Nukleotomie

Die Nukleotomie ist ein chirurgischer Eingriff bei Bandscheibenvorfällen, also wenn der weiche, gelartige Kern einer Bandscheibe durch Risse in der äußeren Schicht austritt. Das kann zu Schmerzen, Taubheit oder Schwäche führen, insbesondere wenn der ausgetretene Kern auf die umliegenden Nervenwurzeln drückt. Man entfernt dann den vorgewölbten oder vorgefallenen Teil der inneren Masse der Bandscheiben, um den Druck auf die Nervenwurzeln zu verringern. Abhängig von Größe und Lage des Vorfalls wird die Operation offen oder minimalinvasiv durchgeführt. Infrage kommt die Nukleotomie bei anhaltenden Schmerzen, bei denen konservative Behandlungsmethoden wie Physiotherapie, Medikamente oder Injektionen nicht wirken. Auch bei Symptomen wie Muskelschwäche, Taubheit oder Verlust der Blasen- oder Darmkontrolle, die darauf hinweisen, dass eine Nervenwurzel gedrückt oder eingeklemmt wird, setzt man diese Operationsmethode ein. Eindeutige Hinweise auf einen Bandscheibenvorfall liefern bildgebende Verfahren wie zum Beispiel eine Magnetresonanztomografie. Neben den Vorteilen (effektive Schmerzlinderung, mehr Beweglichkeit, bessere Lebensqualität) sollte man aber auch Risiken und mögliche Komplikationen kennen. Wie bei jeder OP besteht die Gefahr von Infektionen, Blutungen und unerwünschten Reaktionen auf die Betäubung. Ein Bandscheibenvorfall kann sich an derselben Stelle wiederholen. Auch Nervenschäden, Narbenbildung und neurologische Symptome sind nicht ausgeschlossen.

Diskektomie

Das Ziel der sogenannten Diskektomie ist es, Bandscheibenmaterial zu entfernen, das auf die Nerven drückt und zu Schmerzen, Taubheitsgefühlen oder Schwäche führt. Bei der offenen Form machen die Operierenden einen Einschnitt über der Wirbelsäule, um Teile des Knochens oder anderer Strukturen zu entfernen, das eingeklemmte Nervengewebe freizulegen und an das herausgetretene Bandscheibenmaterial heranzukommen. Für die minimalinvasive Mikrodiskektomie verwendet man ein Mikroskop. Bei der endoskopischen Diskektomie kommt ein Endoskop zum Einsatz, das durch einen sehr kleinen Schnitt eingeführt wird. Bei einigen minimalinvasiven Verfahren kommen auch Laser zum Einsatz, um Teile der Bandscheibe zu verdampfen oder zu schrumpfen. Es gibt jedoch gemischte Meinungen über die Wirksamkeit und Sicherheit der sogenannten Laser-Diskektomien. Wie lange Sie nach dem Eingriff brauchen, um wieder fit zu werden, hängt von der Methode, von Ihrem Gesundheitszustand und von der Art des Bandscheibenvorfalls ab. Um die Wirbelsäule wieder stark und beweglich zu machen, sollten Sie zur Physiotherapie und zur Rehabilitation gehen. Wie bei jedem chirurgischen Eingriff gibt es auch bei der Diskektomie Risiken; in seltenen Fällen können sich die Symptome verschlechtern.

Laminektomie

Sie wird vor allem bei einer Verengung des Wirbelkanals (Spinalkanalstenose) verwendet. Dabei entfernt man einen Teil des Wirbelbogens (Lamina). Die Lamina schützt und bedeckt das Rückenmark. Durch die Entfernung verringert sich der Druck auf das Rückenmark und die Nervenwurzeln. Das Verfahren kommt bei Wirbelsäulentumoren, Verletzungen, die Druck auf das Rückenmark auslösen, und degenerativen Veränderungen, die zu einer Spinalkanalstenose führen, zum Einsatz. Die Methode eignet sich auch bei vorgewölbten Bandscheiben, die mit einer Stenose kombiniert sind, oder wenn der Zugang zur Bandscheibe die Entfernung der Lamina erfordert. Die Laminektomie kann alleine oder in Kombination mit anderen Verfahren durchgeführt werden. Die spezifische Art des Eingriffs hängt von der Ursache der Spinalkanalstenose, der Anzahl der betroffenen Wirbel und dem allgemeinen Gesundheitszustand des Patienten ab.

Fusion

Die Fusion, auch als Wirbelsäulenfusion bekannt, ist ein chirurgischer Eingriff, bei dem zwei oder mehr Wirbel dauerhaft miteinander verbunden werden, um die Wirbelsäule zu stabilisieren oder Degenerationen zu behandeln. Wie kommt es zu Instabilität oder Degeneration? Im Laufe der Zeit können die Bandscheiben verschleißen oder beschädigt werden, was zu Schmerzen und Instabilität führt. Erkrankungen wie Spondylolisthesis (Wirbelgleiten), Skoliosen (siehe Seite 118/119) oder Wirbelbrüche gehören zu den Ursachen. Während einer Fusion werden die betroffenen Wirbel mit Schrauben, Stäben oder Platten verbunden. In einigen Fällen bringt man auch Material zwischen die Wirbel ein. Über die Zeit heilen die Wirbel zusammen und bilden eine feste Einheit. Auch hier gibt es Risiken: Infektionen, Nervenschäden und Blutungen gehören dazu. Es kann auch passieren, dass die Fusion nicht so heilt wie erwartet. Nicht auszuschließen ist es, dass die Wirbelsäule unbeweglicher wird. Vor einer solchen OP sollten Sie sich sehr genau von Wirbelsäulenchirurgen beraten lassen.

Bandscheibenprothese

Die Prothesen sollen beschädigte oder degenerierte Bandscheiben ersetzen. Der Eingriff wird in der Regel dann in Betracht gezogen, wenn neurologische Symptome auftreten und konservative Behandlungsmethoden keine ausreichende Besserung gebracht haben. Die Operation wird unter Vollnarkose meist über die vordere oder seitliche Bauchregion gemacht. Die Implantate bestehen aus Metallplatten und einem Kunststoffkern und sollen die natürliche Beweglichkeit der Bandscheiben erhalten. Nach der Operation folgt eine Rehabilitationsphase mit Physiotherapie, um die Funktion der Wirbelsäule zu verbessern. Die Zufriedenheit und die Ergebnisse nach einer solchen Operation variieren, aber viele Patienten berichten von einer signifikanten Schmerzreduktion und einer verbesserten Lebensqualität. Dennoch gibt es wie bei jedem chirurgischen Eingriff Risiken und potenzielle Komplikationen.
Gut zu wissen: Die Prothese kann nicht bei allen Bandscheibenvorfällen in Erwägung gezogen werden. Je stärker die Bandscheiben geschädigt sind, desto geringer ist die Aussicht auf Erfolg.

SCHNELLTEST: BRAUCHE ICH EINE OPERATION?

Wenn bei Rückenschmerzen ein chirurgischer Eingriff empfohlen wird, sollten Sie nicht sofort einwilligen. Nur in wenigen Fällen gibt es tatsächlich keine Alternative. Finden Sie mit meinem Schnelltest heraus, ob das bei Ihnen der Fall ist.

1. Haben Sie Lähmungserscheinungen in einem oder beiden Beinen?

Ja	5
Nein	0

2. Haben Sie Probleme, Harn oder Stuhlgang zu halten?

Ja	5
Nein	0

3. Strahlen Ihre Schmerzen bis in den Fuß aus?

Ja	4
Nein	0

4. Strahlen Ihre Schmerzen nur bis zum Knöchel oder ins Gesäß aus?

Ja	1
Nein	0

5. Treten Ihre Schmerzen vor allem bei Bewegung auf und lassen in Ruhe nach?

Ja	0
Nein	1

6. Haben Sie vorwiegend lokale Schmerzen im unteren Rücken ohne Ausstrahlung?

Ja	0
Nein	2

7. Verstärken sich Ihre Schmerzen durch Druck auf bestimmte Punkte am Gesäß oder unteren Rücken?

Ja	0
Nein	1

8. Nehmen die Schmerzen bei Husten, Niesen oder Pressen zu?

Ja	3
Nein	0

9. Haben Sie Gefühlsstörungen (Taubheitsgefühle, Kribbeln) in den Füßen?

Ja	3
Nein	0

10. Hatten Sie in der Vergangenheit schon einmal einen Bandscheibenvorfall mit ähnlichen Symptomen?

Ja	2
Nein	0

AUSWERTUNG:

Beantworten Sie alle 10 Fragen und addieren Sie Ihre Punkte.

↓

0 bis 4 Punkte
Bei Ihnen liegt vermutlich alles noch im grünen Bereich. Ihre Beschwerden könnten muskulär bedingt sein (zum Beispiel durch Triggerpunkte der Glutealmuskulatur). Eine Selbstbehandlung ist möglich.

5 bis 9 Punkte
Ihre Beschwerden sind wohl noch nicht dramatisch, sollten aber ärztlich abgeklärt werden, um eine genaue Diagnose zu stellen. Wahrscheinlich sind Selbstübungen und andere Maßnahmen als Therapie ausreichend.

10 und mehr Punkte
Sie haben möglicherweise eine ernsthafte Nervenreizung oder Kompression, bei der Druck auf Gewebe ausgeübt wird. Eine genaue Diagnostik (MRT, neurologische Untersuchung) ist notwendig.

Hinweis: Wenn Sie die Fragen 1 und 2 mit Ja beantwortet haben, müssen Sie sich sofort bei einer Ärztin oder einem Arzt vorstellen. Möglicherweise liegt ein medizinischer Notfall (Cauda-equina-Syndrom, eine neurologische Ausfallstörung) vor. Eine Operation könnte in Erwägung gezogen werden.

DIE HÄUFIGSTEN RÜCKEN-KRANKHEITEN

Es gibt sehr viele verschiedene Rückenerkrankungen. Woher kommt der Schmerz und wie kann man ihm entgegenwirken? Mit meiner Zusammenstellung der häufigsten Rückenbeschwerden können Sie Ihren Schmerz selbst besser einordnen und erste Hilfsmaßnahmen einleiten.

ARTHROSE

Wenn die Gelenke durch Überlastungen, Verletzungen oder altersbedingt verschleißen, trifft das nicht nur Knie und Hüfte. Arthrose kann auch in den Wirbelgelenken auftreten. Schmerzen treten vor allem im unteren Bereich der Wirbelsäule auf und können bis in die Beine, ins Gesäß und in den Unterleib ausstrahlen.

Auf der Rückseite der Wirbelsäule befinden sich kleine Gelenke, die die Wirbel miteinander verbinden, die sogenannten Facetten- oder Wirbelsäulengelenke. Verschleißen diese Gelenke so stark, dass die abgenutzten Flächen aufeinanderreiben, spricht man von Arthrose in den Wirbelgelenken. Der medizinische Fachausdruck dafür lautet Spondyl- oder Facettengelenkarthrose. Am häufigsten ist der Bereich der Lendenwirbelsäule betroffen. Aber auch in Wirbelgelenken der Brust- und Halswirbelsäule tritt die Arthrose auf. In vielen Fällen liegt es an den Bandscheiben. Diese werden im Alter flacher und verlieren ihre Pufferfunktion. Dadurch erhöht sich der Druck auf die Gelenke und verstärkt deren Abrieb.

Krankheiten der Wirbelsäule wie Skoliose, Osteoporose, Fehlhaltungen, Überlastungen oder anhaltende Verspannungen beschleunigen den Abnutzungsprozess. Auch Übergewicht und eine schwache Rückenmuskulatur schaden den Gelenken.

Arthrose muss nicht wehtun

Spondylarthrose ist eine Verschleißerkrankung. Es ist daher nicht verwunderlich, dass vor allem ältere Menschen darunter leiden. Schon im Alter von 40 Jahren sind etwa die Hälfte aller Deutschen betroffen. Zwanzig Jahre später kann man eine Arthrose im Bereich der Lendenwirbelsäule bei fast jedem Menschen (90 Prozent) auf dem Röntgenbild sehen. Die gute Nachricht ist jedoch, dass nicht jeder Betroffene Beschwerden hat. Oft wird der Verschleiß durch bildgebende Verfahren aus anderen Anlässen zufällig entdeckt, bereitet aber keine Probleme.

Typische Anzeichen

Eine Spondylarthrose im Lendenwirbelbereich kann sich durch Schmerzen im unteren Rücken bemerkbar machen. Die Beschwerden können in Gesäß, Beine, Leistengegend und Unterleib ausstrahlen. Auch ein Taubheitsgefühl in den Extremitäten ist möglich. Wenn die Halswirbelsäule betroffen ist, sitzt der Schmerz üblicherweise im Nacken und strahlt auf Schultern, Kopf und Arme aus. Manche Patienten leiden unter Schwindel und Beeinträchtigungen des Hör- und Sehvermögens. Im Bereich der Brustwirbelsäule zeigt sich eine Arthrose zum Beispiel durch Schmerzen im Brustkorb. Morgens nach dem Aufstehen, wenn die Gelenke erstmals belastet werden, tut es meistens besonders weh. Auch langes Stehen und Sitzen können die Beschwerden verstärken. Üblicherweise lässt der Schmerz in Ruhephasen zunächst nach; im späteren Verlauf kann er auch in der Nacht auftreten. Können Sie bestimmte Bewegungen wie bücken, sich zur Seite oder zurück beugen nur eingeschränkt oder unter Schmerzen ausführen, deutet das möglicherweise ebenfalls auf eine Arthrose hin. Auch starke, schmerzhafte Verspannungen können ein Hinweis auf Spondylarthrose sein.

Lieber gleich zum Arzt

Wenn Sie den Verdacht haben, dass Ihre Beschwerden auf eine Facettengelenkarthrose hinweisen, sollten Sie nicht zu lange mit einem Arztbesuch warten. Einerseits, um schweren Komplikationen vorzubeugen, andererseits, um frühzeitig mit einer Therapie zu beginnen. Denn auch wenn eine Spondylarthrose nicht heilbar ist, kann man den Verschleiß hinauszögern. Der Orthopäde testet Ihre Beweglichkeit, sucht nach Fehlstellungen und lokalisiert die Arthrose. Röntgenbilder, CT (Computertomografie) oder MRT (Magnetresonanztomografie) können dann auch Schäden an den Bandscheiben oder knöcherne Veränderungen an den Wirbelgelenken sichtbar machen. Durch eine vorübergehende Betäubung der Gelenke (Wirbelsäuleninfiltration) kann zudem nachgewiesen werden, ob die Schmerzen von der Arthrose oder anderen Quellen wie Bandscheiben oder Nervenwurzeln ausgehen.

Kräftigung des Rückens hilft

Ziel der Therapie ist es, den Verschleiß hinauszuzögern, die Schmerzen zu lindern und die Beweglichkeit zu erhalten. Zunächst kommen Krankengymnastik, Wärmebehandlungen oder Massagen infrage. Vor allem die Kräftigung der Rückenmuskeln steht im Fokus. Medikamente oder Akupunktur helfen gegen Schmerzen. Sind die Beschwerden sehr stark, kann Cortison in die Gelenkräume gespritzt werden. Auch die Vereisung oder Verödung von Nerven lindert die Schmerzen für eine gewisse Zeit. Eine Operation sollte wirklich das letzte Mittel der Wahl sein.

Jeder kann selbst etwas tun

Halten Sie Ihren Rücken mit sanften Sportarten wie Schwimmen oder Radfahren beweglich. Ballsportarten wie Volleyball, Basketball oder Squash sind durch die ruckartigen Bewegungen, das Überstrecken des Rückens oder plötzliche Drehbewegungen nicht geeignet. Da auch Übergewicht ein Risikofaktor für Spondylarthrose ist, sollten Sie überflüssige Kilos loswerden. Eine antientzündliche Ernährungsweise unterstützt die Therapie (siehe Seite 161 ff.).

ISCHIAS

Beim umgangssprachlichen Ischias liegt die Ursache für die schmerzhaften Beschwerden im unteren Rücken in einem Nervengeflecht namens Ischias. Dafür gibt es verschiedene Ursachen – von Wirbelkörperverletzungen über Bandscheibenvorfälle und Fehlhaltungen bis zu unglücklichen Bewegungen.

Ein starkes Nervengeflecht namens Ischias versorgt die Beinmuskeln. Wird es geschädigt, spricht man von Ischialgie, was für „ischio" (Hüfte) und „algos" (Schmerz) steht. Dafür kommen verschiedene Ursachen infrage – zum Beispiel Wirbelkörperverletzungen, verspannte Muskeln, Faszien, die auf einen Nerv drücken, Bandscheibenvorfälle, Entzündungen, Infektionen, Tumore oder Blutergüsse. Auch ruckartige Bewegungen können Auslöser sein – ähnlich wie beim Hexenschuss. Bei älteren Menschen tritt eine Ischialgie oft als Folge altersbedingter Abnutzungserscheinungen auf. Fehlhaltungen, Übergewicht oder schweres Heben lösen nach einer unglücklichen Bewegung heftige Schmerzen aus.

Große Menschen haben ein erhöhtes Risiko

Schätzungen zufolge haben etwa 5 Prozent der Bevölkerung einmal im Jahr Ischiasbeschwerden. Aufs ganze Leben gesehen sind es 10 bis 40 Prozent. Wer beruflich häufig schwere Lasten heben muss, hat ein erhöhtes Risiko. Auch sehr große und übergewichtige Menschen bekommen eher eine Ischialgie als schlanke und kleinere, weil bei ihnen viele Pfunde auf die Wirbelsäule drücken.

Woran erkenne ich eine Ischialgie?

Die Schmerzen der „Pein im Bein" treten in manchen Fällen plötzlich auf, in anderen beginnen sie schleichend. Sie strahlen seitlich vom Rücken bis ins Bein und machen sich eher im hinteren Teil des Gesäßes bemerkbar. Manchmal zeigen Ischiasschmerzen sich nur als Kribbeln, manchmal gehen sie aber auch mit erhöhter Empfindlichkeit, Brennen, Muskelschwäche, Taubheitsgefühlen und Lähmungserscheinungen einher. Einige Patienten beschreiben die Be-

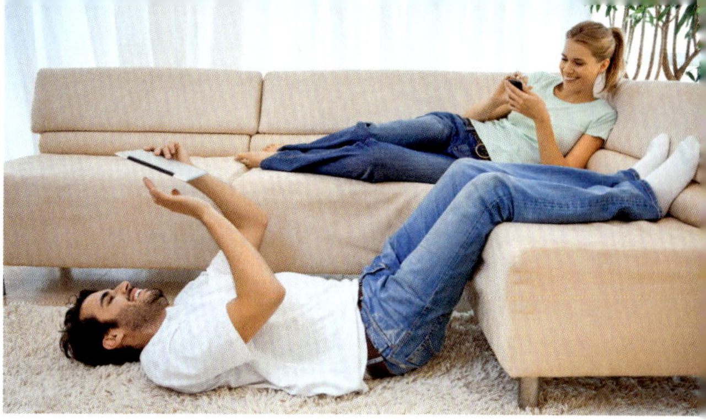

schwerden wie einen elektrischen Schlag. Fast jede Bewegung tut weh; vor allem das Aufstehen vom Stuhl bereitet Probleme. Weitere typische Erkennungszeichen:

- Wenn Sie einen Fuß oder ein Bein heben, verschlimmern sich die Schmerzen. Führt das zu einer Schonhaltung, wird es vielleicht kurzfristig besser, langfristig verstärken sich die Verspannungen aber.
- Stärkere Schmerzen beim Husten, Niesen oder Pressen können auf eine Ischialgie hindeuten.
- Testen Sie vorsichtig, ob die Dehnung des Ischiasnervs wehtut, indem Sie sich mit gestreckten Beinen zu den Zehen vorbeugen oder ein durchgedrücktes Bein in der Rückenlage um etwa 60 Grad anheben. Ärzte sprechen vom Lasègue-Zeichen.
- Beim Gehen werden die Beschwerden oft besser.

Rückenfreundliches Verhalten

Auch wenn es nicht leichtfällt: Bewahren Sie Ruhe, aber schonen Sie sich nicht. Normale körperliche Aktivitäten und langsame gezielte Bewegungen fördern die Heilung. Wärme verschafft in vielen Fällen Linderung. Medikamente helfen bei akuten Schmerzen. Verhalten Sie sich rückenfreundlich. Meiden Sie langes Sitzen. Legen Sie sich ruhig zwischendurch hin (am besten in der Stufenlagerung, siehe Seite 145), um den Rücken zu entlasten. Grundsätzlich ist es ratsam, die Rückenmuskulatur gezielt zu trainieren, denn Muskeln stützen die Wirbelsäule. Ischiasbeschwerden sind nicht einheitlich berechenbar. Manchmal gehen die Schmerzen nach ein paar Tagen von allein wieder weg, manchmal werden sie chronisch. Wenn starke Schmerzen oder Lähmungserscheinungen im Rücken und in den Beinen länger als drei Tage anhalten, sollten Sie sich auf jeden Fall ärztlich untersuchen lassen.

Diagnose nach Art der Beschwerden

Arzt oder Ärztin machen eine körperliche Untersuchung, zu der unter anderem der Lasègue-Test gehört. Sie stellen die Diagnose meist nach Art der Beschwerden. Hilft das nicht weiter, werden andere Untersuchungen gemacht. Dazu gehören zum Beispiel eine Computer- oder Magnetresonanztomografie, Röntgen oder eine Elektromyografie. Meist kommen entzündungshemmende und schmerzstillende Medikamente infrage – entweder als Tabletten oder als lokale Injektionen. Physiotherapie wirkt in der Regel hilfreich, wenn akute Beschwerden abgeklungen sind. Dabei lernen die Patientinnen und Patienten, Fehlhaltungen zu vermeiden, Bewegungsabläufe richtig auszuführen und die Rückenmuskeln zu stärken. Eine Operation sollte auch bei dieser Erkrankung erst das letzte Mittel der Wahl sein, wenn alle anderen Maßnahmen ausgereizt sind.

VERSPANNUNGEN IM RÜCKEN

Sie können sehr unangenehm sein, sind aber zum Glück meist harmlos und gut zu behandeln. Vor allem ungewohnte Bewegungen führen leicht zu Verspannungen im Rücken. Meist trifft es Menschen, die wenig körperlich aktiv sind. Doch auch Stress kann sich auf die Muskulatur übertragen.

Verspannungen im Rücken treten immer dann auf, wenn die Muskeln nicht locker lassen. Der Wechsel von Anspannung und Entspannung ist das Lebenselixier der Muskeln. Dadurch werden sie durchblutet und mit Sauerstoff und Energie versorgt. Verspannte Muskeln verharren jedoch in einer ungewollten Kontraktion, ohne dass sie belastet werden. Das kann sehr schmerzhaft und langwierig sein. Besonders wenn man deswegen Schonhaltungen entwickelt, die zu weiteren Verspannungen führen. Meistens sind Verspannungen jedoch harmlos und gut zu behandeln. Bei 80 Prozent der Menschen mit akuten Rückenschmerzen kann keine körperliche Ursache festgestellt werden. In den meisten Fällen werden sie von verspannter Muskulatur ausgelöst, die es wieder zu lockern gilt.

Verschiedene Ursachen

Gartenarbeit, Umzug, Heimwerken – ungewohnte länger dauernde Bewegungen führen oft zu vorübergehenden Verspannungen. Hartnäckige Rückenschmerzen plagen hingegen oft Menschen, die im Job einseitige Körperhaltungen einnehmen oder schwer tragen müssen. Das sind zum Beispiel Pflegekräfte. Langes Sitzen und Stehen bei der Arbeit ist jedoch auch nicht viel besser. Übergewichtige und Menschen, die sich generell wenig bewegen, leiden ebenfalls häufig unter Verspannungen. Zudem kann sich die Anspannung bei psychischen Problemen wie Stress oder Angst auf die Haltung und die Muskulatur übertragen. Rückenerkrankungen wie zum Beispiel Skoliose, Bandscheibenvorfälle oder Fehlhaltungen verursachen ebenfalls Verspannungen.

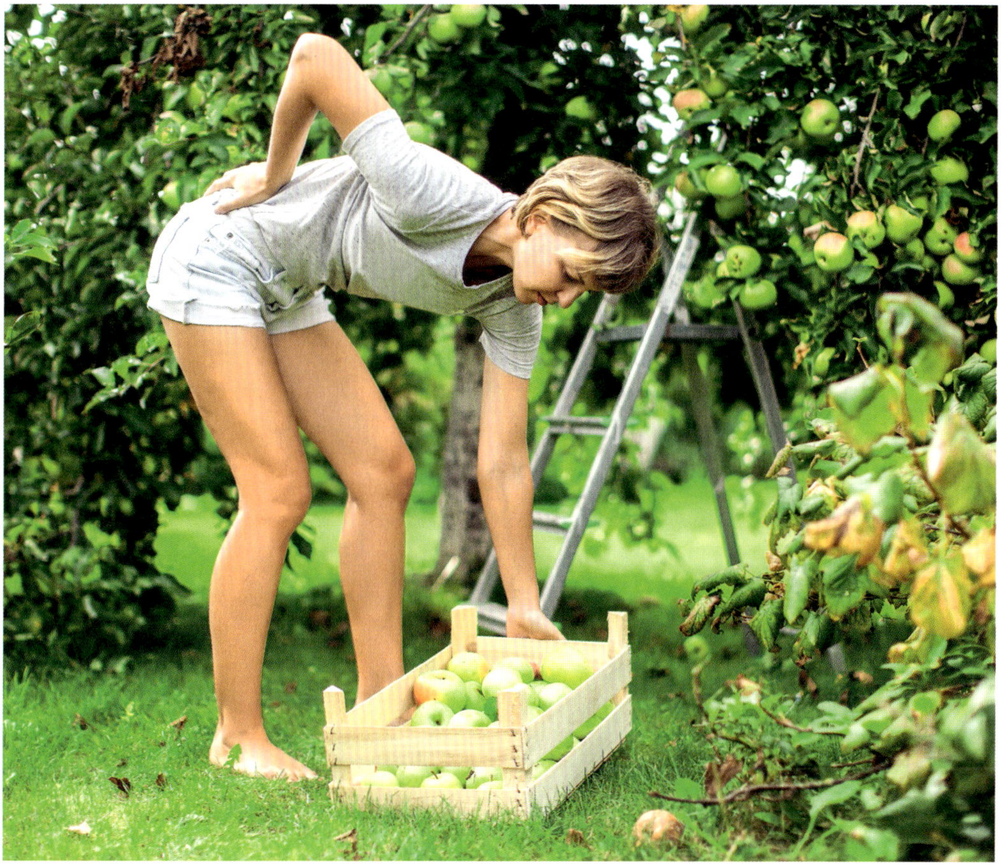

Auflösung oft von allein

Eine normale Verspannung löst sich nach einigen Tagen von allein. Wenn Ihre Rückenverspannungen jedoch länger anhalten oder immer wieder kommen, sollten Sie eine Arztpraxis aufsuchen. Einerseits um die Ursache aufzuspüren, andererseits um schwerwiegenden Problemen vorzubeugen und ernsthafte Krankheiten auszuschließen. Auf jeden Fall sollten Sie zügig eine Medizinerin oder einen Mediziner zurate ziehen, wenn Sie Symptome wie übermäßig starke Schmerzen, Schwindel, Migräne, Kopfschmerzen oder Taubheitsgefühle beziehungsweise Lähmungen in den Beinen verspüren.

Hilfe aus der Arztpraxis

Möglicherweise verschreibt Ihnen der Arzt vorübergehend Schmerzmedikamente. Sobald Sie sich wieder schmerzfrei und ohne Schonhaltung bewegen können, bekommt die Muskulatur die Chance, sich zu lockern. Therapien wie zum Beispiel Krankengymnastik wirken Fehlhaltungen entgegen. Nutzen Sie diese Möglichkeiten.

OSTEOPOROSE UND WIRBELSÄULENBRÜCHE

Osteoporose erhöht die Gefahr für Frakturen in der Wirbelsäule und starke Rückenschmerzen. Der gefürchtete Knochenschwund trifft vor allem ältere Menschen. Mit rechtzeitiger Diagnose, früher Behandlung und einem gesunden Lebensstil lässt sich das Fortschreiten aufhalten.

Die Weltgesundheitsorganisation (WHO) zählt Osteoporose zu den zehn häufigsten Krankheiten der Welt. In Deutschland geht man davon aus, dass mehr als sechs Millionen Menschen betroffen sind. 80 Prozent davon sind Frauen. Bei den Über-50-Jährigen erleidet jede dritte Frau und jeder fünfte Mann einen Knochenbruch, der auf Osteoporose zurückzuführen ist. Was steckt dahinter? Unsere Knochensubstanz wird kontinuierlich auf- und abgebaut und auf diese Weise erneuert. Leidet man unter Osteoporose, gerät dieser Stoffwechsel aus dem Gleichgewicht. Die abbauenden Zellen überwiegen. Die Knochenmasse nimmt ab. Das Gewebe wird immer poröser. Die Gefahr für Knochenbrüche steigt. Schmerzen, eingeschränkte Beweglichkeit und die Angst vor Stürzen können die Lebensqualität stark einschränken.

Primäre und sekundäre Form

Die Medizin unterscheidet primäre und sekundäre Osteoporose. Von der primären Form sind häufig Frauen nach den Wechseljahren aufgrund des sinkenden Östrogenspiegels und ältere Menschen über 70 Jahre betroffen. Auch Vererbung kann eine Rolle spielen. Risikofaktoren für eine sekundäre Osteoporose sind Erkrankungen wie Diabetes mellitus oder Schilddrüsenüberfunktion. Auch Medikamente wie Cortison können das Knochengewebe schädigen. Ein ungesunder Lebensstil tut sein Übriges: Kalziumarme Ernährung, Vitamin-D-Mangel, geringe körperliche Aktivitäten, Rauchen und Alkohol sind schlecht für die Knochen.

Starke stechende Schmerzen

Osteoporose verläuft schleichend. Häufig wird sie erst bemerkt, wenn sie schon so weit fortgeschritten ist, dass es zu Brüchen kommt. Besonders wenn man einer der Risikogruppen angehört, kann ein gebrochenes Handgelenk nach einem eher harmlosen Sturz ein Anzeichen für Osteoporose sein. Im späteren Stadium treten dann vermehrt Knochenbrüche ohne erkennbaren Grund auf. Besonders betroffen sind Handgelenke, Hüfte, Oberschenkelhals und Wirbelkörper. Die Wirbelsäule ist besonders anfällig für osteoporosebedingte Frakturen, da sie das Körpergewicht trägt und Bewegungen ermöglicht. Diese Brüche können schwerwiegende Auswirkungen auf die Lebensqualität und die Mobilität der Betroffenen haben. Ohne dass es wehtut, fällt die instabile Knochenmasse unbemerkt nach und nach in sich zusammen. Sind mehrere Wirbel betroffen, verringert sich die Körpergröße und die Wirbelsäule krümmt sich.

Knochendichte messen

Bei einem Verdacht auf die Erkrankung kann der mineralische Gehalt der Knochendichte ein wichtiger Hinweis sein. In den meisten Fällen wird diese mithilfe niedrig dosierter Röntgenstrahlen, der sogenannten DXA-Messung, erfasst. Alternativ lässt sich die Knochendichte auch per Computertomografie oder Ultraschall messen. Eine Blutuntersuchung gibt möglicherweise Hinweise auf die Ursachen. Auch der Kalziumspiegel und die Leber- und Nierenwerte sind von Bedeutung.

Ernährung und Bewegung

Eine gesunde Ernährung mit ausreichend Kalzium und Vitamin D beugt Osteoporose nicht nur vor, sie bildet auch die Grundlage der Behandlung. Belasten Sie Ihre Knochen und treiben Sie Sport. Denn Druck und Zug auf das Skelett regen den Körper zum Aufbau neuer Knochenmasse an und verlangsamen den Verlauf der Krankheit. Ideal sind Sportarten wie Wandern, Nordic Walking, Gymnastik oder Krafttraining. Ihr Pensum hängt davon ab, wie alt Sie sind und wie fit Sie sich fühlen. Starten Sie ruhig langsam, aber mehrmals in der Woche. Und bleiben Sie dran. Denn ohne die regelmäßigen Reize lässt der Effekt auf die Knochen wieder nach. Viele Menschen, die von Osteoporose betroffen sind, finden Hilfe in einer Selbsthilfegruppe. Es ist nachgewiesen, dass diese Unterstützung einen positiven Einfluss hat.

Dem Verlauf entgegenwirken

Bei fortgeschrittener Osteoporose verschreibt der Arzt Ihnen möglicherweise Medikamente wie Bisphosphonate. Minimalinvasive Verfahren wie die sogenannte Vertebroplastie oder Kyphoplastie können eingesetzt werden, um gebrochene Wirbel zu stabilisieren und Schmerzen zu lindern. Zudem gehören meistens Schmerzmittel zur Therapie. In vielen Fällen machen sie Bewegung erst möglich. Auch wenn Osteoporose nicht heilbar ist, kann jeder selbst viel tun, um dem Verlauf entgegenzuwirken. Es ist wichtig, das Bewusstsein für Osteoporose und das damit verbundene Risiko von Wirbelsäulenfrakturen zu schärfen. Eine frühzeitige Diagnose, Behandlung und präventive Maßnahmen können das Fortschreiten der Krankheit verlangsamen und die Lebensqualität der Betroffenen erhalten.

SKOLIOSE

Bei einer Skoliose ist die Wirbelsäule zu einer Seite hin gebogen, zusätzlich sind die Wirbelkörper verdreht oder verformt. Dadurch steigt das Risiko für Verschleiß und Versteifung der Wirbelsäule.

Skoliose kann in der Brust-, der Lendenwirbelsäule oder in dem Bereich dazwischen auftreten. Häufig entsteht als Ausgleich zur eigentlichen Krümmung zusätzlich eine Neigung in die andere Richtung. Im Laufe des Lebens oder bei starker Ausprägung steigt das Verschleiß- und Versteifungsrisiko der Wirbelsäule. Skoliose ist chronisch. Je nach Alter unterteilt man die Verkrümmung in infantile (unter 3 Jahren), juvenile (3 bis 9 Jahre), adoleszente (10 bis 17 Jahre) und adulte Skoliose (ab 18 Jahren).

Entstehung ohne bestimmte Auslöser

Nahezu 90 Prozent der Skoliosen sind idiopathisch. Das heißt, sie entstehen, ohne dass man einen bestimmten Auslöser findet. Es wird vermutet, dass hormonelle, muskuläre oder nervliche Fehlfunktionen das Wachstum der Wirbel negativ beeinflussen. Der einzige Risikofaktor, den man kennt, ist die familiäre Veranlagung. Nur etwa 10 Prozent der Fälle sind sekundäre Skoliosen. Das heißt, sie entstehen aufgrund anderer Ursachen wie zum Beispiel angeborener Wirbeldefekte, Erkrankungen der Muskeln oder Nerven, rheumatischer Erkrankungen, Tumoren, Osteoporose, Traumata durch Verletzungen des Rückenmarks oder gebrochener Wirbelknochen.

Woran erkenne ich Skoliose?

Bei leichter Ausformung oder zu Beginn der Krankheit hat man oft keine Beschwerden. In vielen Fällen bleibt eine Skoliose (zunächst) unbemerkt. Anzeichen können unterschiedlich hohe Schultern, ein schiefes Becken oder ein seitlich geneigter Kopf sein. Auch der Gang kann sich ändern. Bei Kindern und Jugendlichen fällt die Veränderung oft den Eltern auf. Je nach Ausprägung leiden Skoliosepatienten und -patientinnen unter Rückenschmerzen und Verspannungen. In schweren Fällen werden auch innere Organe in Mitleidenschaft gezogen. Wenn sich zum Beispiel das Lungenvolumen verringert, kann es zu Atemnot kommen.

Auffällige Asymmetrien

Oft fallen dem Arzt oder der Ärztin schon bei bloßer Betrachtung der Wirbelsäule typische Asymmetrien auf. Sie prüfen den Stand der Schultern und des Beckens. Beugt der Patient sich vor, können sich typische Rippenbuckel oder Lendenwulste zeigen. Eine Röntgenaufnahme gibt Aufschluss über den Cobb-Winkel, der den Schweregrad der Skoliose bestimmt. Ab einem Winkel von 10 Grad gilt sie als Krankheit, die unter Umständen eine Therapie erfordert. Bei Kindern wird zudem per Röntgenbild der Hand oder des Darmbeins die Skelettreife und damit der Stand des Wachstums ermittelt, um die richtigen Therapiemaßnahmen einleiten zu können.

Früh mit der Behandlung anfangen

Bei Verdacht auf Skoliose sollte man möglichst zeitnah eine orthopädische Praxis aufsuchen. Je eher die Diagnose gestellt wird und die Therapie beginnt, desto besser kann man die Therapie anpassen. Bei Kindern und Jugendlichen ist es besonders wichtig, die Behandlung so früh wie möglich zu beginnen, da die Skoliose während der Wachstumsphase schnell voranschreiten kann. Vor dem Ende des Wachstums sind die Erfolgsaussichten am besten. Bei Kindern und Jugendlichen hilft bei einer leichten Form oft Krankengymnastik. Bei einem Cobb-Winkel zwischen 20 und 45 Grad wird ihnen in vielen Fällen ein Korsett angepasst, das der Krümmung entgegenwirkt. Bei einer Krümmung von mehr als 45 Grad kann auch eine Operation in Erwägung gezogen werden. Eine neue Methode für kleine Kinder ist die minimalinvasiv durchgeführte Wirbelsäulenklammerung, die das unregelmäßige Wachstum der Wirbel korrigiert.

Stärken und Dehnen hilfreich

Bei Erwachsenen muss eine Skoliose nicht unbedingt Probleme machen. Leiden Patienten jedoch unter Schmerzen oder sind sie in ihrer Beweglichkeit eingeschränkt, kann die Therapie von krankengymnastischen Übungen über Schmerztherapie bis hin zur Operation reichen. Eine Orthese gibt Halt, hat aber keinen Einfluss auf die Skoliose selbst. Dieser Krankheit können Sie weder durch Sport noch durch Vermeidung bestimmter Haltungen vorbeugen. Krankengymnastische Übungen, die die Muskeln stärken und dehnen, sollten Sie jedoch regelmäßig machen.

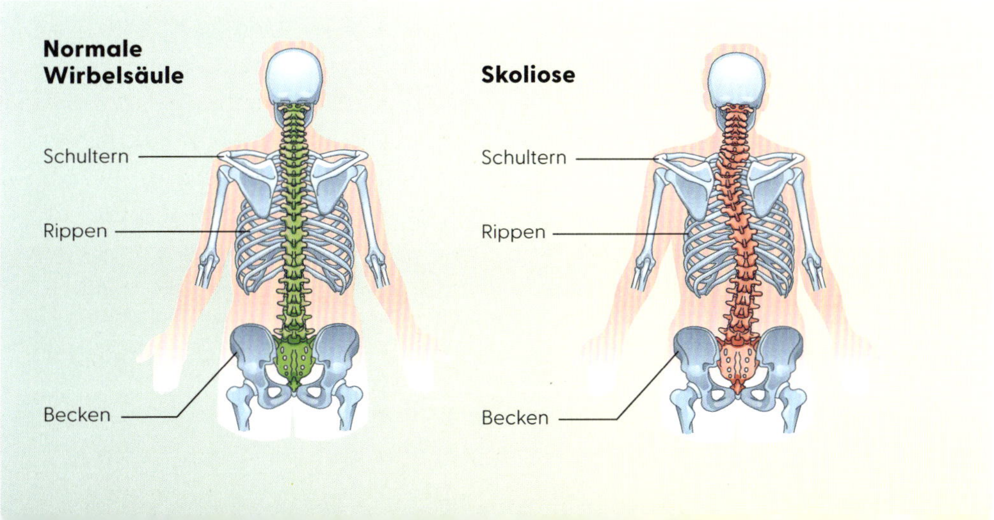

FEHLSTATIK ALS URSACHE FÜR RÜCKENSCHMERZEN

Die meisten orthopädischen Probleme beruhen auf Fehlstatik. Ob ein Hohlkreuz, ein Beckenschiefstand oder ein sogenannter Rundrücken – hier geht es um Störungen in der Ausrichtung der Wirbelsäule.

Die Fehlstatik des Menschen und insbesondere Störungen der Wirbelsäulenausrichtung können weitreichende Folgen für die Gesundheit haben. Sehen wir uns verschiedene Formen der Fehlstellung einmal genauer an:

Beckenschiefstand

Wenn eine Seite des Beckens höher ist als die andere, spricht man von einem Beckenschiefstand. Er kommt relativ häufig vor. Dahinter können Asymmetrien im Beckenbau oder auch angeborene oder verletzungsbedingte unterschiedlich lange Beine stecken. Ungleichgewichte in der Muskulatur verursachen ebenfalls Probleme, denn sie ziehen in manchen Fällen das Becken aus seiner neutralen Position heraus. Um die Schieflage auszugleichen, verändern die Betroffenen dann ihre Körperhaltung, was wiederum zu Verspannungen und Schmerzen in Rücken, Hüften und Beinen führt.

Das Zusammenspiel von Sinneswahrnehmungen und motorischen Fähigkeiten spielt bei der Muskulatur eine entscheidende Rolle, denn selbst sehr kleine feine Bewegungen beeinflussen unsere Haltung. Kommt es beispielsweise im Kiefergelenk zu Fehlstellungen oder Funktionsstörungen, kann das Auswirkungen auf die gesamte Körperstatik haben. Hier sind Ärztinnen und Ärzte gefordert. Sie müssen bei der Messung eines Beckenschiefstandes herausfinden, inwiefern die Muskeln dafür verantwortlich sind.

Kyphose: Rundrücken

Der Begriff Kyphose kommt aus dem Griechischen und bedeutet „Buckel". Typisch für diese auch „Rundrücken" genannte Fehlhaltung ist eine Krümmung der Wirbelsäule im Brustbereich nach vorne. Manchmal entwickelt sich die Kyphose bereits in der Kindheit – zum Beispiel durch eine Wachstumsstörung (Morbus Scheuermann), manchmal entsteht sie erst im höheren Alter durch Verschleiß. Sehr starke Krümmungen (Hyperkyphose) bilden sich bei verschiedenen Erkrankungen wie etwa Morbus Bechterew, Morbus Scheuermann oder nach schlecht oder zu spät behandelten Brüchen.

Manchmal steckt aber auch eine schlechte Haltung dahinter – insbesondere wenn man lange sitzt und dabei häufig nach vorne gebeugt arbeitet. Eine Kyphose ist oftmals der Grund für Rückenschmerzen, Steifigkeit und in schweren Fällen auch für Atembeschwerden, da der Brustkorb in seiner Beweglichkeit eingeschränkt wird.

Hyperlordose: Hohlkreuz

Das bekannte Hohlkreuz (Hyperlordose) ist eine verstärkte Krümmung der Lendenwirbelsäule nach innen. Übergewicht, Schwangerschaft oder auch muskuläre Dysbalancen (wie eine verkürzte Hüftbeugemuskulatur und geschwächte Bauch- und Gesäßmuskeln) begünstigen die Fehlhaltung. Ein ausgeprägtes Hohlkreuz erhöht den Druck auf die Lendenwirbelsäule und kann zu Schmerzen im unteren Rücken, Verspannungen und langfristig zur Degeneration der Wirbelsäulenstrukturen führen.

Flachrücken

Auf den ersten Blick sieht man jemandem einen Flachrücken nicht an. Die Betroffenen halten sich besonders gerade und laufen, als hätten sie „einen Stock im Rücken", da ihnen die natürliche S-Form der Wirbelsäule fehlt. Das belastet Wirbelkörper und Bandscheiben übermäßig, denn sie können Stöße und Belastungen nicht richtig abfedern. Der Rücken wird steif und schmerzhaft. Zu den Ursachen gehören muskuläre Ungleichgewichte, lang anhaltende Fehlhaltungen und manchmal auch operative Eingriffe an der Wirbelsäule.

Diagnose und Behandlung

Ob Kyphose, Hohlkreuz oder Flachrücken – bei Diagnose und Behandlung dieser Fehlstellungen spielt die Statikvermessung eine zentrale Rolle. Die Körperhaltung und die Belastungsverteilung im Stehen und in der Bewegung müssen umfassend analysiert werden. Was dabei herauskommt, ist die Grundlage für einen individuellen effektiven Behandlungsplan. Im Gegensatz zu bildgebenden Verfahren wie Röntgen oder MRT, die vorrangig strukturelle Veränderungen sichtbar machen, liefert die Statikvermessung wertvolle Informationen über funktionelle Aspekte, die für präventive und therapeutische Ansätze von großer Bedeutung sind.

Bei der Behandlung und Prävention von Wirbelsäulenfehlstellungen ist ein ganzheitlicher Ansatz erforderlich, der nicht nur die Symptome lindert, sondern auch die Ursachen bekämpft. Krankheiten, die den

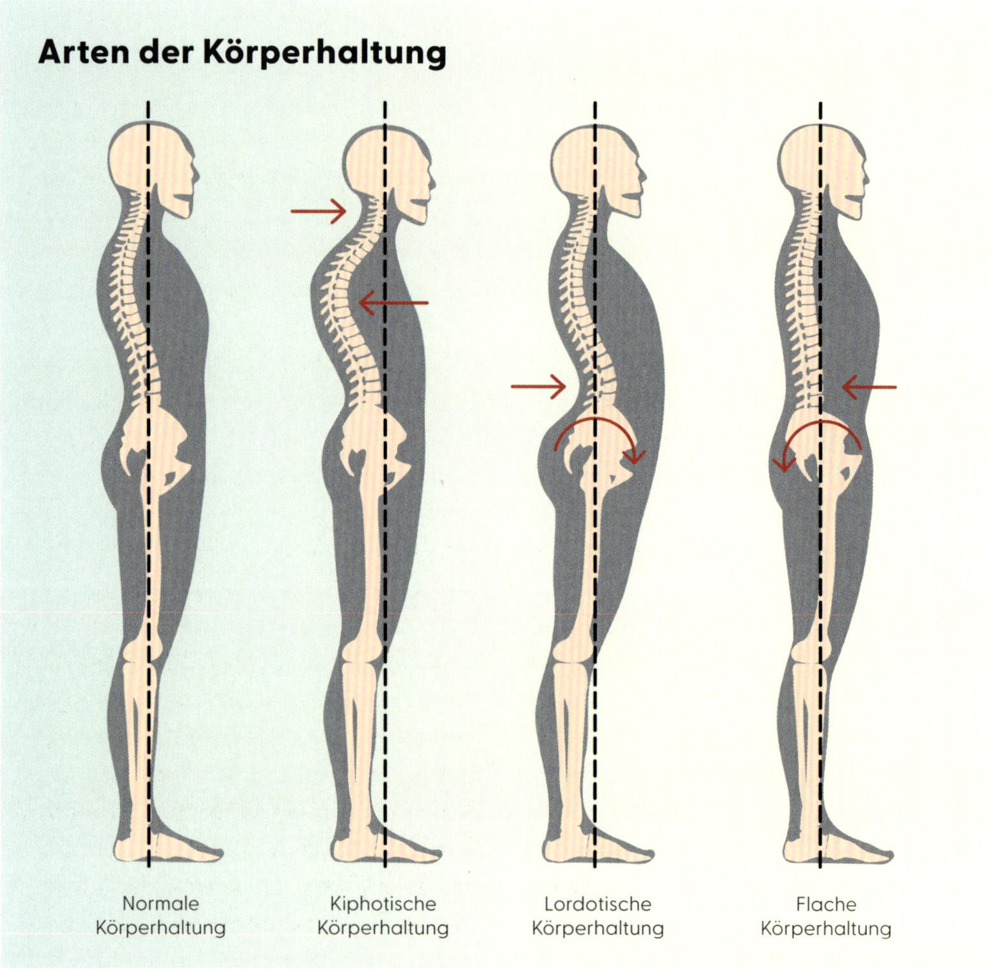

Fehlstellungen zugrunde liegen, müssen behandelt werden.

Bei der Therapie steht meist die Stärkung der Rückenmuskulatur im Vordergrund. Übungen dazu lernen Patientinnen und Patienten bei der Physiotherapie und müssen dann auch bereit sein, selbst etwas dafür zu tun. Um die Körperhaltung zu verbessern, kommen Medikamente, manuelle Therapien und Taping zum Einsatz. Im Alltag kann man ergonomische Prinzipien lernen. Wer seinen Arbeitsplatz rückenfreundlicher gestalten will, sollte die Hilfe von Arbeitsmedizinern in Anspruch nehmen.

Ob eine Operation der Wirbelsäule sinnvoll ist, muss in jedem Einzelfall genau abgewogen werden. Dafür gibt es verschiedene Techniken, über die Sie mit Ihrem Arzt sprechen sollten. Holen Sie sich vor der Entscheidung auch ruhig eine zweite Meinung ein.

MYOFASZIALE TRIGGERPUNKTE

Die kleinen empfindlichen Bereiche sind häufig die Ursache für Rückenschmerzen. Sie lassen sich allerdings schwer diagnostizieren, denn Beschwerden können auch weit entfernt von den eigentlichen Triggerpunkten auftreten. Für Diagnose und Behandlung brauchen Therapeuten viel Erfahrung.

Die menschliche Muskulatur ist ein Wunderwerk der Natur. Muskeln sind für grobe und sehr feine Bewegungen verantwortlich. Zusammen bilden sie das größte Organ des Körpers und machen einen erheblichen Teil unseres Gewichtes aus. Auch in der Thermoregulation, beim Stoffwechsel und beim Schutz innerer Organe spielen die „Muckis" eine Rolle. Sie bilden ein Netzwerk aus Fasern und Geweben, in dem sogenannte myofasziale Triggerpunkte liegen. Die Bezeichnung leitet sich aus „myo" für „Muskel" und faszial für „Faszien" ab. Die kleinen empfindlichen Bereiche können bei Druck Schmerzen verursachen, die sich oft auch an anderen Stellen des Körpers bemerkbar machen. Die Triggerpunkte sind für eine Vielzahl von Beschwerden verantwortlich, zu denen auch Rückenschmerzen gehören.

Folge von Überlastungen

Die Punkte liegen in einem verhärteten Strang von Muskelgewebe. Sie lassen sich bei einer Tastuntersuchung spüren. Überlastungen, Verletzungen, schlechte Haltung, Gelenkprobleme, psychischer Stress und Schlafmangel tragen bei manchen Menschen zur Entstehung bei. Was passiert dabei im Muskel? Zunächst einmal ziehen sich einzelne Muskelbündel zusammen. Die Kontraktion hält länger an, das Blut zirkuliert schlechter. So entsteht im Muskelgewebe ein Sauerstoffdefizit, das wiederum durch die Ansammlung von Stoffwechselprodukten Schmerzen und Entzündungen verursacht. Es bilden sich Knoten, die Muskeln verkürzen und die Mechanik verändert sich. Normale Bewegungen sind nur noch mit Einschränkungen möglich. Die betroffenen Muskeln sind nicht mehr in der Lage, sich vollständig zu dehnen oder zusammenzuziehen. Benachbarte Muskeln versuchen, das auszugleichen, schießen aber möglicherweise übers Ziel hinaus (Überkompensation), sodass ein Ungleichgewicht entsteht. All die Veränderungen erhöhen die Muskelspannung, was zu weiteren Komplikationen wie Knacken in Gelenken führen kann.

Übertragener Schmerz

Myofasziale Triggerpunkte lösen auch Schmerzen aus, die nicht direkt an der Stelle auftreten, die betroffen ist, sondern manchmal weit ausstrahlen – sogar bis in Regionen, die keine Verbindungen zu ihnen haben. Die Betroffenen spüren diesen übertragenen Schmerz (englisch referred pain) in einem Bereich, der durch dasselbe Nervensegment wie der Triggerpunkt versorgt wird. Das macht die Beschwerden leicht verwechselbar. Die Schmerzen ähneln anderen Nervenirritationen und Verletzungen wie zum Beispiel einem Bandscheibenvorfall. Die Symptome erinnern an ernsthafte neurologische Probleme, was die Diagnosestellung erschwert.

In der Bildgebung nicht sichtbar

In Bildgebungsverfahren wie Röntgen, MRT und CT lassen sich myofasziale Triggerpunkte nicht identifizieren. So besteht die Gefahr, dass man die wahre Ursache des Schmerzes übersieht. Schlimmstenfalls wird den Betroffenen fälschlicherweise eine Operation vorgeschlagen, während der eigentliche Ursprung, der myofasziale Triggerpunkt, unbehandelt bleibt.

Die Muskulatur abtasten

Triggerpunkte lassen sich identifizieren, indem erfahrene Therapeuten die Muskulatur abtasten und charakteristische Merkmale erkennen. Das können Knoten, empfindliche Stellen, Zuckungen oder übertragene Schmerzen sein. Das lernt man nicht in der Schulmedizin, sondern in der Praxis.
Ergänzend hilft die sogenannte Elastografie. Das ist ein bildgebendes Verfahren, mit dem sich messen lässt, wie elastisch oder versteift bestimmte Bereiche sind. Damit findet man Hinweise, wo mögliche Triggerpunkte liegen, die bei der manuellen Untersuchung vielleicht übersehen wurden.

Verschiedene Therapiemöglichkeiten

Die Therapie von Triggerpunkten wird in drei Gruppen aufgeteilt. Es gibt thermische Therapien wie Wärme und Kälte, druckaufbauende mit Händen, Füßen, Faszienrollen und Bällen (ich nenne sie Pressotherapien) und das sogenannte Dry Needling, bei dem Therapeuten feine Nadeln in den Triggerpunkt stechen. Wird die richtige Stelle getroffen, zucken die Muskeln heftig zusammen. Das Verfahren setzt ein tiefes Verständnis für die Muskelphysiologie voraus und erfordert spezielle Fähigkeiten.
Als Selbsttherapie empfehle ich neben den Pressotherapien auch Dehnübungen und ausgeglichene Muskelkräftigung.
Wie lange eine Therapie dauert, lässt sich kaum vorhersagen. Jede Behandlungsform ist unterschiedlich effektiv. In den meisten Fällen gilt: Je früher die Therapie beginnt, desto kürzer dauert sie.

SEHNEN-ENTZÜNDUNGEN

Zwei Arten von schmerzhaften Entzündungen machen dem Rücken zu schaffen. Bei der Tendinitis stecken Entzündungen dahinter, während die Tendinose eine chronische Erkrankung ist. Beide werden unterschiedlich behandelt.

Ein Großteil der Schmerzen, mit denen Betroffene in meine Praxis kommen, haben ihre Ursache in den Sehnen. Dahinter stecken entzündliche Prozesse, die in verschiedenen Regionen des Körpers auftreten. Ob Sehnenscheiden- oder Schleimbeutelentzündungen, Schwellungen oder Entzündungen in der Nähe der Gelenke – typische Symptome sind Schmerzen, Schwellungen, Rötungen oder Erwärmungen. Vor allem Sportlerinnen und Sportler haben häufig mit diesen Problemen zu kämpfen. Hauptursache sind Über- und Fehlbelastungen. Es gibt aber auch noch andere Gründe für diese entzündlichen Prozesse. Sehnenentzündungen können sehr schmerzhaft sein und sind häufig die Auslöser für Rückenschmerzen. Hier treten insbesondere zwei Arten von Entzündungen auf: die Tendinitis und die Tendinose.

Tendinitis

Die Tendinitis ist in der Regel eine Reaktion auf Überlastung oder wiederholte Bewegungen, die die Sehnen strapazieren. Das passiert häufig beim Sport, kommt aber auch in manchem beruflichen Alltag vor. Zu den Symptomen gehören Schmerzen im Rücken, die sich bei Bewegung verschlimmern, ebenso wie Schwellungen und Rötungen über der Sehne. Typisch ist auch ein starkes Wärmegefühl.

Tendinose

Für die meisten Schmerzen ist aber die Tendinose verantwortlich. Im Gegensatz zur Tendinitis handelt es sich dabei um eine chronische Erkrankung, die entsteht, wenn die Sehnenstruktur degeneriert, ohne erkennbar entzündet zu sein. Eine Tendinose entwickelt sich über einen längeren Zeitraum und wird häufig durch die wiederholte Belastung der Sehnen verursacht. Die Schäden verschlimmern sich meist im Laufe der Zeit. Typisch sind anhaltende Schmerzen, die sich über Wochen oder Monate entwickeln. Die Sehnen verdicken und verlieren ihre Elastizität ebenso wie ihre Festigkeit. Ein weiteres Kennzeichen sind Schmerzen, die sich bei Beginn einer Aktivität verschlimmern, aber nach dem Aufwärmen etwas nachlassen.

Unterschiede in der Behandlung

Obwohl beide Rückenerkrankungen ähnliche Symptome haben, werden sie unterschiedlich behandelt. Bei einer Tendinitis bekämpft man typischerweise die akute Entzündung, oft mit entzündungshemmenden Medikamenten, Ruhe und Eisapplikationen. Eine Tendinose erfordert im Gegensatz dazu eine langfristigere Therapie, da es sich um chronische Probleme handelt, die auf andere Art geheilt werden müssen.

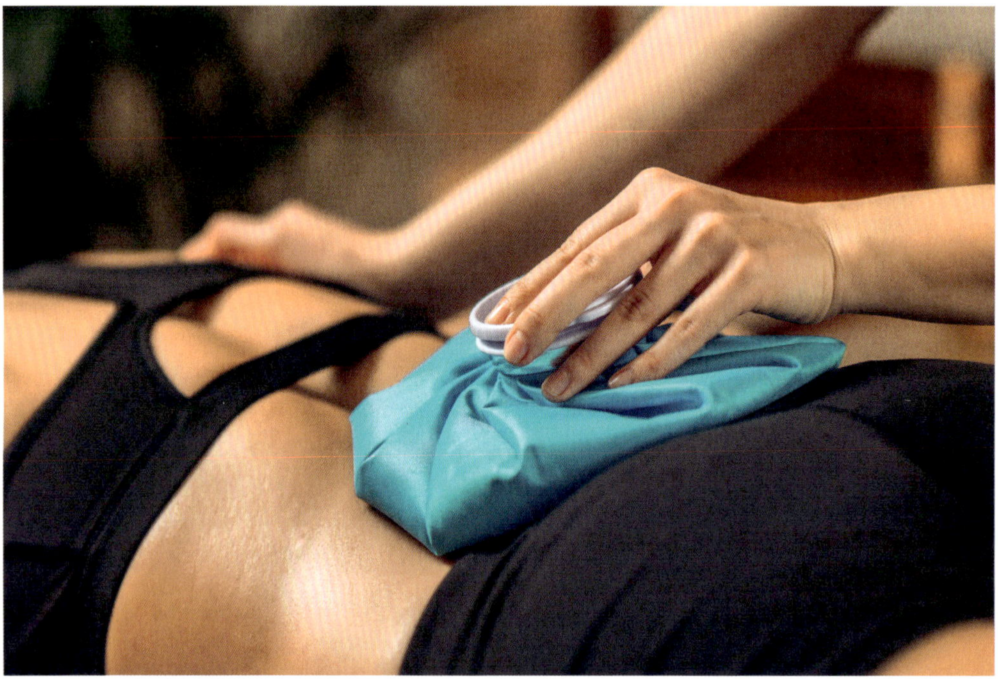

FASZIEN

Wenn die Faszien an Rückenschmerzen beteiligt sind, geht es in erster Linie darum, verhärtete Muskeln zu entspannen. Um das Problem langfristig zu lösen, empfehle ich lieber eine Behandlung der schmerzauslösenden Triggerpunkte als der Faszien selbst.

Faszien sind bindegewebige Strukturen, die jeden Muskel, jede Sehne, jeden Nerv, jedes Organ und jeden Knochen umhüllen und verbinden. Da sie verhärten oder weich werden können, sind sie an muskulär bedingten Rückenschmerzen beteiligt. Meist trifft es Menschen, die sich wenig oder einseitig bewegen, viel sitzen, sehr lange stehen oder schwere Lasten tragen müssen. Auch unter zu viel Stress und anderen seelischen Belastungen können Muskeln und Faszien sich zusammenziehen, verkleben, sich verdicken und auf diese Weise die Nerven an der Wirbelsäule einklemmen.

Wo kommt der Schmerz her?

Faszienbedingte Schmerzen sind oft schwer zu lokalisieren, da sie sich über größere Bereiche erstrecken. Ein bekanntes Beispiel für faszienbedingte Beschwerden ist das Myofasziale Schmerzsyndrom, das durch Triggerpunkte in den Muskeln entsteht. Da muskuläre Triggerpunkte die Ursache für Schmerzen sind, kommt man darüber schneller ans Ziel. Aus meiner Sicht macht es deshalb mehr Sinn, die Triggerpunkte zu behandeln als die Faszien selbst.

Hinzu kommt: Triggerpunkte sind oft mit neuromuskulären Dysfunktionen verbunden, also mit einer Störung zwischen Nerven und Muskeln, die Muskelspasmen, erhöhte Muskelspannung und Bewegungseinschränkungen verursachen. Werden die Triggerpunkte erfolgreich behandelt, entspannen sich die umliegenden Faszien.

Ganzheitlich behandeln hilft oft

Hier ist eine ganzheitliche Herangehensweise notwendig. Für die Faszien können Bindegewebsmassagen, Akupunktur, Triggerpunktmassagen und spezielles Faszientraining hilfreich sein. Auch für die Faszien- und Muskelpflege gilt: Bleiben Sie in Bewegung. Denn dabei versorgen Sie die Faszien mit Wasser und Nährstoffen.

BLOCKIERUNGEN DER WIRBELSÄULE

Die Wirbelsäule ganz normal bewegen? Das ist bei Blockierungen nicht mehr möglich. Dahinter stecken einzelne Wirbel, die vorübergehend in ihrer Beweglichkeit eingeschränkt sind. In der Regel lässt sich das mit herkömmlichen Methoden behandeln.

Wenn einzelne Segmente der Wirbelsäule besonders im Bereich des unteren Rückens sich gegenseitig blockieren, geht jede Bewegung mit Schmerzen und starkem Unbehagen einher. Die Betroffenen haben das Gefühl: Mein Rücken funktioniert nicht mehr richtig. Die Ursachen sind häufig mechanische Überlastungen – zum Beispiel abrupte Bewegungen, Verletzungen oder lang anhaltende, ergonomisch ungünstige Körperhaltungen. Besonders anfällig ist die Lendenwirbelsäule als tragende Säule des Körpers.

Stress und Überlastungen als Ursache

Überlastungen können zu Dysfunktionen der kleinen Wirbelgelenke führen, was die Beweglichkeit ebenfalls schmerzhaft einschränkt. Wer akut oder chronisch unter Muskelverspannungen leidet, hat ebenfalls ein erhöhtes Risiko für Blockierungen im Bereich der Lendenwirbel. Auch Fehlhaltungen oder einseitige Belastungen lösen in manchen Fällen Blockierungen aus. Wer an Erkrankungen wie Osteochondrose (eine verschleißbedingte Veränderung der Bandscheibe und der angrenzenden Knochen), Spondylarthrose (Arthrose in den Facettengelenken) oder anderen degenerativen Prozessen leidet, ist besonders gefährdet. Denn steife Gelenke begünstigen die Entstehung von Blockierungen, da sie die natürliche Flexibilität der Wirbelsäule zunehmend einschränken. Ein weiterer wichtiger Aspekt darf bei der Entstehung von Wirbelsäulenblockierungen nicht außer Acht gelassen werden: Das ist psychischer Stress. Wer ständig unter Druck steht, spannt den Rücken meist stark an, sodass die Wirbelsäule nicht mehr korrekt ausgerichtet ist.

Behandlung mit herkömmlichen Methoden

Die Diagnose wird im Rahmen einer körperlichen Untersuchung und anhand der Symptome gestellt. Zusätzlich kommen bildgebende Verfahren zum Einsatz, um beispielsweise einen Bandscheibenschaden oder einen Tumor auszuschließen. In manchen Fällen lösen sich Blockaden nach ein paar Tagen von allein. Ansonsten helfen verschiedene Methoden wie zum Beispiel Übungen für einen beweglichen Rücken, Schmerzmittel, Manipulation oder Mobilisation mit Verfahren aus der manuellen Therapie.

Um Blockaden gar nicht erst entstehen zu lassen beziehungsweise ihnen vorzubeugen, sollten Sie auf einen rückengesunden Lebensstil setzen. Heben Sie schwere Lasten aus den Knien heraus und nicht aus dem Rücken. Halten Sie sich mit Rückenübungen fit und gleichen Sie es aus, wenn Sie viel sitzen müssen.

Richtiges vs. falsches Heben

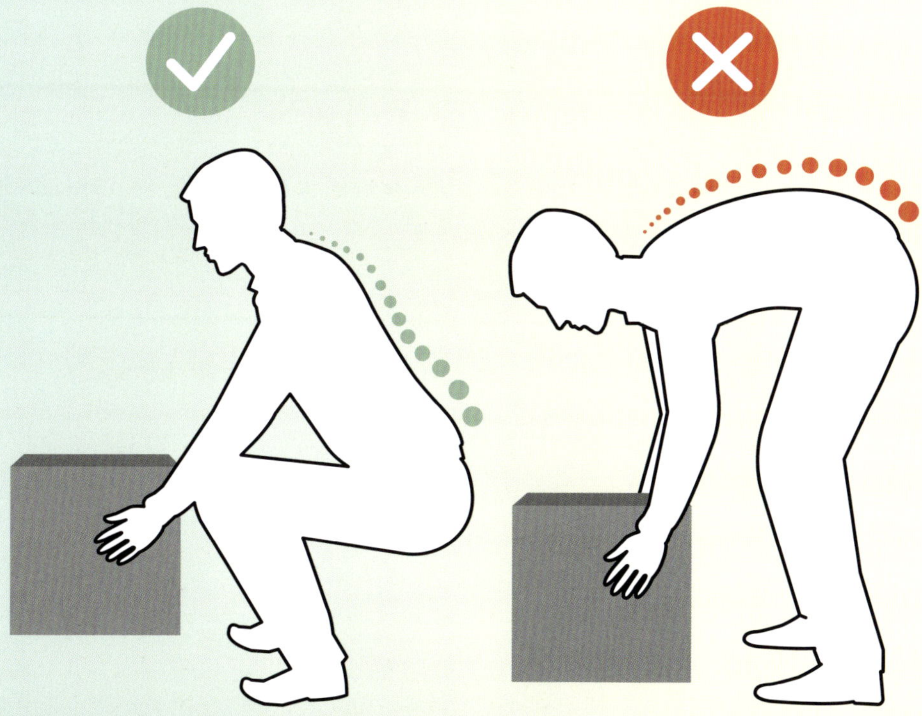

HEXENSCHUSS

Dieser Schmerz kommt wie aus dem Nichts und ist oft so heftig, dass man sich nicht mehr bewegen kann. Der Hexenschuss zählt zu den häufigsten Rückenproblemen. Auch wenn er erst einmal wehtut, ist er meist harmlos. Die Schmerzen lassen sich lindern.

Wenn ein intensiver Schmerz plötzlich in den unteren Rücken schießt, spricht man von einem Hexenschuss. Diese Art des Schmerzes ist manchmal so heftig, dass die Betroffenen sich nicht mehr bewegen können.

Triggerpunkt im Gesäßmuskel

Ein Hexenschuss wird bei etwa 70 bis 80 Prozent aller Betroffenen durch einen akuten Triggerpunkt im mittleren Gesäßmuskel (gluteus medius) verursacht. Zusätzlich trägt der Muskel selbst in rund 20 bis 30 Prozent der Fälle zur Entstehung bei. Eine schnelle Maßnahme zur Selbsthilfe: Ertasten Sie verhärtete, druckempfindliche Stellen im oberen seitlichen Gesäß und massieren Sie diese Triggerpunkte langsam und kontrolliert mit einem Tennisball, den sie zwischen die schmerzende Stelle und die Wand oder den Boden klemmen. Der Druck sollte mindestens zwei Minuten andauern, er darf ruhig ein bisschen wehtun, sollte aber nicht unerträglich sein.

Nach ein paar Tagen vorbei

Ein Hexenschuss geht normalerweise nach ein paar Tagen von allein zurück. Die Wartezeit können Sie mit Schmerztabletten, Wärme und Übungen überbrücken. Bei Taubheitsgefühlen, Kribbeln, Lähmungen, Inkontinenz oder Schmerzen, die bis ins Bein ausstrahlen (oder wenn es nach drei bis fünf Tagen mit Erste-Hilfe-Maßnahmen nicht besser wird), sollten Sie einen Spezialisten aufsuchen.

Was Sie sofort tun können

Platzieren Sie eine Wärmequelle (nicht zu heiß) auf dem Gesäß, die Sie bis zu zwei Stunden wirken lassen. Und machen Sie diese Übung 3-mal täglich mit je 10 Wiederholungen, auch wenn Sie sich nur wenig bewegen können: Auf einen Stuhl setzen. Ein Theraband um die Oberschenkel legen und die Beine damit ohne Schmerzen nach außen dehnen. Dann die Knie leicht gegeneinanderpressen.

PSYCHOGENE RÜCKENSCHMERZEN

Unser Rücken leidet nicht nur unter Verletzungen oder Erkrankungen, auch Stress kann ihn übermäßig belasten und krank machen. Wenn die Seele leidet, verhärtet sich die Muskulatur mit schmerzhaften Folgen. Die beste Therapie ist gezielte Entspannung.

Stress löst eine Grundspannung in der Muskulatur aus. In grauer Vorzeit war das enorm wichtig fürs Überleben. Drohte Gefahr, musste der Körper für Kampf oder Flucht besonders stark sein. Der uralte Überlebensmechanismus sorgt dafür, dass sich unser Organismus bis heute wie in der Steinzeit verhält.

Stressabbau kommt zu kurz

Wie stark psychische Probleme auf den Rücken wirken, belegen Zahlen: Menschen mit depressiven Verstimmungen leiden doppelt so oft unter Rückenschmerzen wie Gesunde. Vor allem beruflicher Dauerdruck macht uns zu schaffen. Meist spielen psychische und körperliche Belastungen zusammen. In der modernen Welt haben wir in der Regel keine Möglichkeit mehr, den seelischen Stress abzubauen. Kampf oder Flucht sind nicht mehr nötig. Und längst nicht jeder kann sich zum Sport aufraffen, wenn es im Büro hoch hergeht. So bleiben die Stresshormone im Körper. Die verhärtete Muskulatur löst Schmerzen aus. Psychogene Rückenschmerzen sind im Körper nicht zu erkennen. Das heißt aber nicht, dass sie nicht da sind.

Atmung und Achtsamkeit

Abhilfe schaffen ein besseres Stressmanagement und Entspannungstechniken. Bewährt haben sich Techniken wie progressive Muskelentspannung, tiefe Atmungsübungen und Achtsamkeitsmeditation. Es ist auch wichtig zu erkennen, dass Stress nur einer von möglicherweise mehreren Faktoren ist. Deshalb sollte man zusätzliche Maßnahmen ergreifen. Dazu gehören Bewegung, ergonomische Anpassungen am Arbeitsplatz und, wenn nötig, auch psychologische Unterstützung.

BANDSCHEIBEN-VORFALL

Ein Bandscheibenvorfall gehört zu den gefürchtetsten Rückenerkrankungen. Manche sind damit wochen- oder monatelang außer Gefecht gesetzt und leiden unter starken Schmerzen. Lesen Sie, worauf es dann ankommt.

Die Bandscheiben liegen wie weiche, kissenartige Puffer zwischen den Wirbeln. Sie dienen als Stoßdämpfer und halten die Wirbelsäule flexibel. Wenn die weiche Füllung durch einen Riss in der Hülle austritt, spricht man von einem Bandscheibenvorfall. Der Schmerz kann dabei sehr stark sein. Dafür gibt es verschiedene Ursachen. Drückt der herausgetretene Teil zum Beispiel auf die Nervenwurzeln, entstehen Schmerzen, Taubheitsgefühle und Schwäche in dem Bereich, den die betroffenen Nerven versorgen. Dann spricht man in der Medizin von einer radikulären Symptomatik. Tritt der Vorfall in der Lendenwirbelsäule auf, spüren die Betroffenen das in den Beinen und Füßen, während ein Vorfall in der Halswirbelsäule Symptome in Armen und Händen hervorruft. Ein Bandscheibenvorfall kann auch eine Entzündungsreaktion im Körper auslösen, wenn Entzündungsstoffe (wie Zytokine und Prostaglandine) in den betroffenen Bereich freigesetzt werden. Die chemischen Stoffe reizen die Nervenwurzeln, was den Schmerz verstärkt. In manchen Fällen verkrampfen oder verspannen die Muskeln. Die Beschwerden, die dadurch entstehen, gehen weit über das Gebiet um den Vorfall hinaus. Sie können sich sogar als eine Art sekundärer Schmerz über den gesamten Körper erstrecken. Auch der Riss selbst, durch den der weiche Kern austritt (Anulus fibrosus), kann Schmerzen verursachen. In manchen Fällen werden auch Wirbelsäulenstrukturen deformiert, was noch zusätzlich wehtut.

Schmerzhaft, aber kein Grund zur Panik

Ein Bandscheibenvorfall ist zwar äußerst unangenehm, aber erst einmal kein Grund zur Panik. In den meisten Fällen hilft der Kör-

Wer ist besonders gefährdet?

Diese typischen Voraussetzungen führen häufig zu einem Bandscheibenvorfall:

- **Fehlstatiken** belasten einseitig und deshalb stärker.
- Mit zunehmendem **Alter** verringert sich der Wassergehalt der Bandscheiben, was sie anfälliger für Risse macht, selbst bei geringer Belastung.
- Schwere Lasten, plötzliche und **einseitige Bewegungen,** lang anhaltende Vibrationen (wie beim Fahren schwerer Maschinen) erhöhen das Risiko.
- **Übergewicht** verstärkt die Belastung der Bandscheiben im unteren Rücken.
- Wer sich **wenig bewegt,** schwächt die Muskulatur.
- Bestimmte **Sportarten,** die mit vielen Drehungen, Twists und Biegen einhergehen (Golf, Tennis, Gewichtheben), erhöhen das Risiko – vor allem, wenn die Technik nicht stimmt und die Muskeln zu schwach sind.
- **Rauchen** verringert den Sauerstoffgehalt im Blut, die Bandscheiben werden schlechter versorgt.
- **Männer** trifft es häufiger als Frauen – insbesondere zwischen 30 und 50 Jahren.
- **Schlechte Ergonomie** und langes Sitzen ohne angemessene Rückenstütze tun den Bandscheiben nicht gut. Das gilt auch bei Autofahrten ohne Pausen mit kontinuierlicher Vibration.
- **Genetische Faktoren** spielen ebenfalls eine Rolle. In manchen Familien treten Bandscheibenvorfälle öfter auf.

Je mehr Risikofaktoren zusammenkommen, desto wahrscheinlicher ist der Bandscheibenvorfall.

per sich selbst, was allerdings Wochen oder sogar Monate dauern kann. Die Wartezeit überbrückt man in der Regel mit Schmerzmitteln, Physiotherapie und moderater Bewegung. Anders ist das, wenn die Schmerzen trotzdem nicht nachlassen und es zu Lähmungen in den Beinen, Muskelschwäche oder Taubheitsgefühlen kommt. Ebenfalls ein Alarmzeichen: Man verliert die Kontrolle über Blase und Darm. In solchen Fällen muss man unbedingt ärztlich behandelt werden, um dauerhafte Schäden zu verhindern.

Operation nur im Notfall

Viele Operationen werden leider nur gemacht, weil Patienten oder Patientinnen über Schmerzen klagen. Schützen kann davor das Verständnis für die Symptome. Wie bereits erwähnt, gibt es radikuläre (das bedeutet „die Wurzel betreffende") Anzeichen und pseudoradikuläre. Die radikulären Symptome entstehen, wenn eine Nervenwurzel (Radix) gereizt und gedrückt wird. Die Betroffenen merken das an scharfen, brennenden, geradezu elektrisierenden Schmerzen vom Rücken bis in die Extremitäten, die dem Verlauf der betroffenen Nerven folgen. Hier kommt es möglicherweise auch zu Taubheitsgefühlen, Kribbeln, Empfindlichkeitsstörungen und Muskelschwäche. Abhängig davon, wie und wie stark Nerven beteiligt sind, können Reflexe abgeschwächt oder verstärkt sein.

Erst Muskeln, Faszien und Sehnen behandeln

Im Gegensatz dazu strahlen pseudoradikuläre Schmerzen nicht so weit aus. Dabei sind weder die Nervenwurzeln noch die Nerven selbst betroffen. Die Beschwerden sind zwar ähnlich, aber diffuser und nicht auf ein bestimmtes Nervenversorgungsgebiet begrenzt. Es kommt nicht zu neurologischen Ausfällen. Für Patientinnen und Patienten ist es meist schwer, den Schmerzverlauf genau zu beschreiben. Ein weiterer Unterschied: Pseudoradikuläre Schmerzen lassen sich auslösen, indem man auf Triggerpunkte drückt. Doch das ist kein sicheres Merkmal, denn es gibt auch Patientinnen und Patienten, die beide Symptome, also radikuläre und pseudoradikuläre, haben.

Zeigen sich keine eindeutigen Symptome für eine Operation, sollte man im ersten Schritt immer Muskeln, Faszien und Sehnen behandeln. Invasivere Maßnahmen werden bestenfalls erst in Betracht gezogen, wenn alle konservativen Behandlungen nicht helfen.

Bandscheibenvorfall

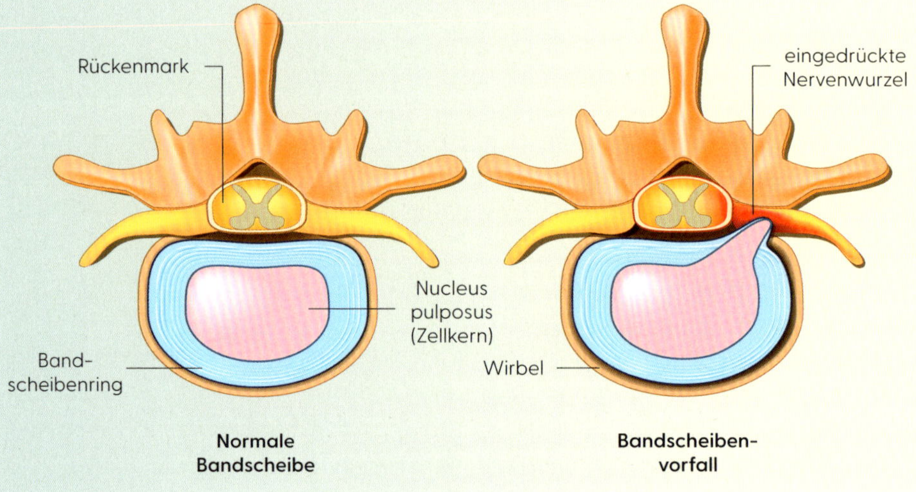

Dermatome des Menschen

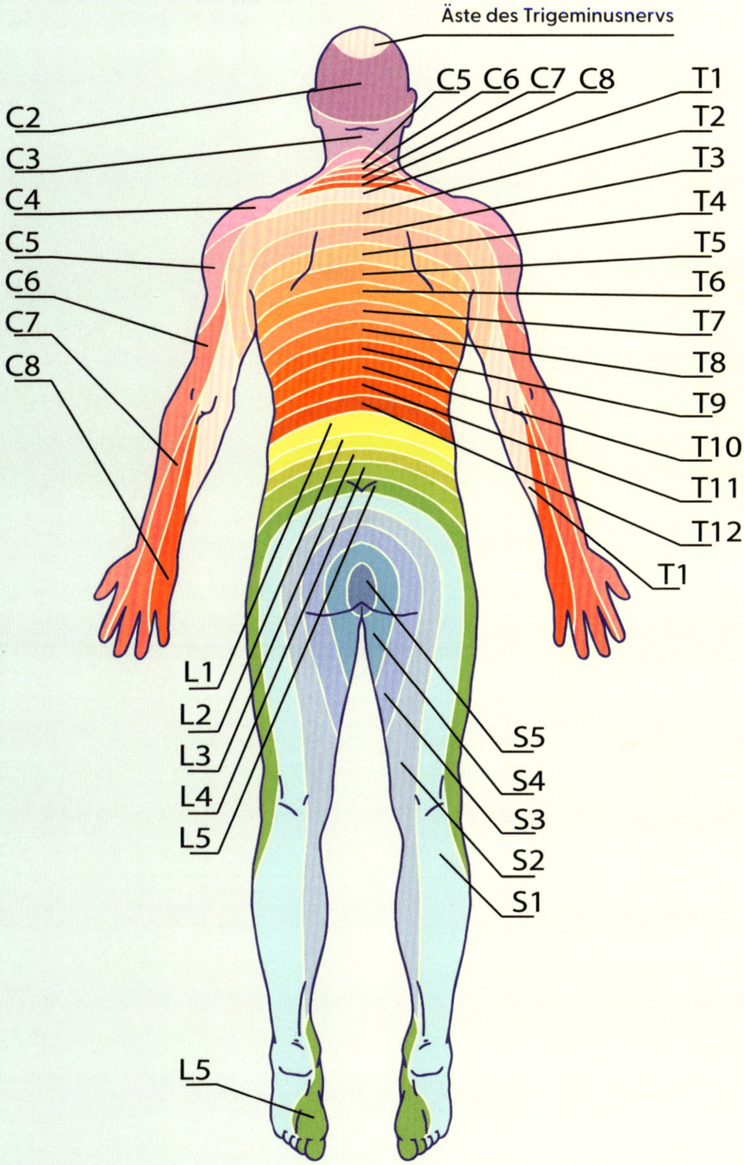

Die Abbildung zeigt die einzelnen Areale des Körpers, die von den Spinalnervenwurzeln (Dermatomen) versorgt werden. Bei einem Bandscheibenvorfall mit radikulären Schmerzen spürt der Patient die Auswirkungen im Areal S1.

MORBUS SCHEUERMANN UND BECHTEREW

Umgangssprachlich ist oft von einem Buckel die Rede. Dahinter steckt eine Wachstumsstörung, die meist in der Jugend auftritt. Der Beginn ist meist schleichend, doch bereits im frühen Erwachsenenalter manifestiert sich die rheumatische Erkrankung. Unbehandelt versteift die Wirbelsäule zunehmend. Das lässt sich mit verschiedenen Behandlungen zumindest aufhalten.

Morbus Scheuermann

Morbus Scheuermann, auch als Scheuermann-Krankheit bezeichnet, ist eine jugendliche Wachstumsstörung der Wirbelsäule. Typischerweise tritt sie in Wachstumsschüben in der Pubertät auf. Dabei ist die Wirbelsäule so stark nach vorne gerichtet, dass der Rücken im Brustbereich gekrümmt wird. Im Röntgenbild ist ein markantes Anzeichen erkennbar: keilförmige Deformierungen der Wirbelkörper. Vermutlich ist der „Rundrücken" zum einen genetisch bedingt, zum anderen kann er aber auch durch eine lang anhaltend schlechte Haltung, schweres Heben oder andere mechanische Belastungen in Kombination mit hormonellen Einflüssen entstehen. Früher wurde die Krankheit auch Schneider- oder Lehrlingsbuckel genannt, weil Schneiderlehrlinge viel Zeit sitzend mit krummem Rücken verbringen mussten. Heute gehen größere Gefahren von Spielekonsolen und Computern aus. Jungs trifft es viermal häufiger als Mädchen.

Charakteristische Veränderungen

Die Symptome von Morbus Scheuermann reichen von leichten Rückenschmerzen bis hin zu schweren Haltungsschäden. Betroffene berichten häufig über Schmerzen im mittleren bis oberen Rückenbereich, die schlimmer werden, wenn sie lange sitzen oder stehen. Der hervorstehende Rücken ist meist sichtbar, die Wirbelsäule wird weniger flexibel. Die Diagnose basiert in der Regel auf einer körperlichen Untersuchung und der Auswertung von Röntgen- oder MRT-Aufnahmen, die die charakteristischen Veränderungen der Wirbelkörper zeigen.

Früh behandeln und vorbeugen

Damit der Rundrücken sich nicht weiter ausbildet, muss er möglichst früh behandelt beziehungsweise verhindert werden. Kinder sollten sich viel bewegen, draußen sein, schwimmen, auf ergonomischen Stühlen arbeiten, nicht zu viel sitzen und nicht ständig mit geneigtem Kopf aufs Handy gucken. Meist reicht Physiotherapie mit gezielten Übungen, die die Kinder auch zu Hause machen müssen. Bei stärkeren Krümmungen wird manchmal ein maßgeschneidertes Korsett verschrieben. Eine Operation, bei der die Wirbelsäule mit Schrauben und Metallplatten aufgerichtet wird, ist erst eine Option, wenn die Betroffenen älter sind und der Rundrücken sehr stark ausgeprägt ist.

Morbus Bechterew

Bei Morbus Bechterew ist die Wirbelsäule chronisch-rheumatisch entzündet, weil das körpereigene Immunsystem die Zellen angreift. Die Erkrankung gehört zu den sogenannten Spondyloarthritiden. Das sind chronische Entzündungskrankheiten im Bereich der Wirbelsäule und in den Gelenken. Morbus Bechterew beginnt oft schleichend und manifestiert sich in der Regel im frühen Erwachsenenalter. Die Rückenkrankheit wird oft erst spät erkannt. Typische Symptome sind anhaltende Rückenschmerzen und Steifigkeit. Beides verstärkt sich im Ruhezustand und lässt nach, sobald man sich bewegt. Die Schmerzen beginnen meist im unteren Rücken und können in die Gesäßregion ausstrahlen. Mit Bewegung und entzündungshemmenden Medikamenten lässt sich die Situation verbessern. Im Krankheitsverlauf gibt es oft abwechselnd sehr schmerzhafte Phasen und dann auch wieder Zeiten ohne Beschwerden.

Schrittweise Versteifung

Eine Besonderheit des Morbus Bechterew ist die schrittweise Versteifung der Wirbelsäule. Dazu kommt es, weil Knochenbrücken zwischen den Wirbeln wachsen und die Beweglichkeit einschränken. Die genaue Ursache ist noch nicht vollständig geklärt. Genetische Faktoren dürften eine wesentliche Rolle spielen, denn bei einem Großteil der Betroffenen ist das HLA-B27-Gen nachweisbar. Das heißt allerdings nicht, dass jeder, der dieses Gen hat, auch erkrankt. Umweltfaktoren und Infektionen können ebenfalls zur Entwicklung der Krankheit beitragen. Bei Frauen verläuft Morbus Bechterew meist milder als bei Männern.

Nicht heil-, aber beeinflussbar

Die Diagnose basiert auf einer Kombination aus bildgebenden Verfahren wie Röntgen und MRT und labormedizinischen Tests. Es ist wichtig, dass die Krankheit so früh wie möglich diagnostiziert wird. Morbus Bechterew ist zwar nicht heilbar, lässt sich aber mit verschiedenen Behandlungen positiv beeinflussen. Dazu gehören physikalische Therapien, Beweglichkeitsübungen, entzündungshemmende Medikamente und in schwereren Fällen biologische Therapeutika. Bestenfalls arbeiten die Patienten regelmäßig mit rheumatologischen und physiotherapeutischen Praxen zusammen. Auch andere Fachärzte und Fachärztinnen sollten einbezogen werden.

SELTENE URSACHEN FÜR RÜCKENSCHMERZEN

Rückenschmerzen, die nicht vom Rücken kommen? Das gibt es tatsächlich. Auch wenn es nicht häufig passiert, sollte man ungewöhnliche Ursachen nie ausschließen, damit nicht in die falsche Richtung behandelt wird. Hier stelle ich Ihnen typische andere Gründe für Beschwerden vor.

HÜFTGELENKARTHROSE

Wenn sich die schützende Knorpelschicht zwischen den Knochen im Hüftgelenk aufreibt, entsteht eine Hüftgelenkarthrose. Bewegungen und Belastungen werden schmerzhaft. Wie andere Arthrosen beginnt die Hüftgelenkarthrose schleichend. Anfangs tritt sie in Schüben auf und macht sich eventuell nur in Form von leichten Beschwerden bemerkbar, die von allein wieder nachlassen. Später nehmen Intensität und Häufigkeit zu. Erste Anzeichen sind Schmerzen im Hüft- und Leistenbereich bei Bewegung. Typischerweise tritt der Schmerz auf, wenn der Oberschenkel nach innen bewegt wird (zum Beispiel, wenn Sie die Beine übereinanderschlagen). Möglicherweise strahlen die Schmerzen weit aus – bis ins Gesäß oder ins Knie. Über Rückenschmerzen klagen Betroffene häufig zu Beginn der Erkrankung. Sie können sich dann schlecht bücken oder drehen und haben das Gefühl, dass ihre Wirbelsäule steifer geworden ist. Eine Hüftgelenkarthrose wird anders behandelt als Rückenschmerzen.

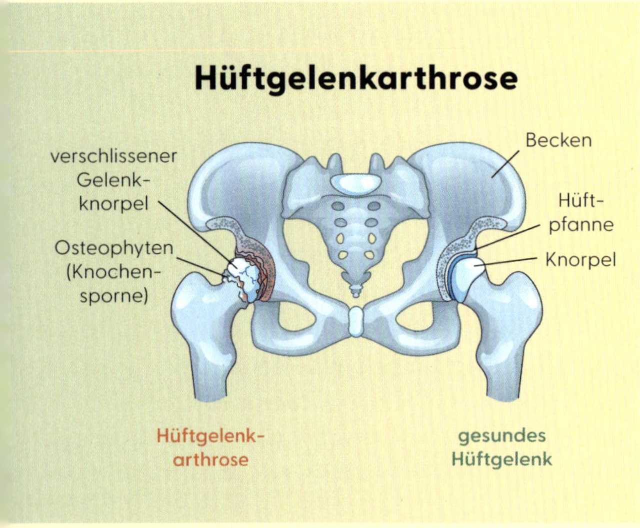

GYNÄKOLOGISCH BEDINGTE URSACHEN

Ob während der Menstruation, in der Schwangerschaft, bei Erkrankungen der inneren Geschlechtsorgane oder bedingt durch die Wechseljahre – bei Frauen gibt es auch einige gynäkologische Ursachen

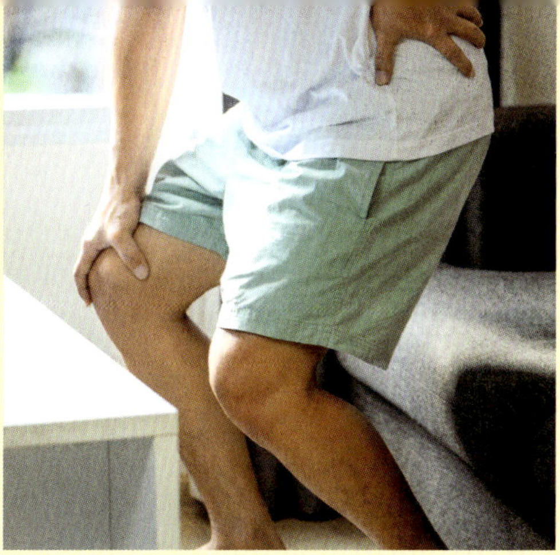

für Rückenschmerzen. Die Gebärmutter kann ihre Lage verändern. Erkrankungen im Bereich des kleinen Beckens, chronische Entzündungen oder gynäkologische Tumore kommen ebenfalls infrage. Meist treten die Schmerzen im Bereich der Lendenwirbelsäule und des Kreuzbeins auf. Anders als orthopädisch bedingte Beschwerden erkennen Sie gynäkologische Ursachen daran, dass sie in der Regel zusammen mit Unterleibsbeschwerden auftreten. Die Schmerzen verändern sich bei Bewegung oder Belastungen nicht, lassen aber im Liegen nach.

NEUROLOGISCH BEDINGTE URSACHEN

Haben Sie manchmal Rückenschmerzen, die in Verbindung mit Kribbeln, Brennen oder Taubheitsgefühlen auftreten und bis in die Beine ausstrahlen? Reagiert die schmerzende Region besonders empfindlich auf Druck und Berührungen? Fühlen die Muskeln sich schwach an? Treten eventuell eine Blasen- und Mastdarmschwäche oder Gefühlsstörungen am After auf? Dann können die Rückenschmerzen eine neurologische Ursache haben. Man spricht dann von sogenannten Neuralgien, also Rückenschmerzen aufgrund von Nervenreizungen. Die Ursachen können zurückliegende Bandscheibenvorfälle, Verletzungen des Rückenmarks, Ischias oder auch eine Gürtelrose sein. Bildgebende Verfahren (Röntgen oder MRT) können Aufschluss über die Ursache geben. Neben Ergo- oder Physiotherapie kommen auch psychologische Hilfen wie autogenes Training oder Entspannungsmaßnahmen infrage.

INFEKTIONSKRANKHEITEN MIT RÜCKENSCHMERZEN

Wenn Infektionen die Bandscheiben und die angrenzenden Wirbelkörper treffen, spricht man von einer Spondylodiszitis. Sie wird meist von Bakterien ausgelöst, kann aber auch durch entzündliche rheumatische Erkrankungen entstehen. Am Anfang treten meist unspezifische Symptome auf – neben Rückenschmerzen zum Beispiel Müdigkeit, nächtliches Schwitzen oder Gewichtsverlust. Später werden die Rückenschmerzen heftiger, insbesondere wenn die Wirbelsäule gestaucht und im Liegen gedreht wird oder wenn man sich aus gebückter Haltung aufrichtet. Schreitet die Erkrankung weiter fort, kommt es zu Vereiterungen, hohem Fieber und manchmal auch zu neurologischen Ausfällen. Im Blut steigen die Entzündungswerte an. Anamnese, neurologische Untersuchungen, Blutuntersuchungen und bildgebende Verfahren gehören zur Diagnose. Je nach Ausprägung wird konservativ, mit Antibiotika oder operativen Maßnahmen behandelt. Die Patienten müssen eine mehrwöchige Bettruhe einhalten. Insgesamt kann die Behandlung länger als ein Jahr dauern.

NOCH MEHR BENEFITS FÜR DEN RÜCKEN

Es gibt eine ganze Menge Dinge, die Sie selbst gegen Ihre Rückenschmerzen tun können. Probieren Sie möglichst viel aus und machen Sie dann regelmäßig, was Ihnen guttut. Das gilt auch für die Ernährungstipps und die Rezepte in diesem Kapitel, mit denen Sie entzündliche Prozesse im Körper eindämmen können.

WAS SIE SELBST SONST NOCH TUN KÖNNEN

Um Beschwerden zu lindern, sollten Sie nicht nur auf Schmerzmittel setzen. Rückengeplagte können zu Hause viel tun, damit es ihnen besser geht. Eine multimodale Selbsttherapie ist enorm wirksam. Ob mit Wärme oder Kälte, Salben und Tinkturen, Bewegung, Muskelentspannung oder gezielten Übungen – die Möglichkeiten sind vielfältig. Probieren Sie ruhig verschiedene Therapien aus.

Wärme und Kälte

Das hört sich erst einmal widersprüchlich an. Wie können so unterschiedliche, ja sogar gegensätzliche Dinge wie Wärme und Kälte gleichermaßen gegen Rückenschmerzen zum Einsatz kommen? Die Antwort ist einfach: In beiden Fällen wirken unterschiedliche Mechanismen auf verschiedene Ursachen und Beschwerden. Zuerst einmal muss man wissen, dass beides altbewährte Hausmittel sind. Sowohl Wärme als auch Kälte haben in der Therapie ihre Berechtigung. Sie werden aber unterschiedlich eingesetzt. Wie genau, erkläre ich Ihnen im Folgenden. Fangen wir mit den Einsatzmöglichkeiten von Kälte an.

Kälte in der akuten Entzündungsphase

Wenn hinter Rückenschmerzen ein eingeklemmter Nerv oder Entzündungen stecken, kann Kälte akute Beschwerden lindern. Die Schmerzen gehen mit kleinen Schäden im Gewebe einher, die nur unter dem Mikroskop sichtbar sind und ansonsten nicht als Verletzungen auffallen. Sie können weder einzelnen Muskeln noch Sehnen, Bändern oder Knorpeln zugeordnet werden, weil sie im gesamten schmerzenden Bereich auftreten. In der Regel stecken fehlerhafte Funktionen dahinter – und die müssen möglichst schnell wiederhergestellt werden. Das geht in den ersten Tagen, also in der Entzündungsphase, am besten mit Kälte.

Denn das ist die Zeit der akuten Entzündung, in der es zu Schwellungen kommt. Würde man jetzt mit Wärme behandeln, würden die Schwellungen sich verstärken, während Kälte sie verhindert. Das kennen Sie vielleicht vom Sport, wenn Verletzungen erst einmal gekühlt werden. „Damit das Gelenk nicht dicker wird", heißt es dann. Kühlpacks beschleunigen den Heilungsverlauf.

Der Hintergrund: Kälte verlangsamt den Stoffwechsel, vermindert die Durchblutung und hat einen entzündungshemmenden Effekt. Allerdings darf man es nicht übertreiben. Wer nach dem Motto „Je länger und je kälter, desto besser" vorgeht, kann sich leicht Erfrierungen zuziehen. Außerdem darf man nicht vergessen, dass Eiswürfel auf dem Rücken Nierenbeschwerden hervorrufen können. Auch da gilt es, nicht zu übertreiben. Schlagen Sie Eiswürfel oder Kühlkompressen immer in ein Tuch ein und nehmen Sie die Kühlung ab, wenn es unangenehm wird. Kühlende Wickel (aus feuchten Tüchern) sollten Sie nicht länger als 10 bis 15 Minuten anwenden. Danach mindestens 1 Stunde pausieren und die Anwendung anschließend gegebenenfalls wiederholen.

Wärme tut gut und hält beweglich

Ist diese akute Phase vorbei, ändern sich die Voraussetzungen. Nach zwei bis drei Tagen mit Kühlungsmaßnahmen ist Wärme das bessere Mittel der Wahl. Denn jetzt geht es darum, die schmerzenden Bereiche gut mit Blut zu versorgen und sie in Bewegung zu halten. Kälte würde die Muskeln in dieser Phase steifer machen, während Wärme sie beweglich hält. Denn sie beschleunigt den Stoffwechsel, weitet die Gefäße und sorgt dafür, dass verspannte oder überlastete Muskelpartien besser durchblutet werden und die Schmerzen nachlassen. Die Muskeln lockern sich, Sehnen und Gelenke werden entlastet. Oft fällt es leichter, sich überhaupt zu bewegen, wenn der Rücken gut gewärmt ist.

Klassische Wärmebehandlungen in der Physiotherapie sind zum Beispiel Fangopackungen. Wer sie selbst zu Hause anwenden will, kann sich fertige Fango- beziehungsweise Moorpackungen kaufen und nach Packungsbeilage anwenden. Eine Wärmflasche hat fast jeder im Haushalt. Ob am Esstisch, am PC oder auf dem Sofa – damit wird es schnell angenehm warm im Kreuz. Heizkissen und Wärmepflaster erfüllen diese Aufgabe ebenfalls. Auch ein warmes Bad, die Sitzheizung im Auto oder eine heiße Dusche wirken entspannend. Wer keine Herzprobleme hat, kann in die Sauna gehen. Mit speziellen Wärmecremes lassen sich auch tiefer liegende Muskeln erreichen.

Wichtig bei allen Maßnahmen: Lassen Sie Ihre Wärmequellen nicht zu heiß werden. Jedes Jahr kommen zahlreiche Patientinnen und Patienten mit Verbrühungen auf der Haut in meine Praxis.

Heiße Rolle

Die sogenannte heiße Rolle wirkt vor allem bei Nacken- und Rückenschmerzen. Sie eignet sich für Menschen, die Wärmebehandlungen am ganzen Körper nicht gut vertragen. Für diese einfache, aber sehr effektive Therapie wickeln Sie ein oder zwei Handtücher zu einer festen Rolle in Trichterform und tauchen diese in heißes Wasser, bis sie etwa zur Hälfte vollgesogen ist. Bitten Sie jemand anders, die feuchtwarme Rolle zunächst vorsichtig mit tupfenden Bewegungen über Ihren Rücken zu führen (Sie selbst legen sich dafür auf den Bauch). Wenn die Rolle etwas abgekühlt ist, wird das Handtuch sanft über die schmerzenden Stellen gerollt. Falten Sie das Handtuch am Schluss auf, um die Restwärme zum Nachruhen zu nutzen.

Heilpflanzen und Kräuter

Heilpflanzen und Kräuter können sowohl in der Küche als auch in Form von äußerlichen Anwendungen schmerzlindernd wirken. Über die Ernährung hemmen sie Entzündungen im Körper (siehe Seite 161 ff.), in Form von Wickeln oder Bädern ziehen Dämpfe der Pflanzenextrakte tief in die Haut ein und wirken dort entzündungshemmend, durchblutungsfördernd und schmerzlindernd. Zu den klassischen Heilkräutern gehören zum Beispiel Rosmarin, Lavendel, Ingwer, Chili, Arnika, Thymian und Kampfer. Als Bad oder Wickel können Sie die Wirkstoffe dieser Heilpflanzen und Kräuter mit Wärme zusammenbringen.

Mein Tipp: Für ein Wannenbad kaufen (gibt es als Badezusatz fertig in der Apotheke) oder zupfen Sie frische Rosmarinblätter (etwa 50 Gramm) und lassen sie in 1 Liter Wasser etwa 30 Minuten köcheln. Danach das Wasser abgießen und die Blätter ins Badewasser legen. Wenn Sie nicht baden wollen, können Sie auch einen Rosmarinwickel aus den abgekochten Blättern machen, indem Sie sie in ein Tuch wickeln und auf die schmerzende Stelle am Rücken legen. Genießen Sie das Rosmarinbad nicht länger als 20 Minuten bei maximal 39 Grad und wenden Sie es nicht vor dem Schlafengehen an, denn das Heilkraut belebt.

Quark- und Kartoffelwickel

Auch um die lindernde Wirkung von Kälte zu nutzen, gibt es Hausmittel aus dem Kühlschrank oder aus der Vorratskammer. Geben Sie Quark ohne Zusätze etwa daumendick in eine umgeschlagene Frischhaltefolie und legen Sie sie 20 Minuten lang auf die schmerzenden Bereiche Ihres Rückens. Quark wirkt abschwellend und entzündungshemmend.

Für einen Kartoffelwickel kochen Sie 10 bis 12 Kartoffeln mit Schale, zerdrücken sie auf einem Baumwolltuch und schlagen sie ein. Damit Sie sich nicht verbrennen, lassen Sie die Kartoffeln abkühlen. Den Kartoffelwickel binden Sie mit einer Decke auf den Rücken (legen Sie sich dafür hin) und lassen ihn 1 Stunde einwirken, während Sie entspannen.

Salben und Tinkturen

Schmerztabletten sind in der Regel sehr effektiv, sie sollten aber nicht dauerhaft genommen werden. Stattdessen kann man auf Salben, Gele, Pflaster oder Tinkturen ausweichen. Häufig sind darin die gleichen Wirkstoffe enthalten wie in Tabletten. Die

Antischmerzmittel aus der Tube wirken deutlich schwächer als Tabletten, da sie über die Haut nicht vollständig eindringen können. Sie sollten deshalb möglichst tief in die Haut hinein gelangen. Lassen Sie sie auf dem Rücken am besten von jemand anders einmassieren.

Sie werden mehrmals täglich äußerlich auf den Rücken aufgetragen und verhindern, dass sich an eventuell verletzten, gereizten oder entzündeten Stellen Hormone (sogenannte Prostaglandine) bilden, die an Nerven Schmerzimpulse auslösen.
Es geht aber auch ohne Chemie. Bei Verspannungen, Blockaden oder anderen leichteren Beschwerden helfen pflanzliche Präparate ohne Nebenwirkungen – zum Beispiel Salben oder Öle mit Arnikaextrakt, die aufgetragen und an den schmerzenden Stellen einmassiert werden. Auch Beinwell, Weidenrinde, Rosmarin, Ingwer und Brennnessel haben schmerzlindernde Wirkung.

Bitte keine Bettruhe

Bei akuten Rückenschmerzen dürfen Sie sich ruhig erst einmal Ruhe gönnen, jedoch keinesfalls längere Bettruhe. Denn im Liegen wird das Problem nicht besser. Im Gegenteil: Die Schmerzen werden stärker. Versuchen Sie, sich trotz Rückenschmerzen zumindest ein bisschen zu bewegen und auch Alltagstätigkeiten beizubehalten. Zur Entspannung zwischendurch eignet sich die sogenannte Stufenlagerung. Das heißt, dass Sie sich flach auf den Rücken legen und die Beine etwas höher lagern – und zwar so, dass im Kniegelenk ein rechter Winkel zwischen Ober- und Unterschenkel entsteht. Sie können dafür ein niedriges Sofa oder mehrere Kissen übereinander nutzen. Wenn Sie auf einer warmen Unterlage liegen, profitieren Sie zusätzlich vom wärmenden Effekt.

Akupressur

Wer bei leichteren Schmerzen nicht sofort zu Schmerzmitteln greifen möchte, kann Beschwerden mit Akupressur lindern. Diese Therapievariante kommt aus der Traditionellen Chinesischen Medizin (TCM). Sie gilt als Vorläufer der Akupunktur und geht von bestimmten Druckpunkten aus, die stimuliert werden. Die sogenannten Akupressurpunkte werden gedrückt, verschoben oder mit sanften Bewegungen umkreist. Instinktiv tun wir das von allein, indem wir an Stellen greifen, wenn sie wehtun, und die massieren, bis der Schmerz nachlässt. Da man schmerzende Bereiche im Rücken selbst nicht erreichen kann, müssen Sie jemanden darum bitten. Zur Unterstützung kann man einen Massageknauf oder einen Akupressurstift mit einer kleinen Kugel nutzen. Eine Akupressurmatte enthält viele kleine Spitzen, die verschiedene Druckpunkte stimulieren, wenn man sich mit dem Rücken darauflegt.

Heilpraktiker, Physiotherapeuten und Ärzte haben häufig Akupressur-Zusatzausbildungen. Dort können Sie sich professionell behandeln lassen; die Kosten tragen Sie in der Regel selbst. Es geht allerdings auch ohne Profis. Jeder kann sich entweder mit einem

Partner oder auch allein mit Akupressur ein bisschen Linderung verschaffen. Man kann dabei nichts falsch machen. Im schlechtesten Fall wirkt die Behandlung nicht, aber sonst gehen Sie kein Risiko ein.

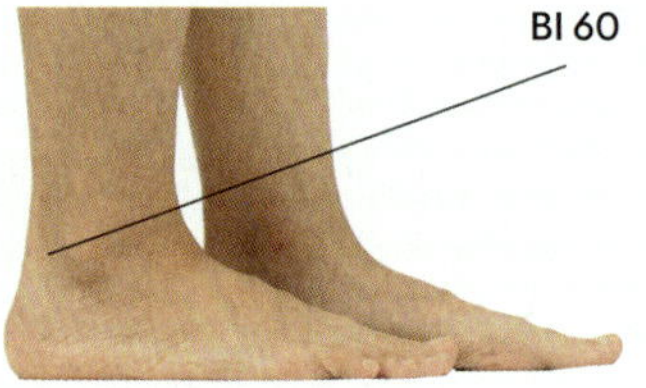

Rückenakupressur selbst gemacht

Mit einem Partner geht es am besten: Wärmen Sie den Rücken vor der Akupressur mit einem warmen Umschlag auf. Der Partner massiert dann mit den Daumen die Muskelstränge neben der Wirbelsäule – und zwar von oben nach unten. An den schmerzenden Stellen drückt er kurz und streicht im unteren Rücken mehrmals Richtung Gesäß. Das Kreuzbein und die Lendenwirbelsäule werden ebenfalls ein paar Minuten lang massiert. Dabei streicht der Partner die Schmerzpunkte vorsichtig nach außen.

Wer allein etwas tun möchte, kann das auch, ohne den eigenen Rücken zu erreichen. Dafür müssen Sie die Punkte kennen, die Schmerzen im unteren Rücken zugeordnet sind. Die heißen Bl 60, Bl 64 und GB 21. Das lässt sich auch gut nebenbei machen – zum Beispiel vor dem Fernseher oder auf dem Sofa beim Lesen.

Der Akupressurpunkt Bl 60 am Fuß wirkt der Lehre der Traditionellen Chinesischen Medizin zufolge auf Schmerzen an der gesamten Wirbelsäule und bei Nackenbeschwerden, die von der Halswirbelsäule kommen. Er liegt hinter dem äußeren Fußknöchel und vor der Achillessehne. Drücken Sie an beiden Füßen jeweils 1 bis 2 Minuten darauf. Der Punkt Bl 64 befindet sich ebenfalls am Fuß, aber auf der Seite am Fußrand. Dort liegt etwa in der Mitte eine kleine Mulde, die man fühlen kann. Drücken Sie die mit einem Finger 30 Sekunden leicht in Richtung Zehen. Das lindert neben Rücken- auch Kopf- und Nackenschmerzen.

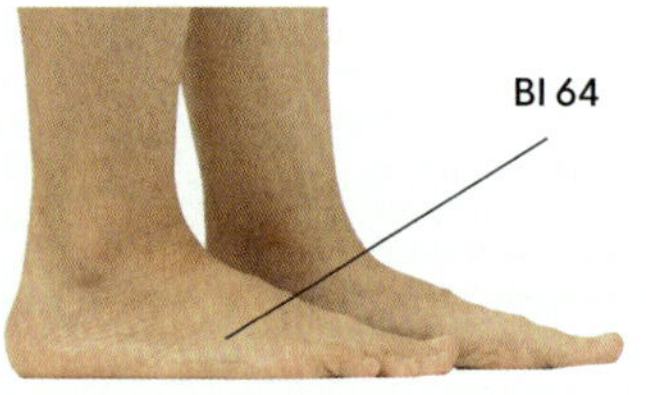

Die Punkte GB 21 liegen jeweils etwa in der Mitte der Schultern. Dort gibt es eine leichte Vertiefung, die man ertasten kann. Druck auf diese beiden Punkte mithilfe der Finger (jeweils 1 bis 2 Minuten) entspannt die Nackenmuskulatur und bessert Schulter- oder Rückenschmerzen.

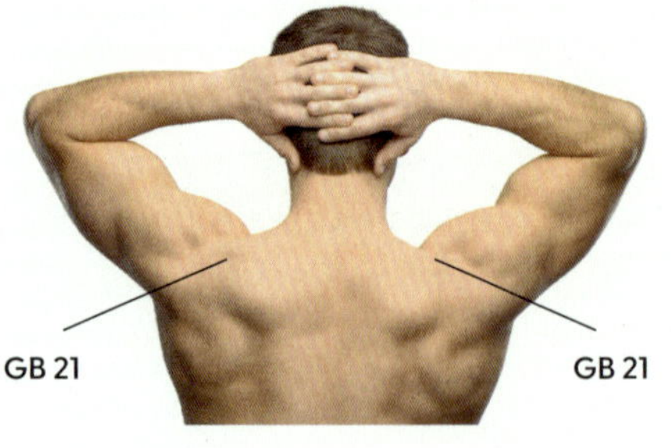

Taping

Sanfter Druck schafft Abhilfe. Das ist das Prinzip des sogenannten Tapings. Vielleicht haben Sie die elastischen Klebebänder schon bei Sportlerinnen und Sportlern am Knie, auf dem Oberschenkel, an der Wade oder auf dem Rücken gesehen. Sie sind in den letzten Jahren sehr populär geworden, obwohl es sie schon mehr als vierzig Jahre lang gibt. Ein japanischer Arzt und Chiropraktiker entwickelte die Tapes in den Siebzigerjahren des letzten Jahrhunderts, um Schmerzen von Sportlern auf natürliche Weise zu lindern. Seine ersten Patienten waren Sumo-Ringer.

Unter Bezeichnungen wie Kinesio-, Medi- oder Aku-Tapes gibt es die bunten Pflasterstreifen zu kaufen. Am Rücken kommen sie in verschiedenen Bereichen (Brust- und Lendenwirbelsäule, zwischen den Schulterblättern und am Nacken) zum Einsatz und helfen unter anderem bei einem Hexenschuss, bei Muskelverspannungen, Versteifungen, Schwellungen und Entzündungen nach Verletzungen. Das Prinzip dabei: Die atmungsaktiven Streifen werden fest auf die Haut geklebt (die Muskulatur ist dabei angespannt). Sie folgen Muskelstrukturen, Nervensträngen und Bändern. Sobald die beklebte Region sich entspannt, wird die Haut leicht angehoben, sodass die entsprechenden Stellen besser durchblutet und Schmerzen gelindert werden. Der Effekt ist so ähnlich wie bei einer leichten Massage, hält aber dauerhaft an, solange das Tape auf der Haut klebt. Die Betroffenen können sich besser bewegen. Tapes können bis zu zwei Wochen auf der Haut bleiben. Sie dürfen damit Sport treiben und duschen. Auch eine leichte Massage überstehen die Bänder.

Häufig bekommen Patienten ihre ersten Tapes vom Orthopäden oder in einer Physiopraxis. Man kann sie aber auch in der Apotheke oder online kaufen und selbst zu Hause anwenden, wenn man sich vorher zeigen lässt, wie sie angelegt werden. Bevor geklebt wird, sollte die Haut sauber und trocken sein. Aus meiner Erfahrung kann ich sagen, dass die Farbe keine Rolle für den Behandlungserfolg spielt. Suchen Sie sich einfach eine Farbe aus, die Ihnen gefällt.

Stretching

Sind die Rückenschmerzen muskulär bedingt, ist das sogenannte Stretching eine einfache und ohne weitere Hilfsmittel anwendbare Methode, um Verspannungen zu lösen. Mit Stretching ist nichts anderes gemeint als das klassische Dehnen. Es eignet sich für zwischendurch und um eventuell den Einstieg in Bewegungsprogramme zu erleichtern. Sie können bereits damit beginnen, während Sie noch schmerzlindernde Medikamente nehmen und andere Übungen noch nicht infrage kommen. Fangen Sie mit folgenden Übungen an:

Fersensitz

Gehen Sie in den Vierfüßlerstand und senken Sie das Gesäß möglichst bis auf die Fersen. Dabei legen Sie Ihren Oberkörper auf den Oberschenkeln ab. Versuchen Sie, mit dem Kopf den Boden zu berühren. Die Arme strecken Sie möglichst lang nach vorne aus, sodass Sie im Rücken die Dehnung spüren. Halten Sie die Position 30 Sekunden.

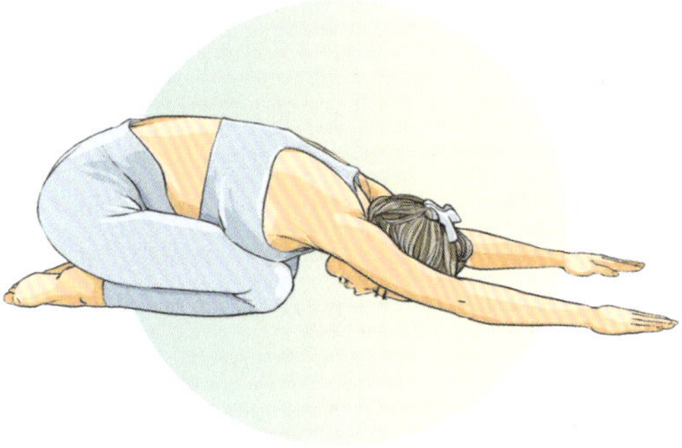

Katzenbuckel

Um die Muskulatur an der Wirbelsäule zu dehnen und zu stärken, gehen Sie in den Vierfüßlerstand und stellen die Hände schulterbreit mit geraden Ellenbogen auf. Drücken Sie den Rücken nach oben, sodass er rund wird wie der einer Katze, die einen Buckel macht. Ziehen Sie dabei das Kinn zur Brust. Dann gehen Sie ins Hohlkreuz und legen den Kopf in den Nacken. Absolvieren Sie die Bewegungsabläufe langsam und machen Sie 10 Wiederholungen.

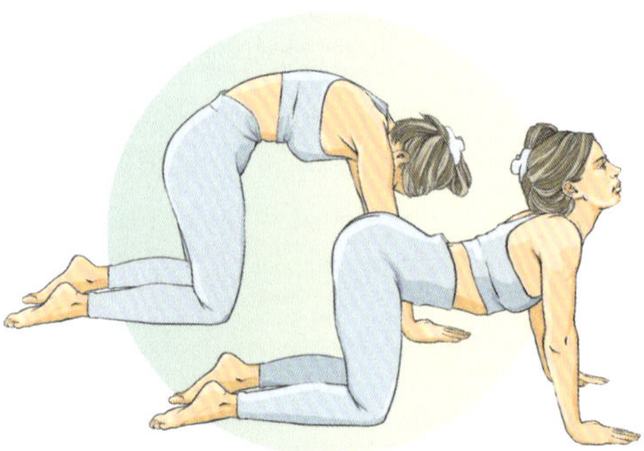

Rückenstrecker

Begeben Sie sich in die Rückenlage und winkeln Sie die geschlossenen Beine an. Dann kippen Sie die Beine nach rechts und legen sie auf dem Boden ab. Die Arme sind zur Seite gestreckt. Halten Sie die Position etwa 15 Sekunden. Dann wird die Seite gewechselt und ebenfalls 15 Sekunden gehalten. Den Wechsel wiederholen Sie 5-mal.

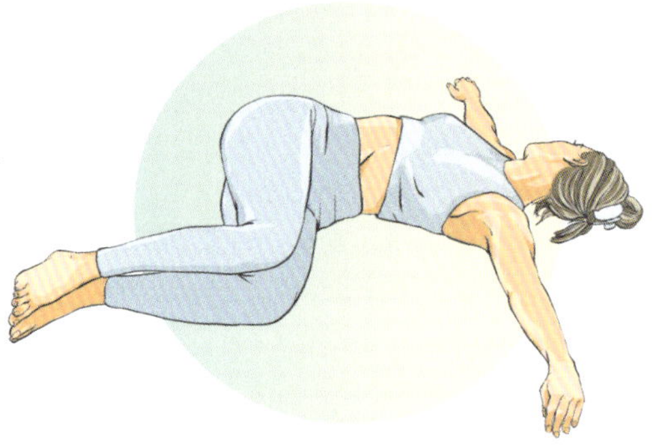

Cupping und Schröpfen

Während das Schröpfen als Therapie eine sehr alte Heilmethode ist, die schon vor 5000 Jahren in der chinesischen Medizin angewendet wurde, gilt Cupping (das englische Wort für Schröpfen) als neue Erfindung auf der Basis alter Erkenntnisse. Beide Methoden funktionieren nach dem gleichen Prinzip: Mithilfe eines Glases oder eines Kunststoffgefäßes mit Saugglocke wird ein Unterdruck erzeugt, der die Haut anhebt. Das verbessert die Durchblutung des Bindegewebes und wirkt schmerzlindernd. Während man früher glaubte, damit Körpersäfte ins Gleichgewicht zu bringen, weiß man heute um die Wirkung auf die Faszien, in denen sich Nervenenden und Rezeptoren befinden, deren Beschaffenheit beeinflussbar ist. Vor allem bei Nacken- und Rückenschmerzen ist Schröpfen beziehungsweise Cupping sehr wirksam. Eine professionelle Behandlung kostet etwa 70 Euro. Anders als bei verschiedenen Schröpftechniken (zum

Beispiel mit Gläsern, bei denen der Unterdruck durch Erwärmung entsteht oder bei denen die Haut vorher leicht angeritzt wird) eignet sich das moderne Cupping mit Silikonglocken auch für die Selbstanwendung. Dafür drücken Sie das Silikongefäß einfach zusammen, setzen es auf die Haut und lassen es los, um es dann 3 bis 5 Minuten wirken zu lassen. Konkrete Anordnungen der Saugglocken bei bestimmten Rückenschmerzen finden Sie in den Kapiteln über die einzelnen Quadranten ab Seite 48.

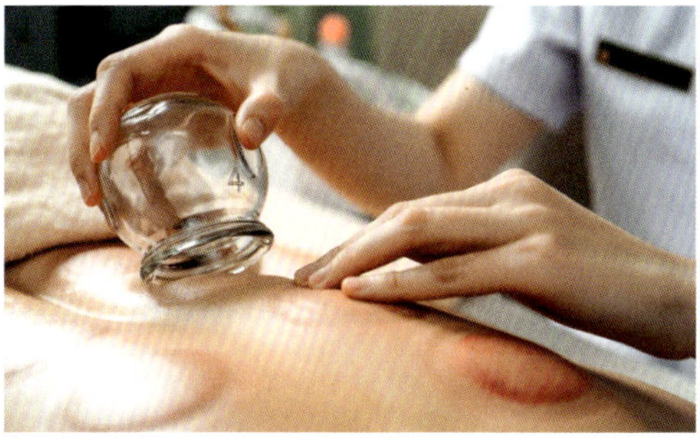

Faszienrolle

Nicht nur Muskeln, Sehnen oder Gelenke können Rückenschmerzen verursachen. Auch die Faszien gelten als mögliche Ursache für Beschwerden. Die elastischen Bindegewebsstrukturen befinden sich im ganzen Körper. Sie umgeben Muskeln, Knochen, Sehnen und Organe wie ein Netz und sorgen für Stabilität und Haltung. Um ihre Aufgaben zu erfüllen, müssen sie möglichst beweglich und dehnbar sein. Geht die nötige Elastizität verloren, weil die Faszien zu wenig bewegt oder fehlbelastet werden, verdrehen, verfilzen oder verkleben sie. Auch Stress kann eine Ursache dafür sein. Das Gewebe reißt ein und Nervenzellen werden gequetscht. Beides führt zu Schmerzen. Zur Behandlung gibt es verschiedene Ansätze. Physiotherapeuten und Osteopathen mit Zusatzausbildung lösen die Faszien am Rücken mit bestimmten Handgriffen. Zu Hause kann aber auch jeder selbst etwas tun. Dabei kommt die Faszienrolle zum Einsatz, die es möglich macht, sich den Rücken selbst zu massieren. Das wirkt nicht nur entspannend, sondern verbessert auch die Flüssigkeits- und Nährstoffversorgung. Die Rollen setzen sich aus einem harten Kern und einer Ummantelung aus Schaumstoff zusammen. Eventuell lassen Sie sich die richtige Anwendung erst einmal von einem Experten zeigen. Wenn die Übungen Wirkung zeigen, lohnt es sich, eine eigene Faszienrolle oder einen entsprechenden Ball anzuschaffen. Hier zeige ich Ihnen drei gute Übungen mit der Faszienrolle für den Rücken:

Für den oberen Rücken

Legen Sie sich auf eine Yogamatte und positionieren Sie die Rolle unterhalb der Schulterblätter. Die Beine sind angewinkelt. Die Füße stehen auf dem Boden. Nun bewegen Sie sich langsam vor und zurück, sodass Sie mit der oberen Wirbelsäule über die Faszienrolle rollen.

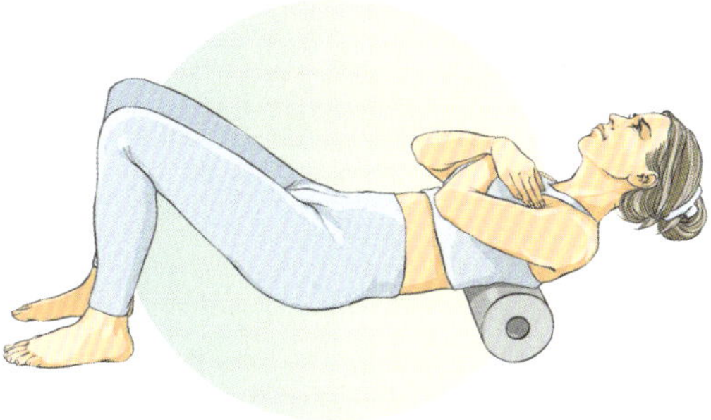

Für den unteren Rücken

Für diese Übung legen Sie die Faszienrolle unters Steißbein und stützen sich auf den Unterarmen ab. Die Füße stehen ebenfalls auf dem Boden. Rollen Sie nun vom Steißbein über die Lendenwirbelsäule bis zur Brustwirbelsäule und wieder zurück.

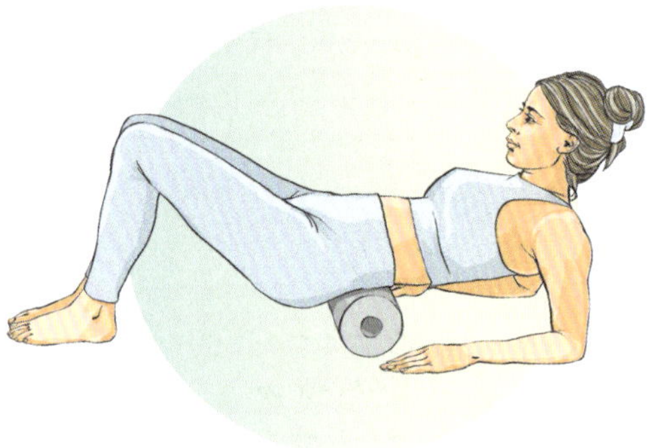

Für die Schulter

Für Muskelverhärtungen und Verklebungen in den Schultern eignet sich ein Faszienball besser als eine Rolle. Legen Sie den Ball unter (oder in die Nähe) des Schulterblattes, also dahin, wo es wehtut. Erzeugen Sie Druck, indem Sie tief einatmen. Verringern Sie die Last, indem Sie die Luft langsam herauslassen. Trainieren Sie alle 2 bis 3 Tage 10 bis 15 Minuten mit Rolle oder Ball.

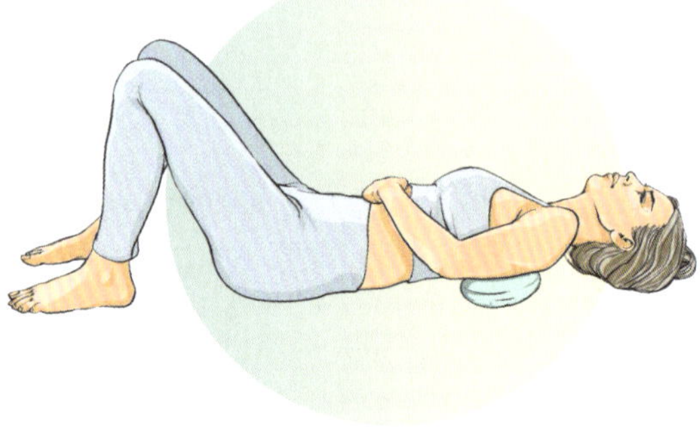

Triggerpunktmassage (Triggern)

Bei dieser speziellen Druckmassage handelt es sich um eine andere Form der Akupressur. Es geht ebenfalls darum, mit Druck Schmerzen zu lindern. Ärzte, Heilpraktiker, Osteopathen und Physiotherapeuten tasten nach Verhärtungen im Gewebe, die entstehen, wenn die Muskelfunktionen durch Fehlbelastungen, Unter- oder Überforderung gestört sind. Diese Punkte sind das Zentrum der verkrampften Muskulatur. Sie werden Triggerpunkte genannt und sind für eine Vielzahl von Muskel- und Faszienschmerzen verantwortlich. Sie verursachen nicht nur an den Stellen Schmerzen, an denen sie sich befinden, sondern auch in Bereichen, die woanders liegen. So kann zum Beispiel die Quelle für Rückenschmerzen in der Bauchmuskulatur liegen. Oder die Nackenmuskulatur verursacht Kopfschmerzen. Das muss der Therapeut erkennen.

Wer Triggerpunkte am Rücken oder im Gesäßbereich selbst behandeln möchte, kann einen Tennisball zu Hilfe nehmen und ihn kräftig über die schmerzenden Punkte rollen. Wenn Sie bestimmte Stellen am Rücken nicht selbst erreichen können, legen Sie sich auf den Ball und rollen Sie mit dem schmerzenden Bereich darüber (auch dazu finden Sie bei den einzelnen Quadranten ab Seite 48 Anregungen).

TENS/EMS

TENS ist die Abkürzung für einen komplizierten Namen: Transkutane Elektrische Nervenstimulation. Das heißt, dass Schmerzen mit elektrischen Impulsen bekämpft werden.

Dafür befestigt man Elektroden auf dem Rücken, die Strom übertragen. Dieser Strom reizt die Nerven im Gewebe und unterbricht die Schmerzweiterleitung zum Gehirn beziehungsweise dämpft die Schmerzwahrnehmung. Ergänzend gibt es noch eine weitere Methode: EMS steht für Elektrische Muskelstimulation und bewirkt, dass Muskeln sich zusammenziehen und wieder gelockert werden. Die erwünschten Folgen sind vielfältig: Entspannung, stärkere Durchblutung, ein verbesserter Stoffwechsel in der schmerzenden Region, Entkrampfung und Straffung des Gewebes. Es gibt die Geräte einzeln oder als Kombination TENS/EMS zu kaufen. Für Rücken und Nacken stehen Geräte mit Gel-Pads oder Rückengürtel zur Verfügung. In manchen Fällen übernehmen die Krankenkasse die Miete solcher Geräte. Man kann sie aber auch selbst kaufen.

Beide Methoden sind in der Schmerztherapie relativ bekannt und eignen sich zur Selbstanwendung bei Rückenschmerzen, da es so gut wie keine unerwünschten Nebenwirkungen gibt. TENS wendet man zur Linderung von Schmerzen an. Die EMS-Methode kommt zum Einsatz, wenn es darum geht, Muskeln zu trainieren. Wichtig zu wissen: In der Schwangerschaft, bei Epilepsie, akuten Entzündungen oder bei Menschen mit einem Herzschrittmacher sollte die Methode nicht angewendet werden.

Progressive Muskelentspannung

Unter Stress spannen wir die Muskeln häufig an, ohne dass es dafür einen Grund gibt. Dieser Zustand dauert dann viel zu lange. Die Muskulatur braucht eigentlich eine Pause, doch der Stress lässt nicht nach. Wer stundenlang unter Druck steht, verspannt leicht. Chronische Rückenschmerzen gehen häufig mit Verspannungen der Rückenmuskulatur einher. Die progressive Muskelentspannung nach Jacobson setzt an diesem Punkt an. Der amerikanische Arzt und Physiologe Edmund Jacobson entwickelte sie bereits in den dreißiger Jahren des vorigen Jahrhunderts, als er den Zusammenhang zwischen muskulöser Verspannung und psychischen Problemen erkannt hatte. Bei dieser Entspannungsmethode geht es um bewusste aktive Wechsel zwischen An- und Entspannung. Es ist kein rein mentales Verfahren, um zur Ruhe zu kommen. Wer damit arbeitet, muss selbst etwas tun, um bewusstes Lockerlassen zu lernen.

So geht's: Ziehen Sie sich für mindestens 20 Minuten zurück in einen Raum, in dem Sie ungestört sind. Wenn möglich, legen Sie sich hin; es geht aber auch im Sitzen. Nun spannen Sie verschiedene Muskelgruppen einige Sekunden lang an und lockern sie danach wieder. Die Entspannungsphase sollte länger (ruhig bis zu 20 Sekunden) sein als die der Anspannung. Sie können zum Beispiel mit den Händen anfangen, dann mit den Armen, Beinen oder Füßen weitermachen. Als Rückenpatient sollten Sie den Schwerpunkt auf die unteren Rückenmuskeln legen. Je kräftiger Sie die Muskulatur anspannen, desto besser können Sie die beruhigende Wirkung des Lockerlassens spüren.

Wenn Sie die progressive Muskelentspannung eine Weile gemacht haben, werden Sie feststellen, dass Sie schneller und effektiver zur Ruhe kommen. Sie werden bald in der Lage sein, Ihren Körper innerhalb von einigen Minuten komplett zu entspannen. Das hilft Ihnen, nicht nur körperlich, sondern auch mental loslassen zu können.

Dehnen und kräftigen

Das optimale Rückentraining ist eine Mischung aus Dehnen und Kräftigen. Am besten machen Sie beides. Vor allem gegen Verspannungen in Nacken, Rücken und Schultern, die durch langes Sitzen am PC entstehen, helfen regelmäßige Dehnübungen, die gleichzeitig die Beweglichkeit fördern. Bei einseitigen Tätigkeiten und vielen Stunden ohne Unterbrechung am Schreibtisch verspannen sich die Muskeln nicht nur, sondern sie verkürzen sich auch. Das führt zu Blockaden, die durch gezieltes Dehnen gelöst werden können. Neben den Stretchübungen „Fersensitz", „Katzenbuckel" und „Rückenstrecker" in diesem Kapitel auf Seite 147/148 finden Sie weitere Anregungen für Dehnübungen gegen Rückenschmerzen bei den einzelnen Quadranten ab Seite 48.

Um den Rücken zu kräftigen und Muskeln zu erreichen, die sonst kaum genutzt werden und deshalb sehr schwach sind, brauchen Sie andere Übungen:

Vierfüßlerstand

Im Vierfüßlerstand führen Sie zuerst den linken Arm gestreckt nach vorne und das rechte Bein nach hinten. Arm, Bein, Kopf und Rumpf sollten dabei eine Linie bilden. Richten Sie den Blick auf den Boden und spannen Sie die Bauchmuskulatur an. Halten Sie die Position 10 bis 15 Sekunden, bevor Sie die Seite wechseln (insgesamt 6-mal).

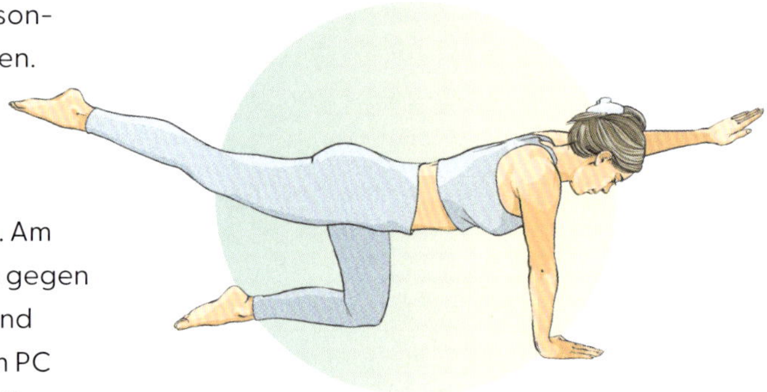

Rumpfheber

Legen Sie sich flach auf den Bauch. Spannen Sie die Rücken-, Bauch- und Pomuskulatur fest an und heben Sie den Oberkörper hoch. Die Arme strecken Sie lang nach vorne; der Blick ist auf den Boden gerichtet. 10 bis 15 Sekunden halten, kurze Pause und das Ganze 6-mal wiederholen.

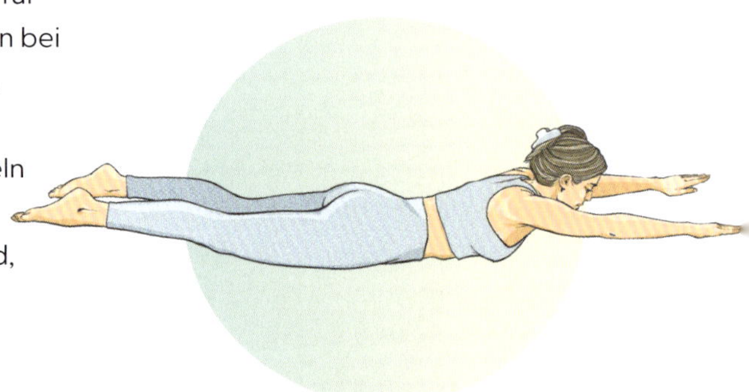

Beckenheber

Für diese Übung legen Sie sich auf den Rücken und stellen die Füße mit der ganzen Sohle auf. Die Arme liegen neben dem Körper auf der Matte. Nun heben Sie das Becken langsam hoch, bis der Körper zwischen Schultern und Knien eine gerade Linie bildet. Halten Sie die Position 10 bis 15 Sekunden und senken Sie das Becken dann wieder ab – 6 Wiederholungen.

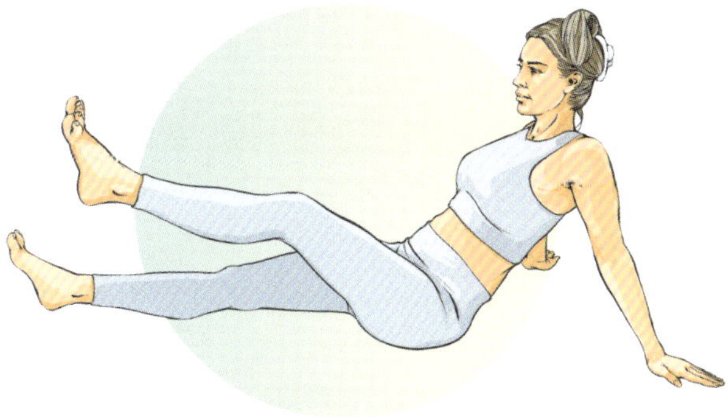

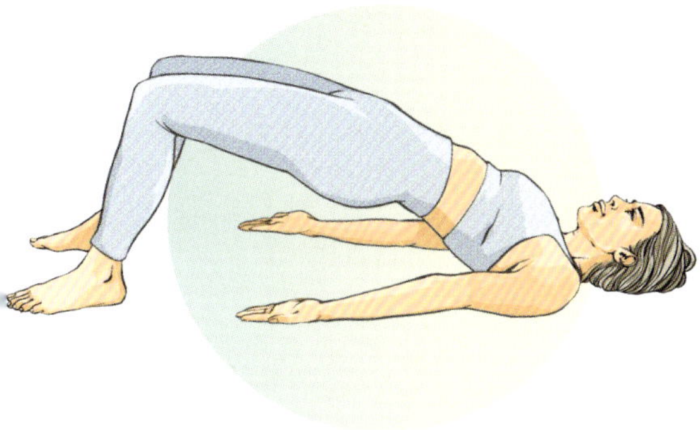

Schere

Um die untere Rückenmuskulatur zu trainieren, setzen Sie sich auf den Boden und heben die gestreckten Beine an. Die Hände werden hinter dem Oberkörper abgestützt; der Körper ist leicht nach hinten geneigt. Jetzt scheren Sie die Beine 10- bis 20-mal unter- und überkreuz. Dann machen Sie eine Pause und wiederholen das Scheren 3-mal. Zusätzlich zu gezielten Dehnungs- und Kräftigungsübungen sollten Sie sich natürlich auch sonst häufig und vielseitig bewegen.

Wenn der Schmerz nicht nachlässt

Wenn Sie keine neurologischen Beeinträchtigungen haben (zum Beispiel Blasen- oder Mastdarmprobleme, Muskelschwäche oder Empfindungsstörungen wie Kribbeln und Taubheitsgefühle), steht der Anwendung von Selbsthilfeübungen nichts im Wege. Wenn die hier vorgestellten Maßnahmen und Übungen jedoch keine Besserung bringen, sollten Sie eine Facharztpraxis aufsuchen. Bei Verdacht auf einen Notfall brauchen Sie sofort ärztlichen Rat und sollten umgehend ins Krankenhaus. Im Zweifelsfall ist es immer besser, medizinische Hilfe in Anspruch zu nehmen, als abzuwarten. Die meisten Beschwerden klingen innerhalb von sechs Wochen ab. Halten sie länger an, sollten sie ebenfalls ärztlich abgeklärt werden. Auch bei leichten Schmerzen, die regelmäßig auftreten und dann von selbst verschwinden, ist es sinnvoll, eine ganzheitlich orientierte Orthopädiepraxis aufzusuchen.

PROBLEME BEGINNEN OFT SCHON IN DER KINDHEIT

Rückenschmerzen sind ein typisches Problem von Erwachsenen? Keineswegs, auch Kinder und Jugendliche haben damit zu kämpfen. Vor allem Bewegungsmangel, Übergewicht und schlechte Haltung tragen dazu bei. Manchmal spielen auch Kummer und Sorgen eine Rolle.

Die Orthopädie ist ein medizinisches Fachgebiet, das sich ursprünglich mit der Erziehung und Behandlung von Kindern beschäftigte. Sie findet ihre Wurzeln in den griechischen Wörtern „orthos" für „gerade" und „paideia" für „Erziehung". Eine korrekte Körperhaltung sollte schon früh gefördert und Fehlstellungen zeitig korrigiert werden. Bereits bei den Hippokratikern gab es Belege für die Behandlung deformierter Gelenke. Aber erst im 18. Jahrhundert prägte der Pariser Kinderarzt Nicolas Andry den Begriff „Orthopädie". In seinem 1741 veröffentlichten einflussreichen Werk „Orthopaedia" definierte er die Orthopädie als Prophylaxe und konservative Behandlung körperlicher Deformitäten, insbesondere bei Kindern. Er verglich einen Orthopäden mit einem Gärtner, der ein krumm gewachsenes Bäumchen an einen stabilen Pfahl bindet, damit es gerade wächst. Dieser bildhafte Vergleich hat sich tief in das Selbstverständnis der orthopädischen Fachgesellschaften eingeprägt und symbolisiert bis heute die Kernziele der Orthopädie: Fehlstellungen korrigieren beziehungsweise verhindern und alle körperlichen Funktionen erhalten. Heute spielt die Prävention leider nur noch selten eine Rolle. So steigt das Risiko für spätere Rückenschmerzen.

Schlechte Haltung

Kinder, die in schlechter Haltung sitzen, stehen und gehen, belasten ihre Wirbelsäule ungleichmäßig. Verbringen sie dann noch viel Zeit am Computer und anderen mobilen Geräten, neigen sie oft dazu, sich vorzubeugen, was den Druck auf die untere Wirbelsäule erhöht. Die physiologische Entwicklung der Wirbelsäule wird verändert. Es kommt zu muskulären Dysbalancen. Denn dabei werden einige Muskeln über- und andere unterbeansprucht, was wiederum die Belastung auf bestimmte Knochenstrukturen erhöht. Langfristig kann diese muskuläre Dysbalance dazu beitragen, dass bestimmte Knochen stärker ausgeprägt werden oder sich sogar Fehlstatiken entwickeln – wie zum Beispiel Skoliosen, also seitliche Verkrümmungen der Wirbelsäule.

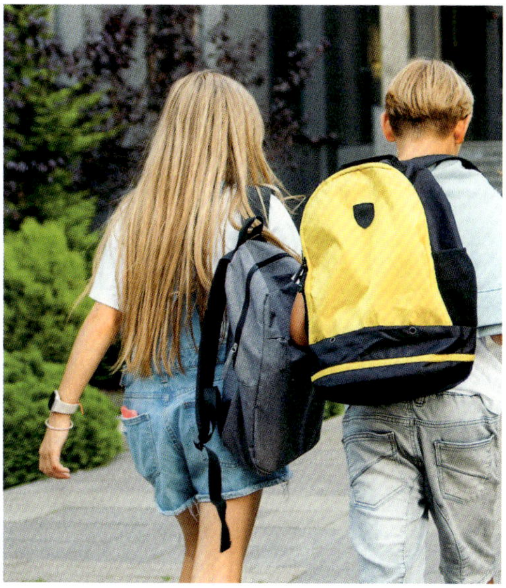

Mangel an Bewegung

Kinder müssen sich viel bewegen – unter anderem, um Muskeln aufzubauen, die die Wirbelsäule unterstützen. Andernfalls besteht die Gefahr, dass einzelne Muskelgruppen sich nicht gleichmäßig entwickeln und sogenannte muskuläre Dysbalancen entstehen. Dann ist eine Seite des Körpers stärker oder schwächer als die andere, was wiederum die Haltung und die Belastung der Wirbelsäule negativ beeinflusst.

Übergewicht und Fettleibigkeit

Die Weltgesundheitsorganisation (WHO) schlug bereits Alarm. In Europa sind ein Drittel aller Kinder viel zu dick. Übergewicht übt zusätzlichen Druck auf die Wirbelsäule und die Gelenke aus, was das Risiko für Rückenschmerzen erhöht. Eine ausgewogene Ernährung und regelmäßige Bewegung sind für ein gesundes Gewicht unerlässlich.

Unangemessene Rucksäcke

Wenn Kinder schwere Rucksäcke – insbesondere einseitig auf der Schulter – tragen, belasten sie ihre wachsenden Körper erheblich. Eine solche asymmetrische Belastung kann zu einer Verschiebung der natürlichen Haltung führen. Die Wirbelsäule und die umgebenden Muskeln geraten regelrecht in Stress. Auf Dauer führt das nicht nur zu Rückenschmerzen, sondern stört auch die Entwicklung einer gesunden Wirbelsäulenstruktur. Ein schwerer Rucksack zwingt das Kind, sich nach vorne zu beugen, um das zusätzliche Gewicht auszugleichen, was zu einer ungünstigen Belastung der unteren Wirbelsäule führt. Das Gewicht eines Rucksacks sollte nicht mehr als 10 bis 15 Prozent des Körpergewichts betragen. Außerdem muss der Rucksack richtig getragen werden. Das Kind sollte beide Schultergurte nutzen, um das Gewicht gleichmäßig

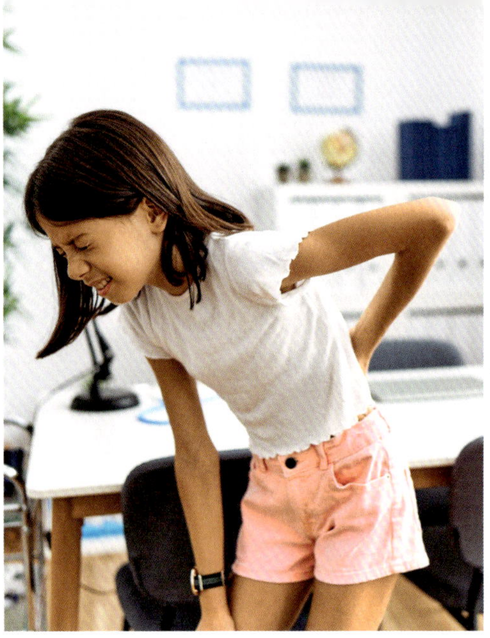

auf beide Seiten zu verteilen. Ergonomisch gestaltete Rucksäcke mit gepolsterten, verstellbaren Gurten und einem gepolsterten Rückenteil helfen, den Druck auf Schultern und Rücken zu verringern.

Verletzungen und Unfälle

Ob Stürze oder Sportverletzungen – akute Rückenschmerzen bei Kindern sind oft die Folge von Unfällen. Werden sie nicht richtig behandelt, führt das möglicherweise langfristig zu Problemen mit dem Rücken. Deshalb ist es wichtig, bei Verdacht auf eine ernsthafte Verletzung medizinische Hilfe in Anspruch zu nehmen. Kleinere Beschwerden vergehen normalerweise innerhalb von ein paar Tagen von allein.

Psychosozialer Stress

Viele Kinder leiden unter Stress. Ob Sorgen in der Familie, in der Schule oder im Freundeskreis – emotionale Belastungen können sich körperlich manifestieren und auch zu Rückenschmerzen führen. Denn wer häufig unter Druck steht, ist meist auch körperlich angespannt. Im Rahmen einer Langzeitstudie des Robert-Koch-Instituts gaben mehr als drei Viertel aller Kinder und Jugendlichen zwischen 11 und 18 Jahren an, in den letzten 3 Monaten unter Schmerzen gelitten zu haben; die Hälfte von ihnen nannte Rückenschmerzen. Unterstützende Gespräche und gegebenenfalls professionelle Hilfe können in solchen Fällen entlastend wirken. Eltern sollten überdenken, ob sie eventuell zu hohe Erwartungen an ihr Kind haben. Jedes Kind geht anders mit Druck um. Auch wenn Sie es gut meinen, können Sie Ihr Kind auch überfordern.

Unterernährung und Vitaminmangel

Unterernährung, die zu einem Mangel an wichtigen Vitaminen und Mineralien führt, kann die Entwicklung und Gesundheit von Kindern stark beeinträchtigen. Das gilt vor allem für einen Mangel an Vitamin D, denn das „Sonnenvitamin" ist unter anderem für Zähne, Knochen und Immunsystem unentbehrlich. Sind die Knochen und die Muskulatur zu schwach, steigt nicht nur das Risiko für Brüche und Deformationen, sondern auch für langfristige Haltungsschäden und Probleme mit dem Rücken. Eltern sollten auf eine ausgewogene Ernährung achten, die reich an essenziellen Vitaminen und Mineralien ist, und dafür sorgen, dass ihre Kinder viel raus an die frische Luft kommen. Ob ein Kind Vitamin D als Nahrungsergänzungsmittel in Form von Tropfen oder Tabletten nehmen sollte, entscheiden Kinderärztinnen und -ärzte.

SPORT UND RÜCKENSCHMERZEN

Sport ist in der Regel eine sehr gute Maßnahme gegen Rückenschmerzen und in den meisten Fällen besser, als gar nichts zu tun. Doch längst nicht alles ist für Untrainierte geeignet. Lesen Sie hier, was dem Rücken guttut und warum Sie beim Gewichtheben, Boxen oder Rudern erst einmal vorsichtig sein sollten und dann unbedingt auf die richtige Technik achten müssen.

Erst einmal vorweg: Sport ist grundsätzlich gesund. Nicht nur das Herz-Kreislauf-System, die Muskeln und das Gewicht profitieren davon, sondern der ganze Körper. Allerdings darf man nicht vergessen, dass Sport tatsächlich auch Rückenschmerzen verursachen kann. Wer Übungen falsch ausführt oder sich nicht richtig vorbereitet, riskiert Verletzungen. So erhöhen beispielsweise Sportarten wie Gewichtheben, manche Leichtathletikdisziplinen, Mannschafts- beziehungsweise Ballsportarten und alles, was die Wirbelsäule stark belastet oder abrupte Bewegungen erfordert, das Risiko. Hinzu kommt: Wer eine Fehlstatik hat, die im täglichen Leben gar nicht auffällt, belastet beim Sport möglicherweise bestimmte Körperteile, sodass bereits leichte körperliche Aktivitäten zu Schmerzen oder Verletzungen führen. Ist die Fehlstatik ausgeprägt, stehen die Wirbelsäule und die umliegende Muskulatur unter einer unnatürlichen Spannung. Die Gefahr von Überlastungen und Schmerzen steigt.

Solche Argumente dürfen aber nicht als Ausrede genutzt werden, um überhaupt keinen Sport zu betreiben. Im Zweifelsfall ist es besser, sich mit Sportarten fit zu machen, die nicht unbedingt rückenfreundlich sind, aber einem Spaß machen. Denn sobald einem Bewegung langweilig erscheint, hört man schnell wieder auf. Zum Glück ist vieles möglich, wenn man es langsam angeht, ausreichend Muskeln aufbaut und die rückenfeindlichen Tücken bestimmter Sportarten kennt. Sehen wir uns die einzelnen Sportarten genauer an:

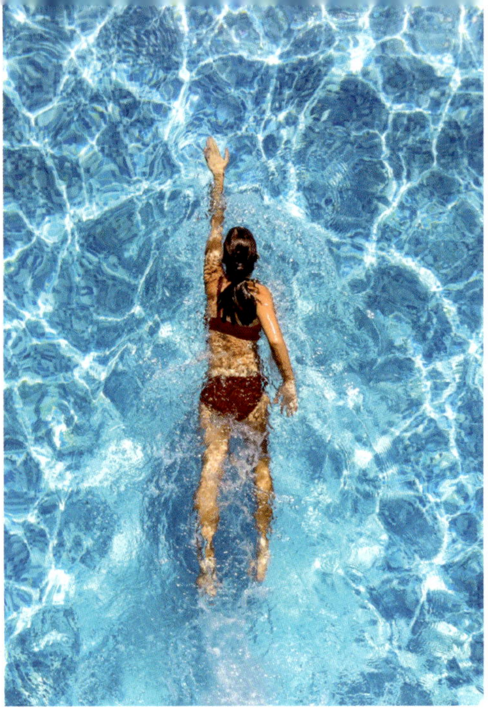

Aquagymnastik

Dieser sanfte Sport gehört zu den besten Maßnahmen gegen Rückenschmerzen, die es überhaupt gibt. Es macht Spaß, sich im Wasser schwerelos zu bewegen und dabei den Auftrieb zu nutzen. Die Gelenke und die Wirbelsäule werden kaum belastet, die Verletzungsgefahr ist sehr gering. Ein weiterer Pluspunkt: Die Muskulatur wird stärker gefordert als beim Training auf trockenem Boden. Manchen Patientinnen und Patienten gelingen im warmen Schwimmbad sogar Bewegungen, die sonst nicht mehr möglich sind. Auch chronisch kranke Menschen mit Rückenschmerzen können ihren Genesungsprozess mit Wassergymnastik unterstützen. Erkundigen Sie sich in einem Schwimmbad in Ihrer Nähe nach entsprechenden Kursen. Auch in Fitnessstudios und Therapiezentren gibt es Angebote, die zum Dranbleiben motivieren.

Schwimmen

Auch Schwimmen gehört zu den Top-Sportarten für Rückenschmerzgeplagte. Es stärkt die Rumpfmuskulatur, ohne die Wirbelsäule stark zu belasten. Allerdings ist nicht jeder Schwimmstil geeignet. Wer kraulen kann, hat einen großen Vorteil: Der Körper liegt immer gestreckt im Wasser, der Kopf wird nicht abgeknickt. So lassen sich Fehlhaltungen weitgehend ausschließen. Allerdings kann längst nicht jeder kraulen. Die meisten bewegen sich mit Brustschwimmen durchs Wasser. Dabei wird die Halswirbelsäule leider leicht überstreckt, bei wenig trainierten Menschen hängt die Lendenwirbelsäule durch. Wer so brustschwimmt, dass der Kopf bei jedem Zug teilweise oder ganz untertaucht, kann diese Probleme vermeiden. Besser ist im Zweifelsfall das Rückenschwimmen, bei dem die Kraulbewegungen leichter fallen. Man braucht jedoch viel Platz und idealerweise abgesperrte Bahnen dafür, um nicht mit anderen zusammenzustoßen.

Yoga und Pilates

Diese beiden Sportarten sind in den meisten Fällen prima für den Rücken. Sie brauchen keine schweren Geräte und müssen nicht ins Fitnessstudio, können aber trotzdem auf sanfte Weise tiefere Muskeln erreichen, ganzheitlich Muskulatur aufbauen, die Beweglichkeit fördern, den Körper dehnen und dabei bestenfalls noch entspannen. Regelmäßiges Training in beiden Sportarten stärkt die Wirbelsäule und verbessert die Haltung, denn Sie lernen dabei gelenk- und rückenschonende Körperhaltungen. Außerdem können Sie mit einigen Übungen akute Rückenschmerzen lindern beziehungsweise dagegen vorbeugen.

Nordic Walking

Das schnelle Gehen ist ein geeigneter Sport für Einsteiger, die mehr wollen als Spazierengehen und weniger als Joggen. Dabei wird der ganze Körper beansprucht, also auch der Rücken gefordert. Die aufrechte Haltung stärkt die Rückenmuskulatur. Sie verbessern damit zusätzlich Ihre Ausdauer, sind an der frischen Luft und tun etwas Gutes für Ihr Herz-Kreislauf-System. Beim Walken ist der Druck auf die Wirbelsäule geringer als beim Joggen, es kann aber ein effektiver Weg dahin sein. Sie können mit zunehmend schnellerem Gehen die Muskulatur langsam ans Laufen mit seinen größeren Belastungen heranführen. Stöcke sind dabei sehr beliebt, müssen aber nicht unbedingt sein – es sei denn, Sie möchten Ihre Gelenke schonen oder haben Probleme mit dem Gleichgewicht. Dann sind Nordic-Walking-Stöcke ein guter Anker, um überhaupt walken zu können.

Radfahren

Die Kombination macht's. Radfahren stärkt die Bein- und Rumpfmuskulatur und stabilisiert dadurch die Wirbelsäule. Vor allem für Menschen mit Gelenkproblemen wie Arthrose in den Kniegelenken ist der Sport ideal, denn die Beine werden bewegt, aber kaum durch das Körpergewicht belastet. Nehmen Sie sich am Anfang nicht zu viel vor. Um Rückenschmerzen zu vermeiden, nutzen Sie niedrigere Gänge, denn höhere beanspruchen die Muskeln und Gelenke stärker. Der Lenker sollte etwa schulterbreit, der Sattel waagerecht ausgerichtet sein. Die beste Sattelhöhe haben Sie, wenn Sie das nach unten zeigende Pedal mit der Ferse erreichen und das Knie sich dabei locker durchdrücken lässt. Halten Sie den Oberkörper beim Radeln leicht nach vorne gebeugt.

Tanzen

Tanzen ist so abwechslungsreich, dass dauerhaft einseitige Bewegungen kaum möglich sind. Dieser Sport eignet sich vor allem bei leichten verspannungsbedingten Rückenschmerzen. Die rhythmischen Bewegungen fördern neben dem Muskelaufbau auch den Kopf und die Koordinationsfähigkeit und stärken das Herz-Kreislauf-System. Dazu kommt: Musik macht gute Laune. Wer aufgrund seiner Schmerzen häufig Trübsal bläst, kann beim Tanzen wieder Lebensfreude empfinden. Am besten trainieren Sie regelmäßig mehrmals in der Woche, um Ihre Ausdauer zu verbessern und optimal von dieser gesunden Bewegungsform zu profitieren.

Gewichtheben

Bei diesem Sport ist die korrekte Technik entscheidend. Insbesondere beim Heben schwerer Gewichte hat die Wirbelsäule eine Schlüsselrolle. Falsche Technik kann sie überlasten und langfristig schädigen. Wer Gewichte vom Boden hebt oder über den Kopf stemmt, braucht starke Rückenstrecker, eine Muskelgruppe, die entlang der Wirbelsäule verläuft und die natürliche

Kurve stabilisiert. Achten Sie darauf, dass Sie nicht zu schwer heben und nicht mit rundem Rücken. Denn ein gerundeter Rücken verschiebt die Last weg von den Muskeln hin zur Wirbelsäule und zu den Bandscheiben. Muskelverspannungen, Zerrungen, Verletzungen und sogar Bandscheibenvorfälle können die Folge sein.

Rudern

Prinzipiell ist Rudern eine tolle intensive Sportart, die fast alle Hauptmuskelgruppen des Körpers beansprucht – vor allem die Rücken- und Rumpfmuskulatur. Das ständige Beugen und Strecken kann die Muskeln im unteren Bereich der Wirbelsäule aber leicht überlasten, wenn sie nicht stark genug sind. Ermüdungen, Verspannungen und Schmerzen gehören zu den Folgen. Sind auch die Rumpfmuskeln zu schwach, verschärft sich die Situation weiter, denn eine starke Rumpfmuskulatur hilft, die Belastung des unteren Rückens zu verringern, indem sie einen Teil des Drucks übernimmt. So kann die Kraft von den Beinen effektiv zum Oberkörper übertragen werden. Dafür ist die Rudertechnik entscheidend.

Golf

Auf den ersten Blick erscheint die Sportart nicht so intensiv, wie sie ist. Dabei erfordert Golf komplexe Bewegungen, die hohe Anforderungen an die Wirbelsäule und die Rumpfmuskeln stellen. Kein Wunder, dass etwa ein Drittel aller Golferinnen und Golfer nach dem Training oder nach einem Spiel Rückenschmerzen haben. Ein Golfschwung erfordert Rotation, Beugung und Streckung – und zwar so, wie es kaum jemand gewohnt ist. Nicht nur die Muskeln entlang der Wirbelsäule, sondern auch die schrägen Bauchmuskeln werden dabei belastet. Der typische Golfschwung kann dazu führen, dass eine Körperseite überlastet und die gegenüberliegende zu wenig belastet wird und ein muskuläres Ungleichgewicht entsteht. Um das Risiko von Verletzungen und muskulären Ungleichgewichten beim Golf zu minimieren, ist gezielter Muskelaufbau am Rücken und am Bauch wichtig. Wärmen Sie sich vorher auf. Auch Dehnübungen (siehe Seiten 147/148 sowie 152/153) sind wichtig. Achten Sie darauf, dass die Schläger genau zu Ihrer Körpergröße und Ihren Schwungbewegungen passen, und lernen Sie gute Abschlagtechniken. Starke Bein- und Gesäßmuskeln (die können Sie durch Laufen trainieren) unterstützen die Wirbelsäule.

Kampfsport

Tritte, schnelle Drehungen und dynamisch-kraftvolle Bewegungsabläufe machen Kampfsportarten und Boxen zur Herausforderung für den Rücken. Dabei werden das Becken und die umliegenden Muskelgruppen besonders beansprucht. Diese Muskeln unterstützen nicht nur das Becken und stabilisieren die Hüfte, sondern sind auch maßgeblich an der Kraftübertragung für schnelle und präzise Tritt- und Drehbewegungen beteiligt. Kein Wunder, dass man für diese Sportarten körperlich fit und trainiert sein muss. Eine gute Grundlage sind – neben viel Bewegung im Alltag – rückenfreundliche Sportarten wie Yoga oder Schwimmen.

GESUND ESSEN GEGEN RÜCKENSCHMERZEN

Feste Knochen, bewegliche Gelenke, starke Muskeln – auch die Ernährung spielt eine wichtige Rolle, wenn es um einen gesunden Rücken geht. Die Auswahl der richtigen Nährstoffe und ein normales Körpergewicht sind ausschlaggebend für den Knochen- und Muskelaufbau. Lesen Sie hier, was eine antientzündliche vollwertige Ernährung bewirkt.

Fitter, schlanker, gesünder – eine ausgewogene Ernährung hat großen Einfluss auf unser Wohlbefinden. Sie gibt Energie, lindert Beschwerden und beugt Krankheiten vor. Für einen gesunden, schmerzfreien Rücken kann man mit vollwertiger Ernährung viel tun. „Rückengesunde" Lebensmittel enthalten wertvolle Nährstoffe, die die Knochen festigen, die Gelenke elastisch halten und die Leistungsfähigkeit der Muskeln verbessern. Mit zunehmendem Alter wird es immer wichtiger, was auf den Tisch kommt und den Bewegungsapparat unterstützt. Denn im Laufe der Zeit schreitet der Abbau der Knochenmasse und der Gelenkknorpel schneller voran als der Aufbau. Osteoporose wird im Alter häufig zum Problem. Auch der normale Gelenkverschleiß bis hin zur Arthrose kann zu starken Schmerzen führen. Rückenbeschwerden sind aber nicht nur ein Problem von älteren Menschen. Auch jüngere Leute können mit der richtigen Ernährung vorbeugen.

Wasser für die Bandscheiben

Bandscheiben und Gelenkknorpel dienen als Puffer zwischen Wirbeln und Gelenkknochen. Normalerweise sind sie prall mit Wasser gefüllt. Wenn wir uns bewegen, wird das Wasser herausgepresst, in Ruhephasen saugen die Knorpel sich wieder voll. Da das Knorpelgewebe nicht mit dem Blutkreislauf verbunden ist, hat das auch für den Stoffwechsel eine große Bedeutung. Das bedeutet: Bewegen Sie sich genug und trinken Sie ausreichend – am besten kalorienfreie Flüssigkeiten wie Wasser oder ungesüßte Tees. Denn chronischer

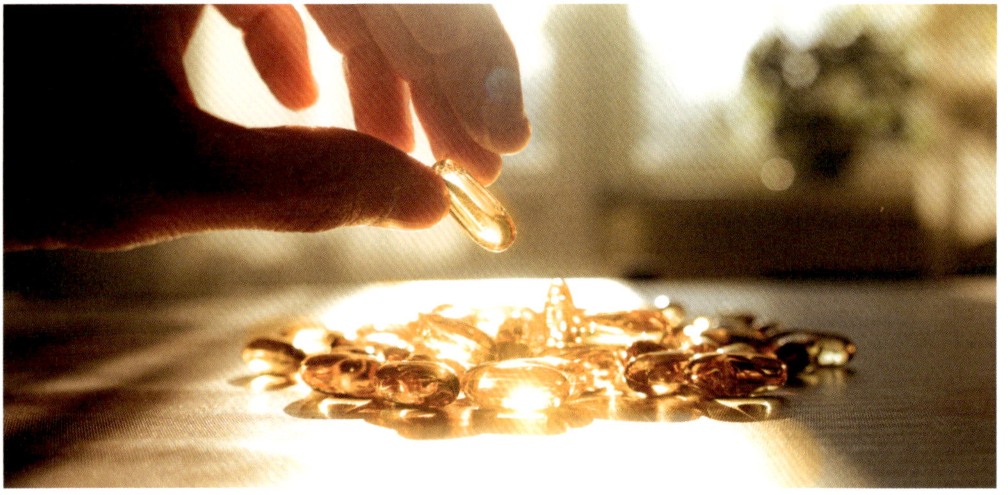

Flüssigkeitsmangel kann Bandscheiben und Knorpel dauerhaft schädigen und zu Rückenschmerzen führen.

Kalzium für die Knochen

Kalzium ist unverzichtbar für den Aufbau und die Stabilität der Knochen. Isst man zu wenig davon, kann die Knochenmasse sich abbauen. Der Mineralstoff steckt vor allem in Milchprodukten wie Milch, Joghurt, Quark und Käse. Unter den verschiedenen Käsesorten punktet besonders Hartkäse mit seinem hohen Kalziumgehalt. Dabei gilt: je weniger Fett, desto mehr Kalzium. Übrigens müssen die Milchprodukte nicht unbedingt von der Kuh stammen. Auch Schaf- oder Ziegenmilch liefern den wertvollen Mineralstoff. Bestimmte Gemüsesorten enthalten ebenfalls Kalzium, wenn auch nicht in so hohen Konzentrationen wie Milchprodukte. So kann man zum Beispiel mit Zwiebeln, grünen Bohnen, Sojasprossen, Mais oder Brokkoli den Bedarf decken.

Vitamin D als wichtiger Partner

Unverzichtbarer Partner von Kalzium ist Vitamin D. Es sorgt dafür, dass das Kalzium aus der Nahrung überhaupt in die Knochen transportiert wird. Der beste Vitamin-D-Garant ist Sonnenlicht. Die UV-Strahlung regt die Haut dazu an, Vitamin D zu produzieren. Im Sommer ist das meist kein Problem. Doch wenn die Tage kürzer werden und wir uns weniger an der frischen Luft aufhalten, reicht das Tageslicht meist nicht mehr aus. Dann kann man mit Vitamin-D-haltigen Nahrungsmitteln ein bisschen nachhelfen: An erster Stelle stehen fette Meeresfische wie Lachs, Hering oder Thunfisch. Auch Eier und Fleisch enthalten das Vitamin. Zudem findet es sich in Pilzen wie Steinpilzen oder Pfifferlingen. Allerdings ist es schwierig, übers Essen ausreichende Mengen zu bekommen. Eventuell ist es sinnvoll, das Sonnenvitamin in Form von Nahrungsergänzungsmitteln einzunehmen. Das sollten Sie mit Ihrem Arzt oder Ihrer Ärztin besprechen.

Vitamin C aus frischen Früchten

Vitamin C fördert die Kalziumaufnahme aus dem Darm. Es ist außerdem an der Bildung von Kollagen im Bindegewebe beteiligt und sorgt für eine höhere Knochendichte. Zum Glück muss man sich über Vitamin-C-Mangel meist keine Sorgen machen. Es findet sich in zahlreichen Nahrungsmitteln – vor allem in frischem Obst oder Gemüse. Top-Lieferanten sind Zitrusfrüchte, Schwarze Johannisbeeren und Steinobst, also Früchte, die im Gegensatz zum Kernobst nur einen einzigen größeren Kern haben. Dazu gehören unter anderem Aprikosen, Süß- und Sauerkirschen, Pfirsiche, Pflaumen und Nektarinen. Unter den Gemüsesorten punkten Peperoni, Paprika, Brokkoli und grüne Bohnen. Bei Kräutern steht Koriander an einsamer Spitze, gefolgt von Petersilie und Thymian.

Leistungsfähig mit Magnesium

Magnesium lagert sich in den Knochen ab und trägt so zu deren Festigkeit bei. Zudem hat es großen Einfluss auf die Leistungsfähigkeit der Muskeln, da es wichtige Enzyme für den Stoffwechsel aktiviert. Die gute Nachricht: Dieser Mineralstoff kommt in so gut wie jedem Lebensmittel vor, sogar in Leitungswasser. Bei ausgewogener Ernährung ist ein Mangel nicht zu befürchten. Ältere Menschen, Schwangere, Diabetiker oder Sportler können jedoch einen höheren Bedarf haben. Besonders Ausdauersportler benötigen den Mineralstoff. Einerseits schwitzen sie ihn aus, andererseits brauchen die beanspruchten Muskeln mehr davon. Besonders magnesiumreiche Nahrungsmittel sind zum Beispiel Kürbiskerne, Nüsse, Hülsenfrüchte, Haferflocken, Mais, Mangold oder dunkle Schokolade.

Phosphat, Kalium und Co.

+ **Phosphat** ist ein Mineralstoff, der im Zusammenspiel mit Kalzium den Stoffwechsel und die Festigkeit der Knochen bestimmt. Natürliches Phosphat ist in fast allen Lebensmitteln enthalten, besonders viel jedoch in Fleisch, Hülsenfrüchten und Nüssen.
+ **Kalium** ist wichtig für die Muskeln. Es sorgt für die Weiterleitung von Nervenimpulsen an die Muskeln, sodass die sich an- und entspannen können. Es steckt unter anderem in Lebensmitteln wie Vollkornmehl, Hülsenfrüchten, Kartoffeln, Bananen oder Nüssen.
+ **Vitamin K** hemmt schmerzhafte Kalkablagerungen in den Gelenkknorpeln und den Knochenabbau jenseits der Wechseljahre. Reichhaltige Vitamin-K-Quellen sind vor allem Grünpflanzen wie Grünkohl, Brokkoli, Spinat, Kopfsalat, Petersilie oder Schnittlauch.
+ **Silizium** aus Kieselsäure festigt die Knorpel und sorgt für stabiles Bindegewebe, Bänder und Sehnen. Auch bei der Einlagerung von Kalzium in den Knochen spielt es eine Rolle. Hafer, Naturreis, Gerste, Hirse und Topinambur haben einen relativ hohen Anteil an Kieselsäure. Auch Tees aus Schachtelhalm oder Brennnessel enthalten Silizium.

Superbaustoff Kollagen

Kollagen ist ein wichtiges Strukturprotein, das den größten Eiweißanteil des Körpers ausmacht. Es hält unter anderem Knochen, Muskeln, Gelenke und Sehnen stabil.

Auch die Gelenkknorpel, die viele unserer Bewegungen abfedern, werden daraus gebildet. Zudem hält Kollagen das Bindegewebe elastisch. Es findet sich in Fisch, Eiern, Schweine-, Lachs- oder Hühnerhaut, Brühen auf Knochenbasis und in faserreichem Fleisch. Vegetarier können es nicht direkt aus der Nahrung aufnehmen. Ihnen fehlt aber nichts, wenn sie sich sonst ausgewogen mit genug pflanzlichem Eiweiß, hochwertigen Fetten und gesunden Kohlenhydraten ernähren.

Nahrungsergänzungsmittel – Vorbeugen mit Kapsel und Co.?

Vitamine, Mineralstoffe, Eiweiß – der Markt für Nahrungsergänzungsmittel boomt. Kein Wunder, vermitteln sie einem doch das Gefühl, sich gegen Krankheiten und Mangelerscheinungen wappnen zu können. Doch die Präparate nützen meist nicht viel, eine ausgewogene Ernährung reicht in der Regel völlig aus. Eine vorbeugende Wirkung zusätzlicher Vitamine und Mineralstoffe konnte bei gesunden Menschen bisher nicht nachgewiesen werden. Die Präparate können auch keine schlechte Ernährung ausgleichen. Im Zweifelsfall schaden sie der Gesundheit. Besonders wenn man sie über einen längeren Zeitraum einnimmt. Bei einem ungünstigen Mix kann es zu unerwünschten Wechselwirkungen kommen. Eine Ausnahme ist Vitamin D in der dunklen Jahreszeit. Die Deutsche Gesellschaft für Ernährung empfiehlt 20 Mikrogramm pro Tag für die sonnenarme Zeit zwischen Oktober und März. Auch für Schwangere, Stillende oder Veganer können Ergänzungsmittel sinnvoll sein. Nehmen Sie die aber nicht auf eigene Faust, sondern lassen Sie sich von einem Ernährungsmediziner beraten.

Essen gegen Entzündungen

Eine rückenfreundliche Ernährungsform wirkt auch gegen Entzündungen im Körper. Dazu gehören folgende Punkte:

Wenig Fleisch

Vielen fällt es schwer, auf Fleisch zu verzichten. Doch gerade bei Arthrose ist es besonders wichtig, denn Fleisch und Wurst enthalten Stoffe, die Entzündungen fördern. Eine davon ist die Arachidonsäure, die besonders in Schweinefleisch und Wurst steckt. Auch Eier und fette Milchprodukte wie Butter enthalten Arachidonsäure.

Wenig Zucker

Zucker hat nicht nur viele Kalorien, er befeuert auch Entzündungen. Daher sollten Sie Süßes und Weißmehlprodukte so oft wie möglich meiden.

Omega-3-Fettsäuren

Omega-3-Fettsäuren wirken dagegen hemmend auf Entzündungen. Sie stecken vor allem in fetten Fischsorten (Makrele, Lachs, Hering), Nüssen, Samen und pflanzlichen Ölen (Oliven-, Raps- und Leinöl).

Sekundäre Pflanzenstoffe mit Mehrwert

Zahlreiche sekundäre Pflanzenstoffe haben eine positive Wirkung auf die Gelenke, da sie entzündungshemmend wirken. Diese Substanzen sorgen in der Natur für Farben,

Düfte oder Aromen, die die Pflanze braucht, um Bienen anzulocken oder Fressfeinde, Krankheiten und UV-Strahlung abzuwehren. Zu den entzündungshemmenden Pflanzenstoffen gehören unter anderem Flavonoide, die in rotem, blauem, violettem und hellgelbem Obst und Gemüse stecken, zum Beispiel in Äpfeln, Birnen, Beeren, Auberginen, Soja oder Zwiebeln. Auch schwarzer oder grüner Tee enthält Flavonoide.

Carotinoide sind in gelbem, rotem oder orangem Gemüse wie Karotten, Tomaten, Paprika, Kürbis oder in gleichfarbigem Obst (zum Beispiel in Aprikosen) enthalten. Auch in Spinat oder Grünkohl kommen sie vor.

In Kresse, Senf oder Meerrettich finden sich scharfe Aromastoffe (Glucosinolate), die ebenfalls Entzündungen eindämmen.

Gewürze lindern Schmerzen

Gewürze wie Zimt, Oregano, Kurkuma, Ingwer oder Chili haben nicht nur eine antientzündliche Wirkung, sie lindern auch die Schmerzen. Ein Mix aus Kreuzkümmel, Koriander und Muskat fördert die Durchblutung der Gelenkschleimhaut und hilft so gegen Beschwerden. Nehmen Sie jedoch nicht mehr als täglich ein bis zwei Messerspitzen dieser Mischung. Zu viel Muskat zum Beispiel ist ungesund und kann in großen Mengen sogar giftig sein.

Übergewicht abbauen mit Intervallfasten

Zu viele Kilos belasten den Körper in vielerlei Hinsicht. In Bezug auf Arthrose sind zwei Aspekte besonders wichtig: die Belastung der Gelenke und das Bauchfett. Starkes Übergewicht übt bei Bewegungen extrem hohen Druck auf die Gelenke aus und beschleunigt so deren Verschleiß. Hinzu kommt, dass übermäßiges Bauchfett den Entzündungsprozess regelrecht antreibt und so zur Degeneration des Knorpels beiträgt.

Um Gewicht abzubauen, kann die Kombination von ausgewogener Ernährung mit dem sogenanntem Intervallfasten hilfreich sein. Der Vorteil dieser Methode ist, dass sie besonders auf den Fettstoffwechsel abzielt, ohne dass Muskelmasse abgebaut wird.

Intervallfasten bedeutet, dass man über eine gewisse Zeitspanne am Tag oder in der Woche keine Nährstoffe zu sich nimmt. Trinken kann man in dieser Zeit Wasser, ungesüßte Tees oder Kaffee ohne Milch und Zucker. Zwei Varianten haben sich besonders bewährt:

Die **16:8-Methode** sieht vor, dass man innerhalb von 8 Stunden am Tag 2 oder 3 Mahlzeiten zu sich nimmt und 16 Stunden über Nacht nichts isst. Das bedeutet in den meisten Fällen, 8 Stunden Schlaf plus 8 Stunden fasten. Zum Beispiel: um 18 Uhr Abendessen und um 10 Uhr morgens frühstücken.

Bei der **5:2-Methode** isst man an 5 Tagen in der Woche ganz normal und nimmt an 2 nicht aufeinanderfolgenden Tagen nur kleine Mengen zu sich, also 500 bis 850 Kalorien. Idealerweise decken Sie diese mit vorrangig pflanzlichen Lebensmitteln ab.

DIESE LEBENSMITTEL SOLLTEN SIE MEIDEN

Eine gesunde Ernährung tut nicht nur Ihrem Rücken gut! Daher sollten Sie die folgenden Lebensmittel nur in Maßen genießen.

Salz

Es ist für den Körper unabdingbar. Doch ein Übermaß kann nicht nur zu hohem Blutdruck führen, es hemmt auch den Knochenaufbau. Leider essen wir meistens mehr Kochsalz, als uns guttut. Die Deutsche Gesellschaft für Ernährung empfiehlt nicht mehr als 6 Gramm pro Tag. Das entspricht ungefähr einem Teelöffel.

Mein Tipp: Setzen Sie auch beim Salzen auf die Kraft der Natur und bevorzugen Sie natürliche Salze wie zum Beispiel Meersalz. Denn die enthalten essenzielle Mineralstoffe und Spurenelemente, die das Essen aufwerten.

Zucker

Eine zuckerreiche Ernährung führt dazu, dass die Knorpel, auch die der Wirbelgelenke, übersäuern und mit der Zeit schneller abgebaut werden. Zucker findet sich nicht nur in Süßigkeiten, sondern auch in zahlreichen verarbeiteten Speisen wie Pudding, Fertiggerichten oder Gebäck. Auch Weißmehl wird während des Verdauungsprozesses in Zucker verwandelt. Meiden Sie also nicht nur Zucker, sondern auch industriell verarbeitetes Essen – zum Beispiel Fast Food, Wurst, Schmelzkäse, Softdrinks und andere süße Getränke.

Oxalsäure

Sie bindet Mineralstoffe wie Kalzium und Magnesium schon im Darm, sodass die nur vermindert in den Knochen und Muskeln ankommen. Die Säure steckt in sehr vielen Pflanzen. Besonders hoch ist der Anteil zum Beispiel in Rhabarber, Roter Bete, Mangold und Spinat. Sie müssen jedoch nicht auf diese ansonsten sehr gesunden Lebensmittel verzichten. Denn wenn Sie das Gemüse kochen, löst sich ein großer Teil und bleibt im Kochwasser, das Sie wegschütten sollten.

Auch Tee, Kakao und Nüsse enthalten Oxalsäure. Kombinieren Sie Nahrungsmittel, die viel Oxalsäure enthalten, am besten mit welchen, die reich an Kalzium und Magnesium sind (siehe Seite 162/163).

Schädliche Transfettsäuren

Transfette verstecken sich in Lebensmitteln wie Pommes, Chips, Backwaren, in vielen Fertigprodukten und in Fast Food. Sie können in vieler Hinsicht krank machen – unter anderem, weil sie Entzündungen fördern. Achten Sie beim Einkauf auf die Zutatenliste und vermeiden Sie Lebensmittel, die mit „gehärteten" oder „zum Teil gehärteten Fetten" hergestellt wurden.

Alkohol

Zu hoher Alkoholkonsum ist äußerst gesundheitsschädlich. Unter anderem lässt er die Knochen brüchig werden, verlangsamt Heilungsprozesse und fördert Entzündungen. Am gesündesten wäre es, ganz darauf zu verzichten. Das schafft jedoch kaum jemand. Deshalb gilt: Halten Sie Ihren Konsum so niedrig wie möglich.

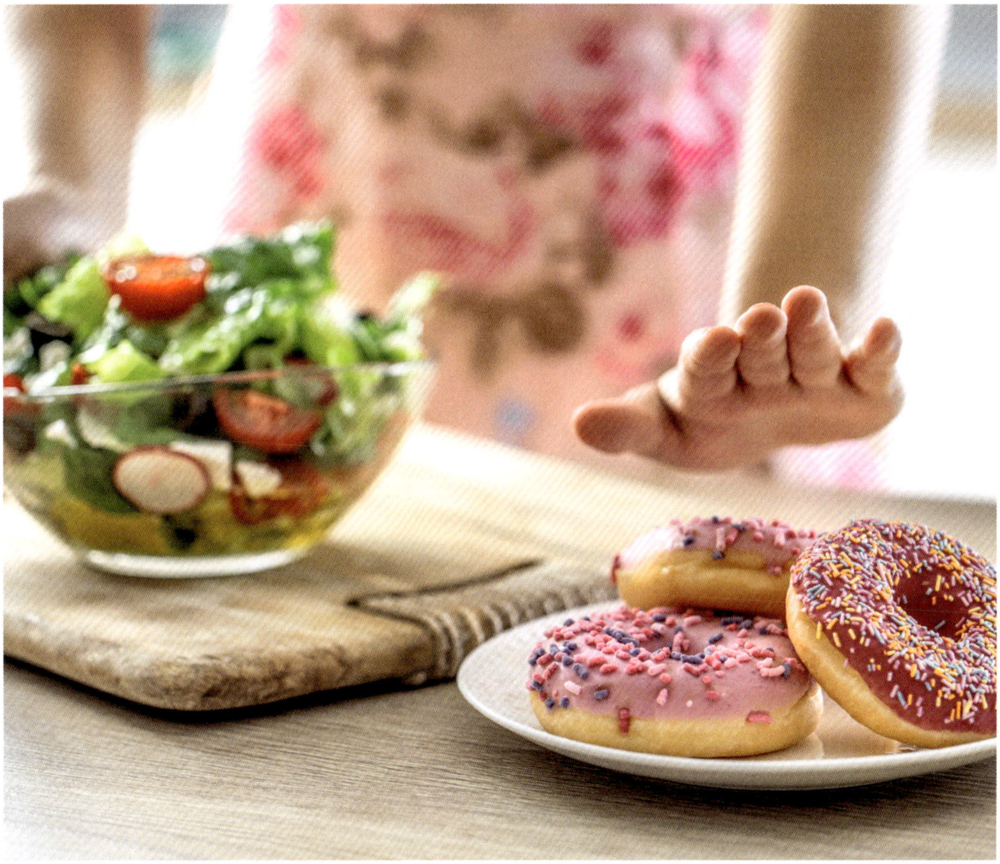

SIEBEN TIPPS FÜR EINE RÜCKENGESUNDE ERNÄHRUNG

Das Angebot an Lebensmitteln ist riesig. Nutzen Sie die Vielfalt und bringen Sie möglichst oft Abwechslung auf den Tisch. Der richtige Mix macht's. So sorgen Sie dafür, dass Ihr Körper alle wichtigen Nährstoffe erhält und sie gut aufnehmen und verarbeiten kann. Denn viele Nährstoffe entfalten ihre optimale Wirkung erst miteinander in einem ausgeklügelten Zusammenspiel.

1. VIEL GRÜNES UND BUNTES

Setzen Sie überwiegend frische pflanzliche Lebensmittel auf Ihren Speiseplan, denn die enthalten wenig Kalorien, dafür aber viele wichtige Vitamine und Mineralstoffe. Außerdem sind sie reich an Ballaststoffen und sekundären Pflanzenstoffen. Auch Nüsse, Samen, Trockenfrüchte, Kräuter und Gewürze gehören dazu.

2. WENIG FLEISCH UND TIERISCHE PRODUKTE

Fleisch, Fisch und tierische Produkte enthalten wichtige Proteine. Trotzdem sollten Sie nicht zu viel davon essen. Die Deutsche Gesellschaft für Ernährung empfiehlt täglich Milch oder Milchprodukte, Fisch bis zu zweimal in der Woche. Wer Fleisch isst, sollte nicht mehr als 300 bis 600 Gramm pro Woche zu sich nehmen. Vermeiden Sie vor allem rotes Fleisch (zum Beispiel vom Rind, Schwein oder Schaf) und greifen Sie lieber zu weißem Geflügelfleisch. Auch Eier sind ein guter Eiweißlieferant. Sie sollten jedoch nicht zu oft auf dem Speiseplan stehen.

3. VOLLES KORN BEVORZUGEN

Entscheiden Sie sich bei Reis, Nudeln, Brot und Mehl möglichst oft für Vollkornprodukte. Die Kohlenhydrate liefern Energie und machen ordentlich satt. Ungeschältes Getreide enthält zudem noch eine Extraportion an Ballaststoffen, Vitaminen und Mineralien, da viele Nährstoffe besonders in den Randschichten des Korns stecken.

4. DAS BESTE FETT WÄHLEN

Fette sind nicht immer so schlecht wie ihr Ruf. Sie liefern zwar jede Menge Kalorien, dazu aber auch wichtige Fettsäuren. Achten Sie darauf, im Verhältnis mehr ungesättigte Fettsäuren als gesättigte zu sich zu nehmen. Ungesättigte Fettsäuren stecken in Pflanzenölen oder Nüssen. Gesättigte

Fettsäuren finden sich überwiegend in tierischen Fetten wie Butter oder Schmalz, aber auch in Kokosfett. Verwenden Sie zum Beispiel Rapsöl zum Braten und kalt gepresstes Leinöl oder Olivenöl für kalte Speisen. Ein gesundes Maß an Fett sind laut Bundeszentrum für Ernährung (BzfE) ein Esslöffel Streichfett plus ein bis zwei Esslöffel Öl pro Tag. Mein Tipp: Essen Sie nach einer Mahlzeit mit viel Fett etwas Basisches, also Obst, Gemüse oder Trockenfrüchte. So wirkt zum Beispiel Wassermelone als Dessert entgiftend und kurbelt den Stoffwechsel an.

5. SELBST ENTSCHEIDEN, WAS AUF DEN TELLER KOMMT

Kaufen Sie frisch und möglichst regional. Auf weiten Transportwegen und bei langem Lagern können wertvolle Nährstoffe verloren gehen. Verwenden Sie pure, unverarbeitete Lebensmittel und kochen Sie am besten selbst. So behalten Sie den Überblick über die Zutaten und können nach Lust und Laune kombinieren. Stark verarbeitete Speisen wie Fertiggerichte und Fast Food enthalten weniger Nährstoffe, dafür aber umso mehr Zusatzstoffe. Wer wenig Zeit zum Schnippeln, Waschen und Schälen hat, kann auch mal auf unverarbeitete Tiefkühlprodukte zurückgreifen.

6. SCHONEND ZUBEREITEN

Um möglichst viele wertvolle Nährstoffe zu erhalten, sollten frische Lebensmittel so schonend wie möglich gegart werden. Das heißt, nicht zu lange und nicht zu heiß. Kochen und dünsten Sie mit wenig Wasser, da manche Stoffe ans Kochwasser verloren gehen. Auch Fett sollte man bei der Zubereitung sparsam verwenden. Vorsicht jedoch bei tierischen Lebensmitteln wie zum Beispiel Fleisch, Fisch und Eier. Die sollten ausreichend durchgegart sein, um Lebensmittelinfektionen zu vermeiden.

7. DAS TRINKEN NICHT VERGESSEN

Genug zu trinken ist lebenswichtig. Doch wie viel sollte es sein und was darf ins Glas? Der entscheidende Richtwert ist Durst. Doch manche Menschen, besonders ältere, verspüren zu wenig Durst. Die Deutsche Gesellschaft für Ernährung empfiehlt 1,5 Liter Wasser pro Tag. Ob Leitungs- oder Mineralwasser, spielt dabei keine Rolle. Auch ungesüßte Tees, Kaffee (ohne Milch und Zucker) oder Saftschorlen im Verhältnis eins (Saft) zu drei (Wasser) liefern genug Flüssigkeit. Zuckerhaltige Getränke wie zum Beispielen Limonaden, Colagetränke, Fruchtsäfte, Eistee oder Milchmixgetränke sind aufgrund der Kalorien als Durstlöscher nicht zu empfehlen.

Mein persönlicher Tipp: Schwarzkümmelöl

Schwarzkümmelöl galt schon im Altertum als „Gold der Pharaonen". Es ist ein natürliches Hausmittel gegen entzündliche Prozesse im Körper und liefert wertvolle ungesättigte Fettsäuren, wichtige Vitamine und Mineralstoffe. Nehmen Sie Schwarzkümmelöl nicht auf nüchternen Magen ein und beginnen Sie mit niedrigen Dosierungen, um die Magenschleimhaut nicht zu reizen.

Blaubeer-Chia-Pudding

mit Kokosjoghurt

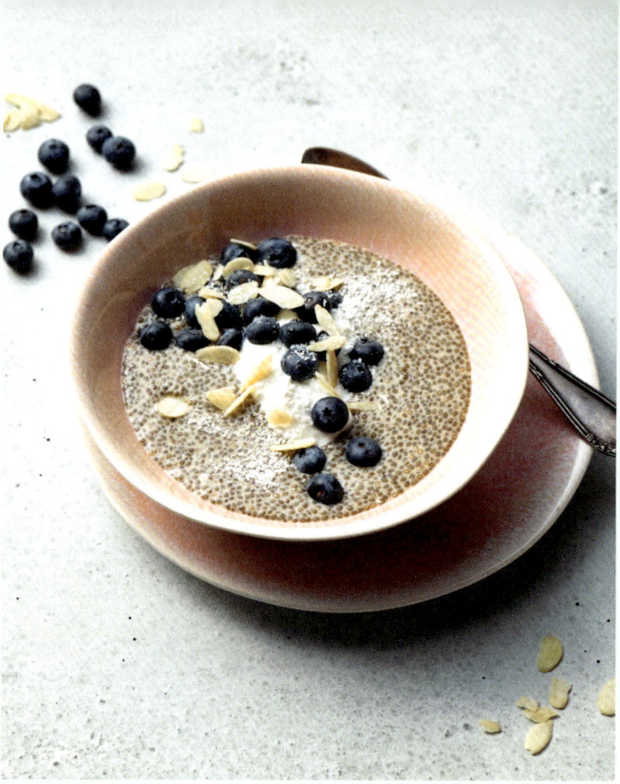

Für 1 Portion
Zubereitung: 20 Minuten

ZUTATEN:

3 EL Chiasamen
¼ l Mandelmilch
1 TL Dattelsirup

Zum Garnieren:

100 g Blaubeeren
1 EL Joghurt auf Kokosbasis
1 EL Mandelblättchen
1 TL Kokosraspel

Nährwerte pro Portion:
ca. 379 kcal,
23 g F, 23 g KH, 11 g EW, 18 g BST

1. Die Blaubeeren für die Garnierung verlesen, waschen und trocken tupfen.

2. Chiasamen, Mandelmilch und Dattelsirup vermengen und mindestens 10 Minuten einweichen lassen.

3. Den Pudding auf Schalen verteilen und mit Kokosjoghurt, Blaubeeren, Mandelblättchen und Kokosraspeln garniert servieren.

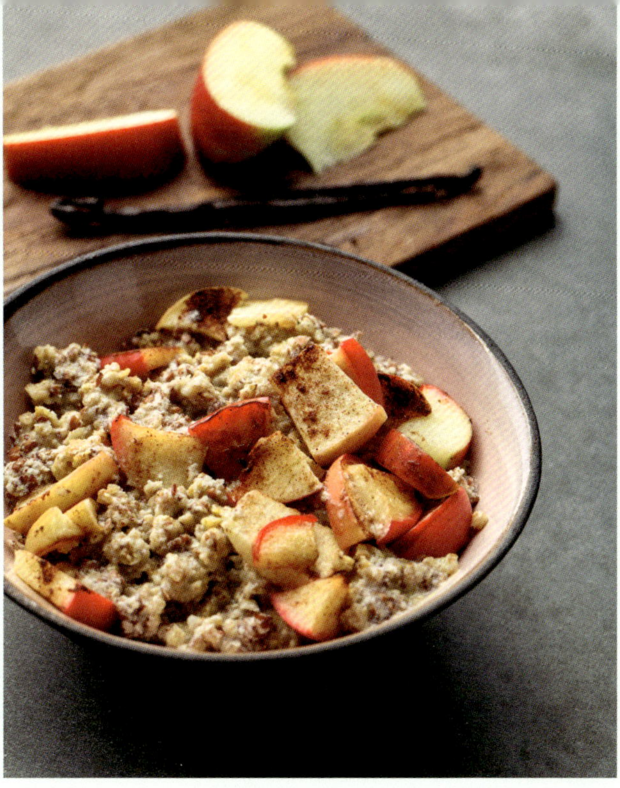

FRÜHSTÜCK

Apfel-Zimt-Porridge

mit Mandelmilch

Für 2 Portionen
Zubereitung: 20 Minuten

1. Die Dinkelflocken in einem Topf mit der Mandelmilch verrühren und bei mittlerer Hitze einmal aufkochen. Die Hitze reduzieren und das Ganze etwa 5 Minuten unter gelegentlichem Rühren eindicken lassen. Zum Schluss gemahlene Haselnüsse, geschrotete Leinsamen, Zitronensaft, Vanille und Kurkuma unterrühren. Den Porridge auf zwei Schalen verteilen.

2. Den Apfel waschen, vierteln, entkernen und in mundgerechte Stücke schneiden.

3. Etwas Kokosöl in einer Pfanne erhitzen und die Apfelstückchen darin bei mittlerer Hitze erwärmen. Den Zimt hinzufügen und alles gut vermengen. Anschließend die warmen Apfelstückchen auf den Porridge geben.

ZUTATEN:

100 g Dinkelflocken
¼ l Mandelmilch
2 EL gemahlene Haselnüsse
1 EL geschrotete Leinsamen
1 Spritzer Zitronensaft
½ TL gemahlene Vanille
½ TL frisch geriebene Kurkuma
1 Apfel
etwas Kokosöl
1 TL Ceylon-Zimtpulver

Nährwerte pro Portion:
ca. 378 kcal,
16 g F, 45 g KH, 11 g EW, 8 g BST

Vollkornbrot
mit Avocado und Kichererbsen

Für 2 Scheiben | Zubereitung: 20 Minuten

ZUTATEN:
1 Glas Kichererbsen
(220 g Abtropfgewicht)
200 g Cocktailtomaten
1 Avocado
2 Scheiben Vollkornbrot

Für das Dressing:
1 Knoblauchzehe
2 EL Leinöl
2 EL Aceto balsamico
Salz und Pfeffer aus der Mühle

Zum Garnieren:
einige Basilikumblättchen
1 TL dunkle Sesamsamen

Nährwerte pro Portion:
ca. 515 kcal,
27 g F, 47 g KH, 15 g EW, 14 g BST

1. Den Backofen auf 200 °C Ober- und Unterhitze vorheizen.

2. Die Kichererbsen in ein Sieb abgießen, kalt abbrausen und abtropfen lassen. Dann auf einem Blech verteilen und im Backofen etwa 15 Minuten rösten.

3. Inzwischen die Tomaten waschen und halbieren. Die Avocado halbieren und den Stein entfernen. Die Avocadohälften schälen und das Fruchtfleisch mit einer Gabel zerdrücken.

4. Das Vollkornbrot toasten, mit der Avocadocreme bestreichen und auf einem Teller anrichten.

5. Für das Dressing die Knoblauchzehe schälen und fein hacken. Öl, Aceto balsamico, Knoblauch, Salz und Pfeffer verrühren.

6. Die Tomaten und Kichererbsen mit dem Dressing marinieren und auf die Avocadobrote geben. Diese mit Basilikum und Sesamsamen bestreut servieren.

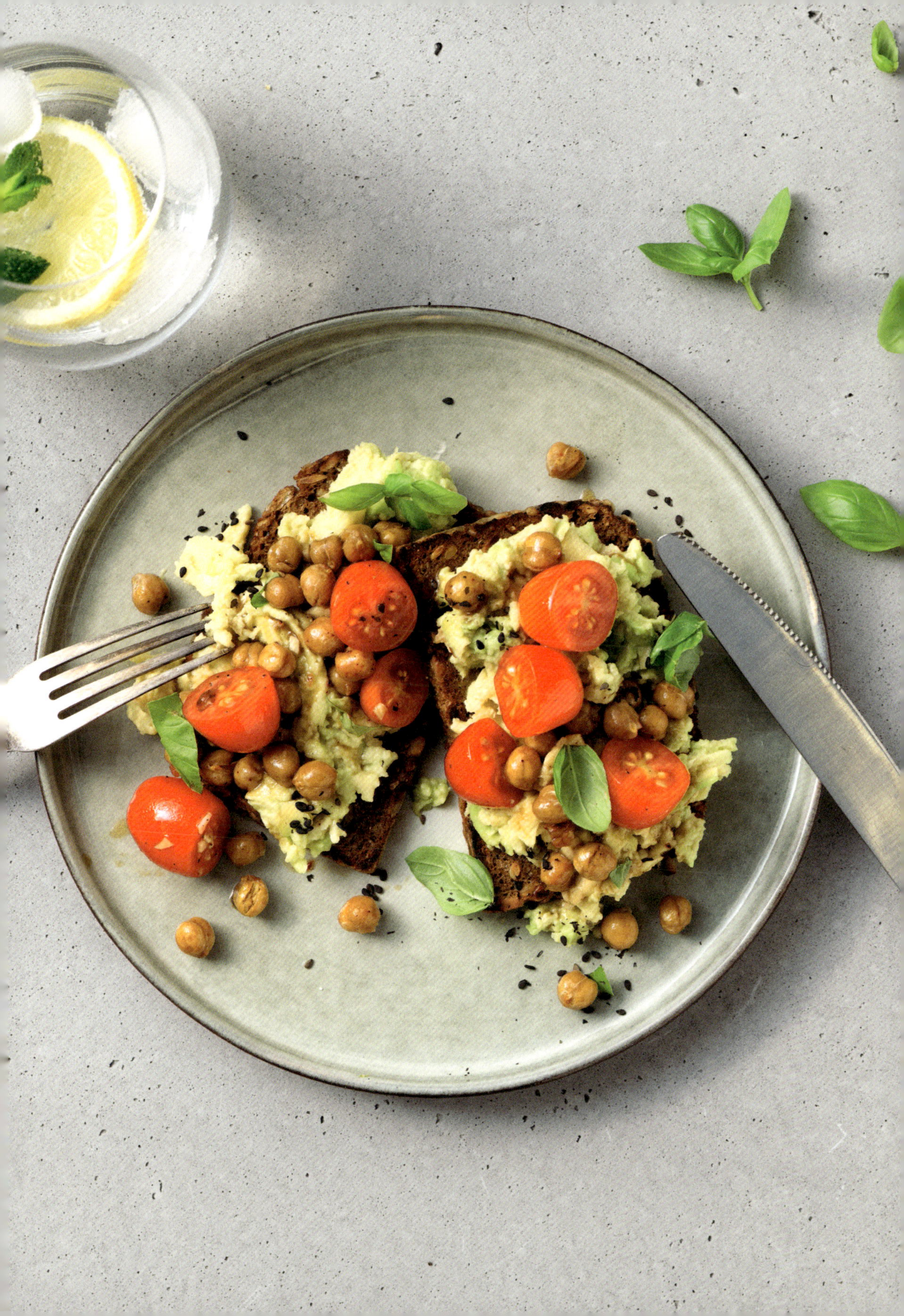

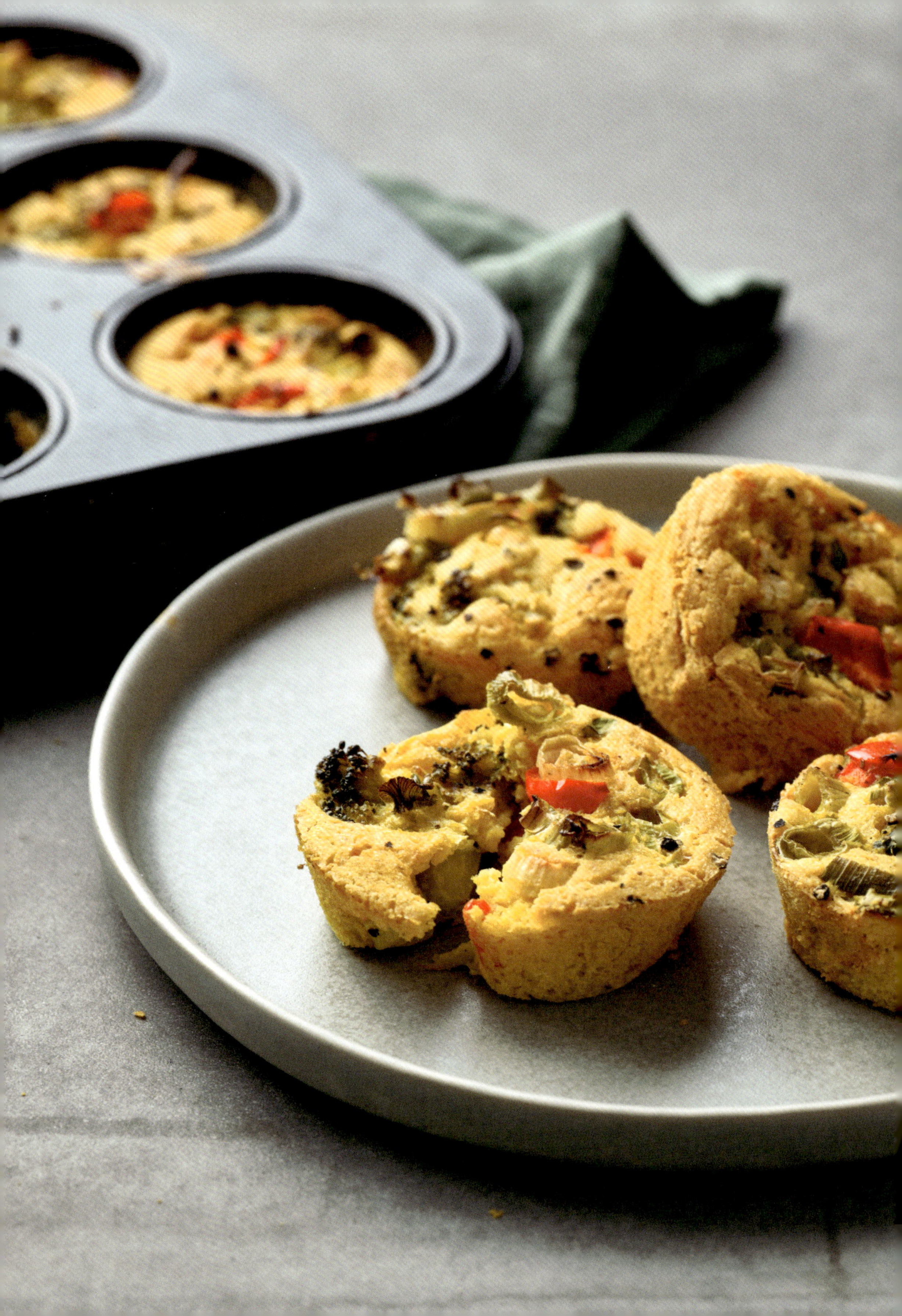

Pikante Frühstücksmuffins
mit Gemüse

Für 4 Portionen | Zubereitung: 25 Minuten + 25 Minuten Backzeit

ZUTATEN:

2 Handvoll Gemüse nach Wahl (z. B. Brokkoli, Frühlingszwiebeln und Paprikaschote)
100 g Kichererbsenmehl
75 ml Mandelmilch
2 EL Apfelessig
1 TL milder Senf
1 TL Kurkumapulver
4 EL Hefeflocken
1 TL Backpulver
Salz und Pfeffer aus der Mühle
½ TL Kokosöl (optional)

Nährwerte pro Portion:
ca. 170 kcal,
4 g F, 22 g KH, 11 g EW, 5 g BST

1. Den Backofen auf 220 °C Ober- und Unterhitze vorheizen.

2. Das Gemüse putzen, waschen und klein schneiden. Alle Zutaten (bis auf das Gemüse und das Kokosöl) und 100 ml Wasser in einer Schüssel mit dem Schneebesen zu einem glatten Teig verrühren.

3. Das Gemüse in einer Pfanne bei mittlerer Hitze im Kokosöl kurz anbraten oder in einem Topf mit etwas Wasser dünsten.

4. Das Gemüse auf Muffinförmchen oder die Mulden eines Muffinblechs verteilen. Den Kichererbsenteig darübergeben und die Muffins im heißen Backofen in etwa 25 Minuten goldbraun backen.

Protein-salat

mit weißen Riesenbohnen

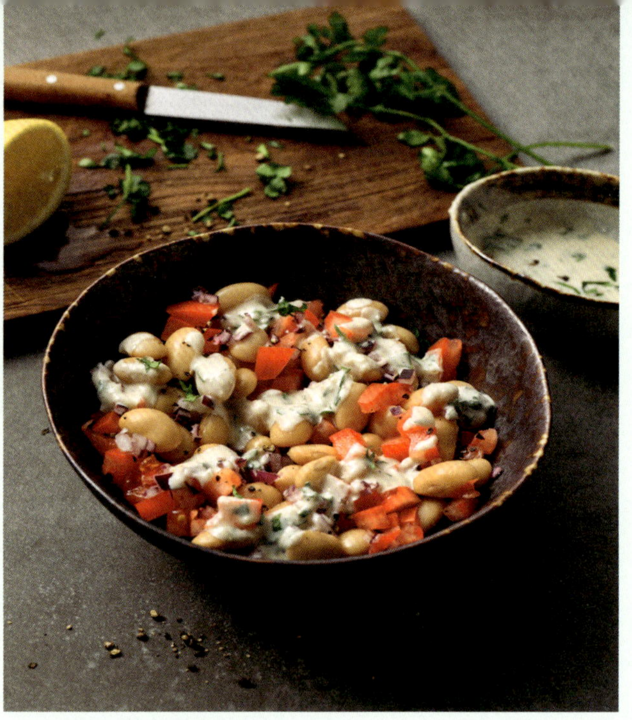

Für 2 Portionen
Zubereitung: 10 Minuten

ZUTATEN:

1 Glas weiße Riesenbohnen (400 g Abtropfgewicht)
2 große Tomaten
1 rote Zwiebel

Für das Dressing:
1 EL Tahin (Sesampaste)
Saft von 1 Zitrone
Salz und Pfeffer aus der Mühle
etwas frisch gehackte Petersilie

Nährwerte pro Portion:
ca. 580 kcal,
9 g F, 74 g KH, 39 g EW, 15 g BST

1. Bohnen aus dem Glas in ein Sieb abgießen, kalt abbrausen und abtropfen lassen.

2. Die Tomaten waschen und in kleine Stücke schneiden, dabei die Stielansätze entfernen. Die Zwiebel schälen und ganz fein schneiden.

3. Für das Dressing das Tahin mit dem Zitronensaft in einer Salatschüssel vermengen. Salz, Pfeffer und Petersilie hinzufügen.

4. Tomaten, Zwiebel und Bohnen in dem Dressing wenden und den Salat direkt servieren.

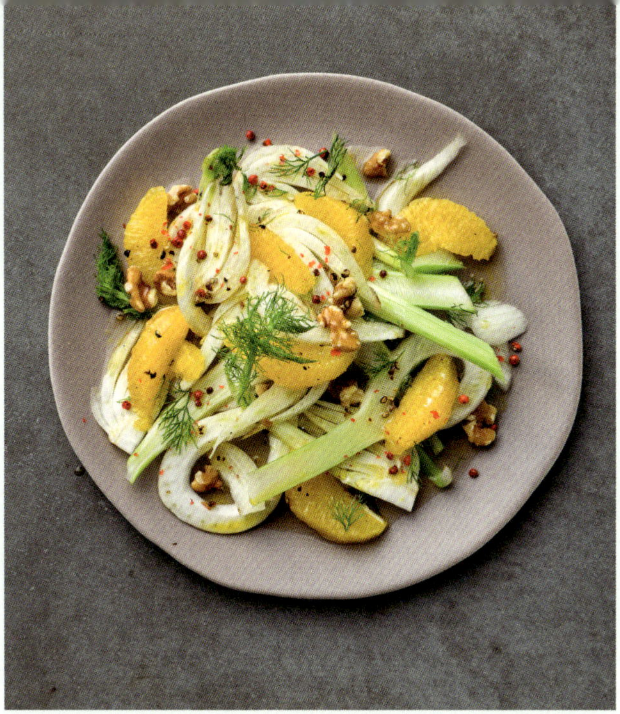

Fenchelsalat

mit Orangen und Walnüssen

Für 4 Portionen
Zubereitung: 20 Minuten

1. Den Fenchel putzen, waschen, halbieren, vom harten Strunk befreien und hobeln oder in feine Streifen schneiden. Das Fenchelgrün hacken. Die Orange waschen und filetieren. Dafür die Orange so großzügig schälen, dass auch die weiße Haut mit entfernt wird. Die Filets zwischen den einzelnen Trennhäuten herausschneiden.

2. Für das Dressing die Vanilleschote längs aufschneiden und das Mark herauskratzen. Vanillemark zusammen mit den restlichen Zutaten in ein hohes Gefäß geben und mit einem Stabmixer pürieren.

3. Fenchel, Fenchelgrün und Orangenfilets in einer Schüssel mit dem Dressing mischen und mit Walnüssen bestreuen. Nach Belieben mit rosa Pfefferbeeren garnieren.

ZUTATEN:

2 Fenchelknollen
1 Orange

Für das Dressing:
1 Vanilleschote
Saft von ½ Orange
2 EL Apfelessig
2 EL Honig
5 EL Leinöl
Salz und Pfeffer aus der Mühle

Zum Garnieren:
2 EL gehackte Walnüsse
1 TL rosa Pfefferbeeren (optional)

Nährwerte pro Portion:
ca. 215 kcal,
16 g F, 45 g KH, 11 g EW, 8 g BST

Grüner Kartoffelsalat
mit Joghurtdressing

Für 2 Portionen | Zubereitung: 35 Minuten

ZUTATEN:
500 g Kartoffeln
1 Apfel
2 Frühlingszwiebeln
⅓ Salatgurke
2 Gewürzgurken

Für das Dressing:
50 g Blattspinat
5 EL Naturjoghurt oder pflanzliche Alternative
2 TL Leinöl
1 TL Senf
1 Spritzer Zitronensaft
Salz und Pfeffer aus der Mühle

Zum Garnieren:
3 EL Sonnenblumenkerne
etwas gehackter Schnittlauch

Nährwerte pro Portion:
ca. 415 kcal,
27 g F, 47 g KH, 15 g EW, 14 g BST

1. Die Kartoffeln ungeschält waschen und in Wasser in etwa 20 Minuten weich garen. Kalt abschrecken, pellen, in Scheiben schneiden und in eine Salatschüssel geben.

2. Inzwischen den Apfel waschen, vierteln, entkernen und fein reiben. Frühlingszwiebeln putzen, waschen und in dünne Ringe schneiden. Die Salatgurke waschen, längs halbieren und in Scheiben schneiden. Die Gewürzgurken längs halbieren und in Scheiben schneiden.

3. Apfel, Frühlingszwiebeln, Gurke und Gewürzgurken mit den Kartoffelscheiben vermengen.

4. Für das Dressing den Spinat verlesen, waschen und trocken schleudern. Alle Zutaten im Mixer cremig pürieren.

5. Die Sonnenblumenkerne für die Garnierung in einer Pfanne ohne Fett anrösten und abkühlen lassen.

6. Das Dressing über den Salat geben, alles miteinander vermengen und mit frisch gehacktem Schnittlauch und den gerösteten Sonnenblumenkernen garnieren.

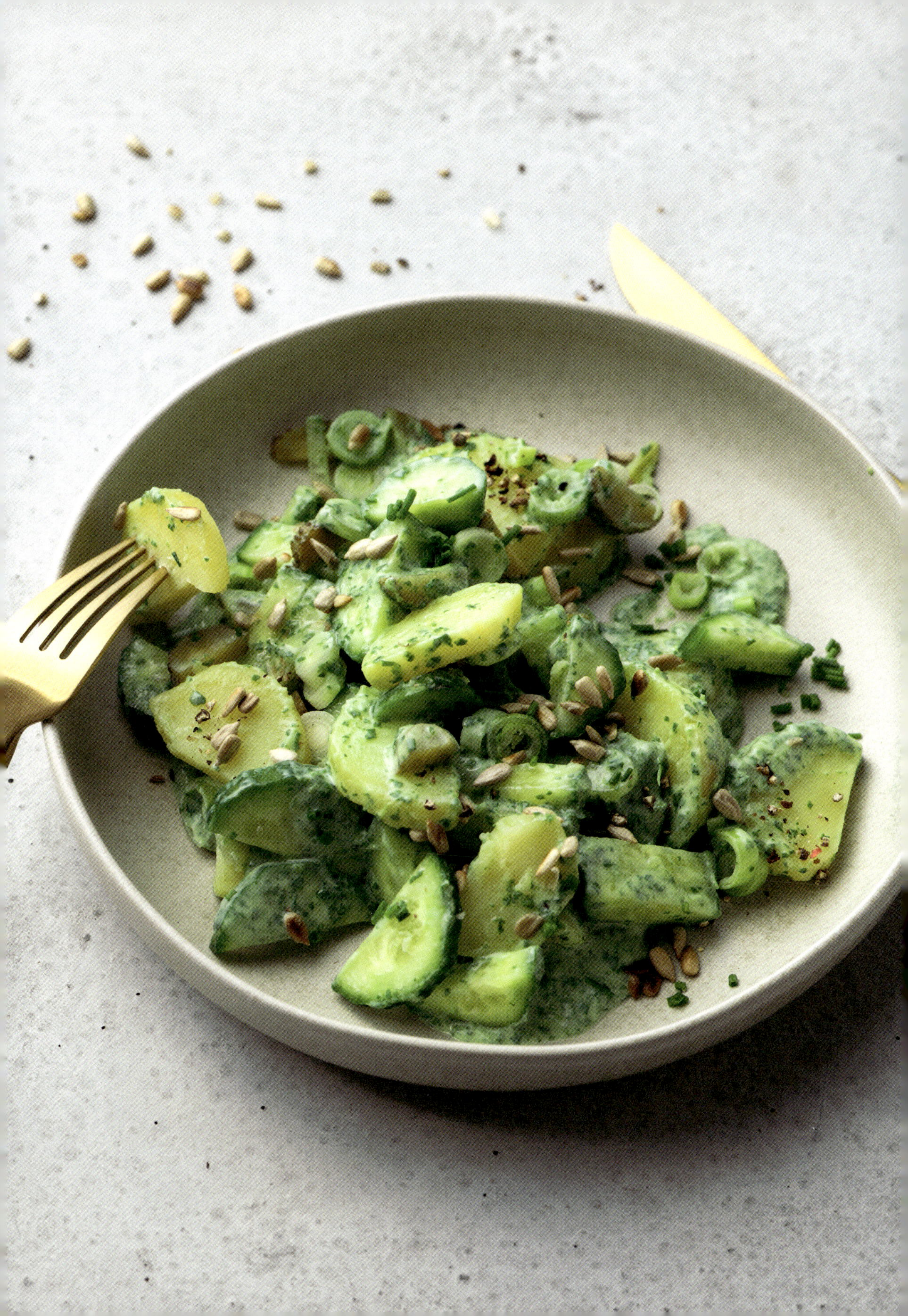

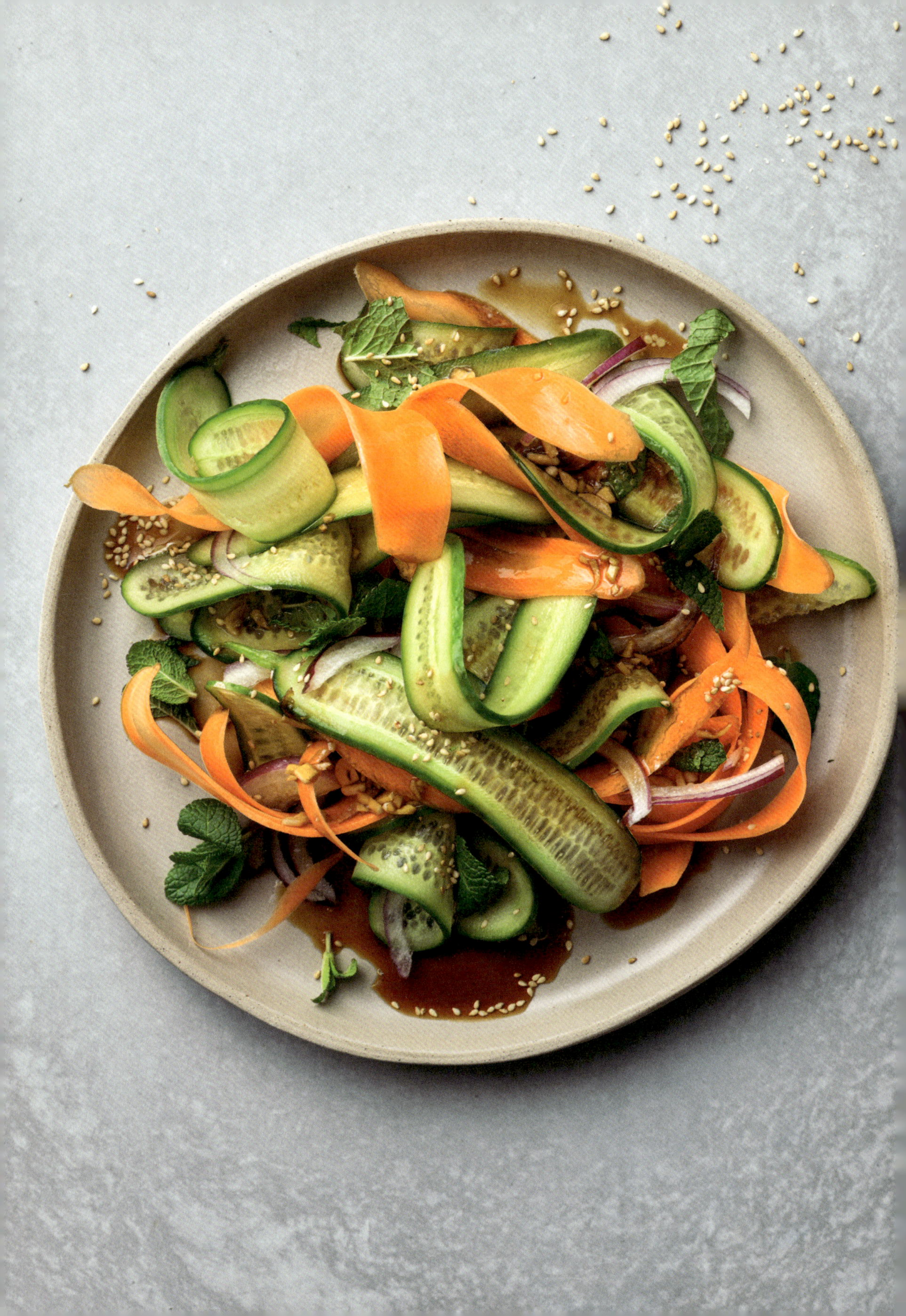

Möhren-Gurken-Salat
mit frischer Minze

Für 2 Portionen | Zubereitung: 25 Minuten

ZUTATEN:
5 Minigurken
3 Möhren
1 rote Zwiebel
1 Bund Minze

Für das Dressing:
1 EL Sesamöl
3 EL Reisessig
3 EL Sojasauce
1 Knoblauchzehe, fein gehackt

Zum Garnieren:
2 EL helle Sesamsamen

Nährwerte pro Portion:
ca. 210 kcal,
4 g F, 22 g KH, 11 g EW, 5 g BST

1. Die Gurken waschen und längs in dünne Scheiben schneiden. Die Möhren putzen, schälen oder waschen und ebenfalls längs in dünne Scheiben schneiden. Die Zwiebel schälen, halbieren und in dünne Streifen schneiden. Die Minze waschen, trocken schütteln und die Blätter grob hacken.

2. Das Gemüse und die Minze in einer Salatschüssel miteinander vermengen.

3. Alle Zutaten für das Dressing in einer Schale miteinander verrühren, über den Salat geben und alles 15 Minuten ziehen lassen.

4. Inzwischen die Sesamsamen in einer Pfanne ohne Fett anrösten und abkühlen lassen. Den Salat damit bestreuen und genießen.

Kartoffel-Gemüse-Pfanne
mit grünem Spargel

Für 2 Portionen | Zubereitung: 40 Minuten

ZUTATEN:
400 g Drillinge
400 g grüner Spargel
Salz
1 rote Zwiebel
1 Stange Staudensellerie
1 gelbe Paprikaschote
250 g Cocktailtomaten
1 Knoblauchzehe
3 TL Sesamöl
Pfeffer aus der Mühle
1 TL edelsüßes Paprikapulver
1 TL Kreuzkümmelpulver
2 EL Limettensaft

Zum Garnieren:
etwas gehackte Petersilie

Nährwerte pro Portion:
ca. 300 kcal,
8 g F, 42 g KH, 9 g EW, 8 g BST

1. Den Backofen auf 200 °C Ober- und Unterhitze vorheizen.

2. Die Drillinge ungeschält gründlich waschen und halbieren. Auf einem mit Backpapier ausgelegten Blech im Backofen 30 Minuten garen, bis sie leicht bräunlich sind. Inzwischen den Spargel waschen und im unteren Drittel schälen. Die holzigen Enden abschneiden. Die Stangen in kochendem Salzwasser etwa 5 Minuten garen.

3. Die Zwiebel schälen und klein schneiden. Den Sellerie waschen und in Scheiben schneiden. Die Paprikaschote halbieren, entkernen, waschen und in Würfel schneiden. Die Cocktailtomaten waschen und halbieren. Den Knoblauch schälen und ganz fein schneiden.

4. In einer Pfanne das Öl erhitzen und das Gemüse (bis auf die Tomaten und den Spargel) darin bei mittlerer Hitze etwa 5 Minuten anbraten. Mit Salz, Pfeffer, Paprika- und Kreuzkümmelpulver würzen. Den Knoblauch und die Tomaten dazugeben und alles weitere 5 Minuten garen.

5. Die Kartoffeln sowie den Spargel in die Pfanne geben und alles mit dem Limettensaft ablöschen. Auf Teller verteilen und mit der Petersilie garniert servieren.

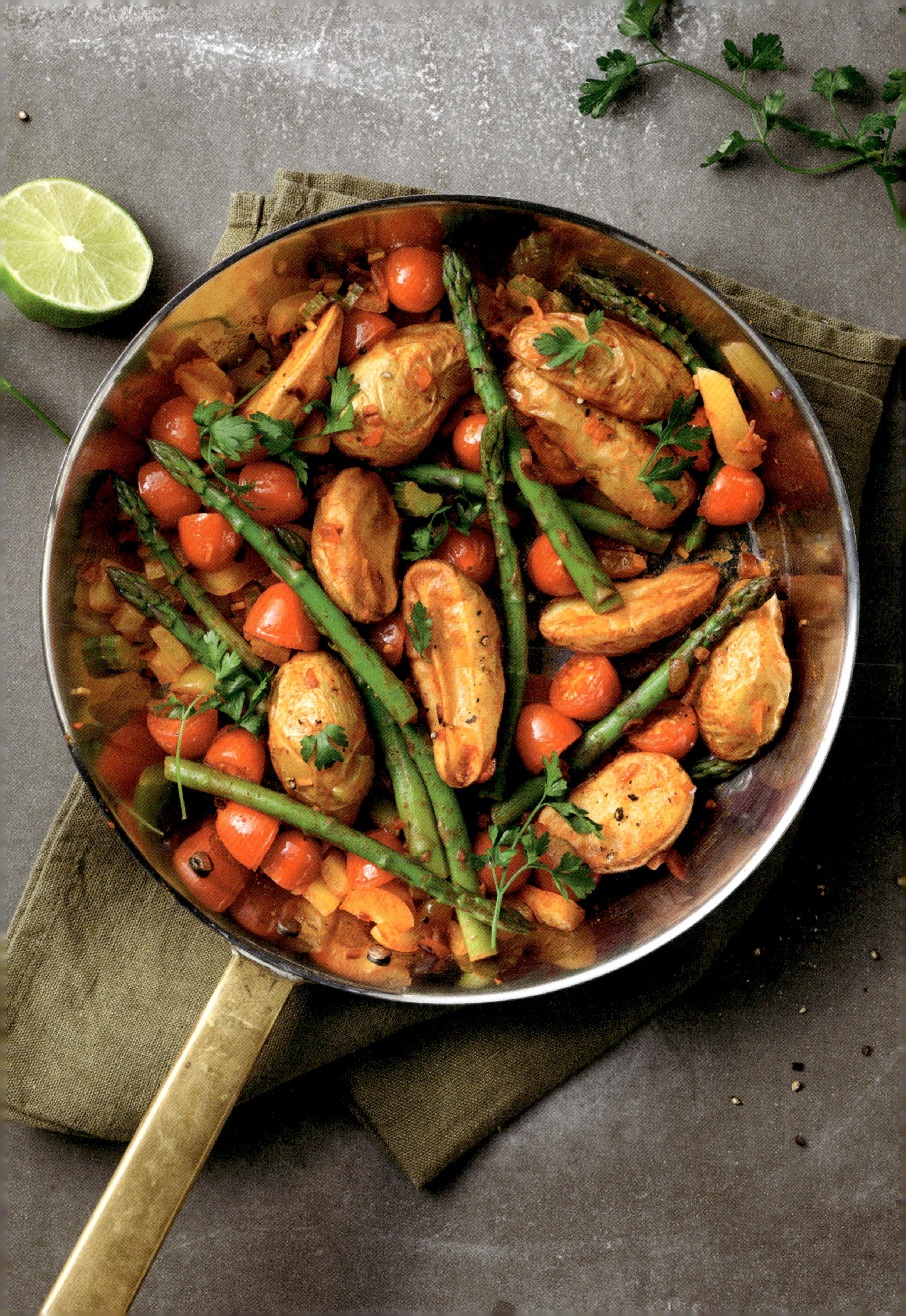

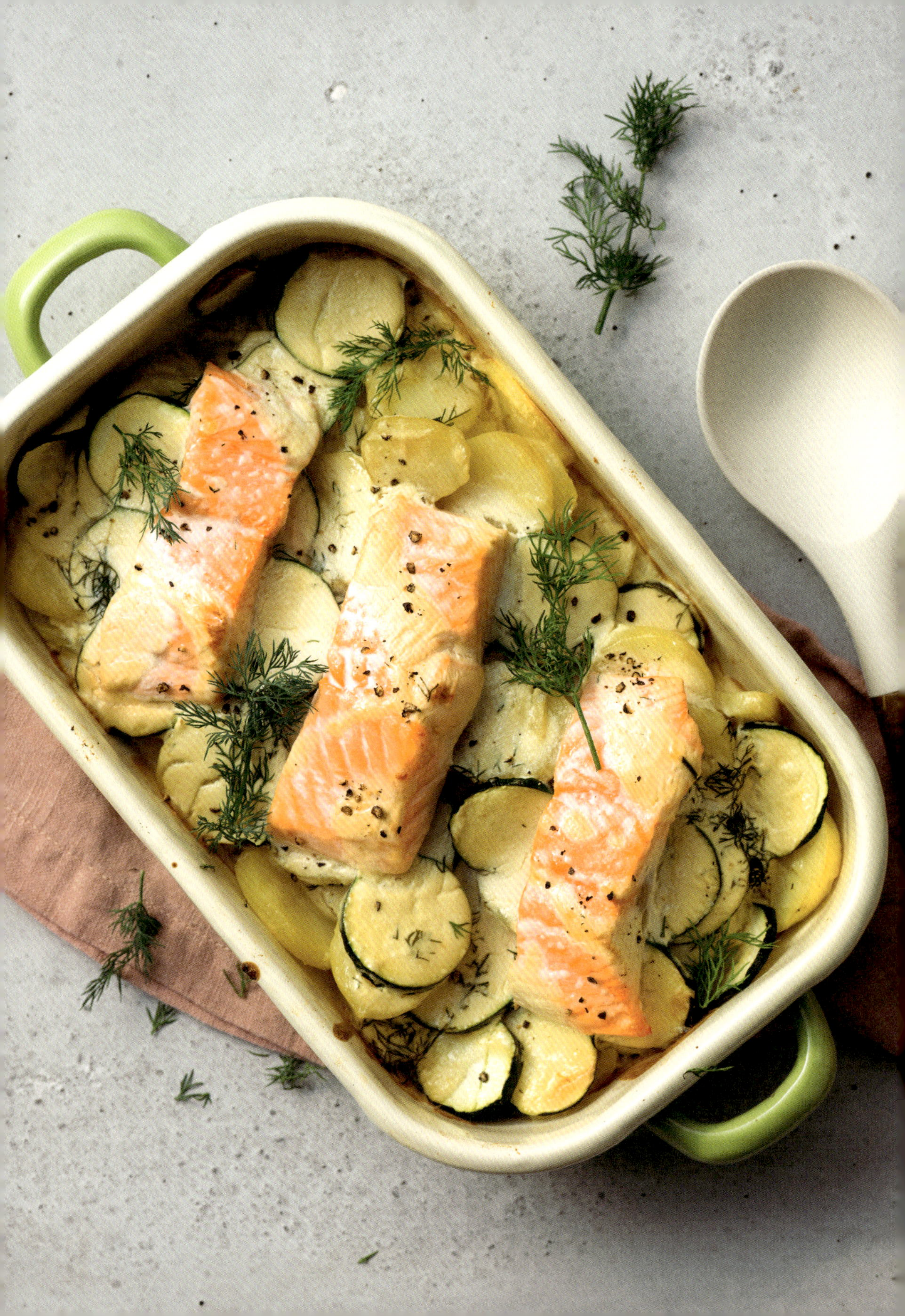

Zucchini-Lachs-Auflauf
mit Kartoffeln

Für 3 Portionen | Zubereitung: 10 Minuten + 45 Minuten Garzeit

ZUTATEN:
500 g Kartoffeln
250 g Zucchini
3 Stücke Lachsfilet
1 Knoblauchzehe
¼ l Cashew-Cuisine
etwas gehackter Dill,
plus mehr zum Garnieren
3 TL milder Senf
Salz und Pfeffer aus der Mühle

Nährwerte pro Portion:
ca. 495 kcal,
24 g F, 31 g KH, 36 g EW, 3 g BST

1. Den Backofen auf 200 °C Ober- und Unterhitze vorheizen.

2. Die Kartoffeln ungeschält waschen und in Wasser in etwa 20 Minuten weich garen. Anschließend pellen.

3. Die Zucchini putzen, waschen und in Scheiben schneiden. Gepellte Kartoffeln ebenfalls in Scheiben schneiden. Den Lachs waschen und trocken tupfen.

4. Das Gemüse in eine Auflaufform geben und mit dem Lachs belegen.

5. Den Knoblauch schälen, fein schneiden und mit Cashew-Cuisine, Dill, Senf, Salz und Pfeffer verrühren und über den Auflauf geben.

6. Diesen im Backofen 25 Minuten garen und mit Dill garniert servieren.

Vollkorn-pasta

mit Kürbis-kernpesto

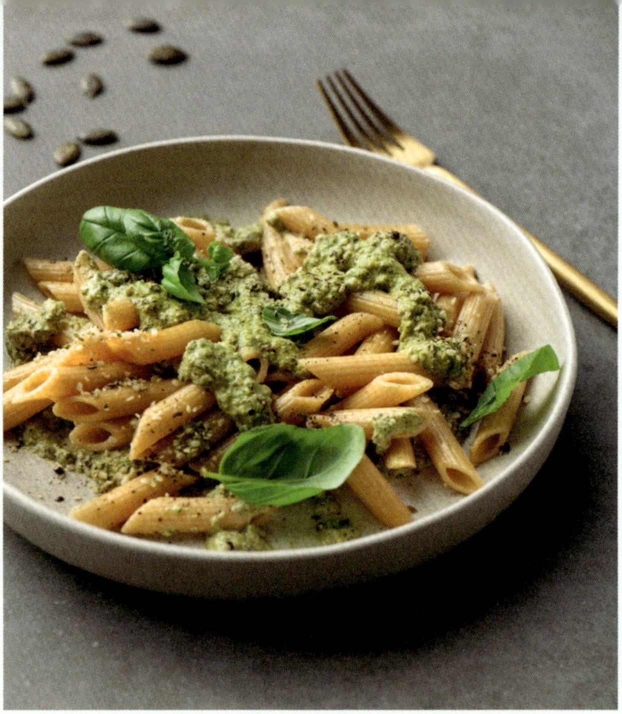

Für 1 Portion
Zubereitung: 20 Minuten

ZUTATEN:
100 g Vollkornnudeln
Salz

Für das Pesto:
60 g Kürbiskerne
20 g Basilikumblätter
1 Knoblauchzehe
4 EL Hefeflocken
1 EL Sojasauce
2 TL Apfelessig
Salz und Pfeffer aus der Mühle

Zum Garnieren:
1 EL geschälte Hanfsamen
einige Basilikumblättchen

Nährwerte pro Portion:
ca. 910 kcal,
37 g F, 80 g KH, 57 g EW, 24 g BST

1. Die Vollkornnudeln in reichlich kochendem Salzwasser nach Packungsanweisung kochen.

2. Inzwischen die Kürbiskerne für das Pesto in einer Pfanne ohne Fett anrösten. Anschließend mit den Basilikumblättern, der geschälten Knoblauchzehe, den Hefeflocken, der Sojasauce und dem Apfelessig im Mixer pürieren.

3. Das fertige Pesto mit Salz und Pfeffer abschmecken und zusammen mit den Vollkornnudeln auf einem Teller anrichten. Die Pasta mit Hanfsamen und Basilikum garnieren und servieren.

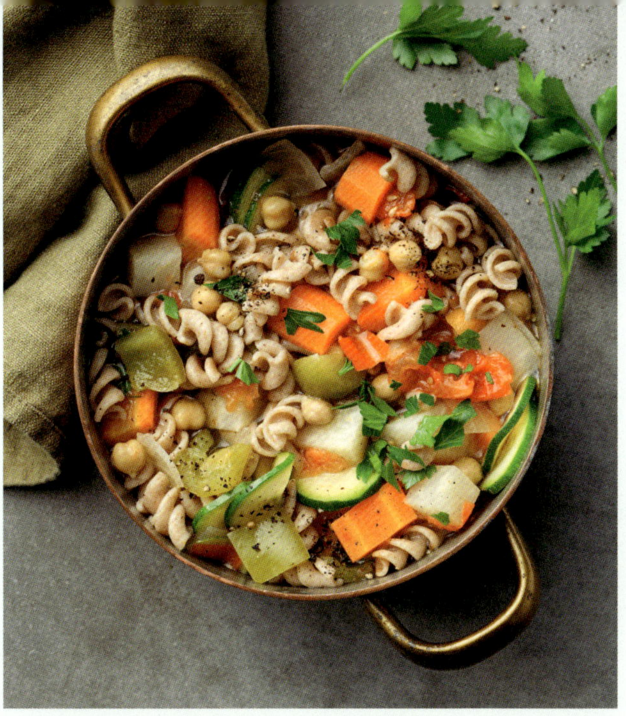

Eintopf

mit Sellerie und Zucchini

Für 2 Portionen
Zubereitung: 40 Minuten

1. Das Gemüse (bis auf die Zucchini) putzen, waschen bzw. schälen und in mundgerechte Stücke schneiden. Die Zwiebel und den Knoblauch schälen und in feine Würfel schneiden.

2. Anschließend das Gemüse in einem Topf mit Zwiebel, Knoblauch, Oregano, Basilikum, etwas Salz und Pfeffer in ½ l Wasser etwa 20 Minuten dünsten.

3. Inzwischen die Zucchini putzen, waschen und in Scheiben schneiden. Die Kichererbsen in ein Sieb abgießen, kalt abbrausen und abtropfen lassen.

4. Zucchini, Vollkorn-Spirelli und Kichererbsen mit in den Topf geben und alles weitere 5 bis 10 Minuten dünsten. Mit Salz, Pfeffer und Aceto balsamico abschmecken.

5. Den Eintopf auf Teller verteilen und mit gehackter Petersilie garnieren.

ZUTATEN:

1 Stück Knollensellerie (ca. 50 g)
2 Möhren (ca. 150 g)
450 g Tomaten
1 grüne Paprikaschote
je 1 Zwiebel + Knoblauchzehe
1 TL getrockneter Oregano
1 TL getrocknetes Basilikum
Salz und Pfeffer aus der Mühle
1 kleine Zucchini (ca. 170 g)
1 Glas Kichererbsen
(220 g Abtropfgewicht)
150 g gekochte Vollkorn-Spirelli
1 Schuss Aceto balsamico

Zum Garnieren:
etwas gehackte Petersilie

Nährwerte pro Portion:
ca. 380 kcal,
4 g F, 56 g KH, 18 g EW, 17 g BST

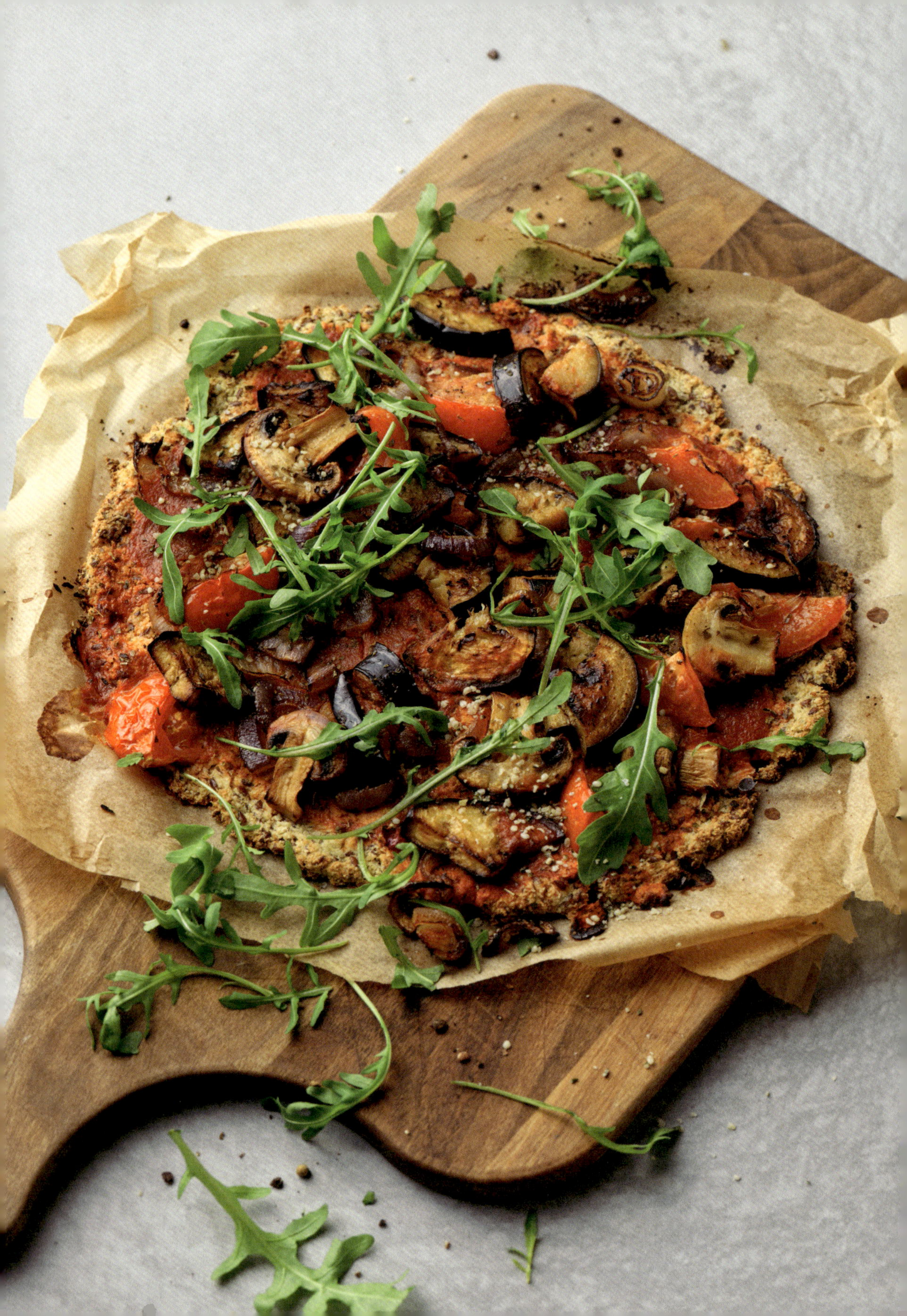

Feel-Good-Pizza
mit Blumenkohlteig

Für 4 Portionen | Zubereitung: 50 Minuten

ZUTATEN:

Für den Teig:
3 EL geschrotete Leinsamen
1 Knoblauchzehe
½ Blumenkohl (ca. 450 g)
Salz
60 g gemahlene Mandeln
1 TL getrockneter Oregano

Für den Belag:
½ Aubergine
2 Tomaten
1 rote Zwiebel
5 Champignons
250 g passierte Tomaten
1 EL Kräuter der Provence
Salz und Pfeffer aus der Mühle

Zum Garnieren:
1 Handvoll Rucola
2 EL geschälte Hanfsamen

Nährwerte pro Portion:
ca. 215 kcal,
13 g F, 9 g KH, 11 g EW, 9 g BST

1. Für den Teig die Leinsamen mit 6 EL Wasser vermischen und 15 Minuten quellen lassen. Den Knoblauch schälen und hacken. Den Blumenkohl putzen, waschen, in Röschen teilen und mit dem Messer sehr fein hacken.

2. Salzwasser in einem Topf aufkochen und den Blumenkohl darin 8 Minuten garen. In ein Sieb abgießen und die Flüssigkeit mit einem Löffel herauspressen oder den Kohl in ein Küchentuch wickeln und auspressen. In einer Schüssel abkühlen lassen.

3. Den Backofen auf 200 °C Ober- und Unterhitze vorheizen. Blumenkohl mit Leinsamen, Mandeln, Knoblauch, 1 TL Salz und Oregano verkneten und auf einem mit Backpapier ausgelegten Blech verteilen. Im Backofen etwa 15 Minuten backen.

4. Inzwischen für den Belag die Aubergine und die Tomaten waschen. Zwiebel schälen. Pilze putzen. Alles klein schneiden. Den Teig mit den passierten Tomaten bestreichen, mit den Kräutern bestreuen und mit Pilzen, Zwiebel, Aubergine und Tomaten belegen. In 5 bis 10 Minuten fertig backen.

6. Inzwischen den Rucola verlesen, putzen und schleudern. Damit fertige Pizza belegen und mit Hanfsamen bestreuen.

Gemüsequiche
mit Cashewcreme

Für 4 Portionen | Zubereitung: 40 Minuten + 40 Minuten Backzeit

ZUTATEN:

Für den Belag:
150 g Cashewkerne
3 rote Zwiebeln
400 g Möhren
500 g Brokkoli
1 Bund Petersilie
2 EL Olivenöl + mehr für die Form
3 EL Dinkelmehl
2 EL Zitronensaft
1 TL Apfelessig
Salz
300 g Naturjoghurt oder
Joghurt auf Mandelbasis
frisch geriebene Muskatnuss
Pfeffer aus der Mühle

Für den Teig:
250 g Buchweizenmehl + Salz
100 g weiche Weidebutter + 1 Ei

Nährwerte pro Portion:
ca. 875 kcal,
51 g F, 77 g KH, 22 g EW, 9 g BST

1. Die Cashewkerne für den Belag in heißem Wasser etwa 30 Minuten einweichen. Den Backofen auf 180 °C Ober- und Unterhitze vorheizen und eine Springform (26 cm Durchmesser) mit Öl ausfetten.

2. Alle Zutaten für den Teig verkneten, in der Form verteilen und einen Rand formen. Für den Belag die Zwiebeln schälen und klein schneiden. Die Möhren putzen, waschen oder schälen und auch klein schneiden. Den Brokkoli putzen, waschen und in Röschen teilen. Die Petersilie waschen, trocken schütteln und grob hacken.

3. Die Zwiebeln im Olivenöl glasig dünsten, Brokkoli und Möhren hinzugeben und zugedeckt bei mittlerer Hitze 15 Minuten garen. Inzwischen das Mehl mit 6 EL Wasser verrühren. Die eingeweichten Cashewkerne in einem Sieb abtropfen lassen und mit Zitronensaft, Apfelessig und 2 TL Salz im Mixer zu einer homogenen Creme verarbeiten. Diese mit Mehlmischung, Joghurt, Muskatnuss, Petersilie, Salz und Pfeffer verrühren.

4. Das Gemüse in die Form geben und die Joghurtmischung darübergießen. Die Quiche im Backofen etwa 40 Minuten backen.

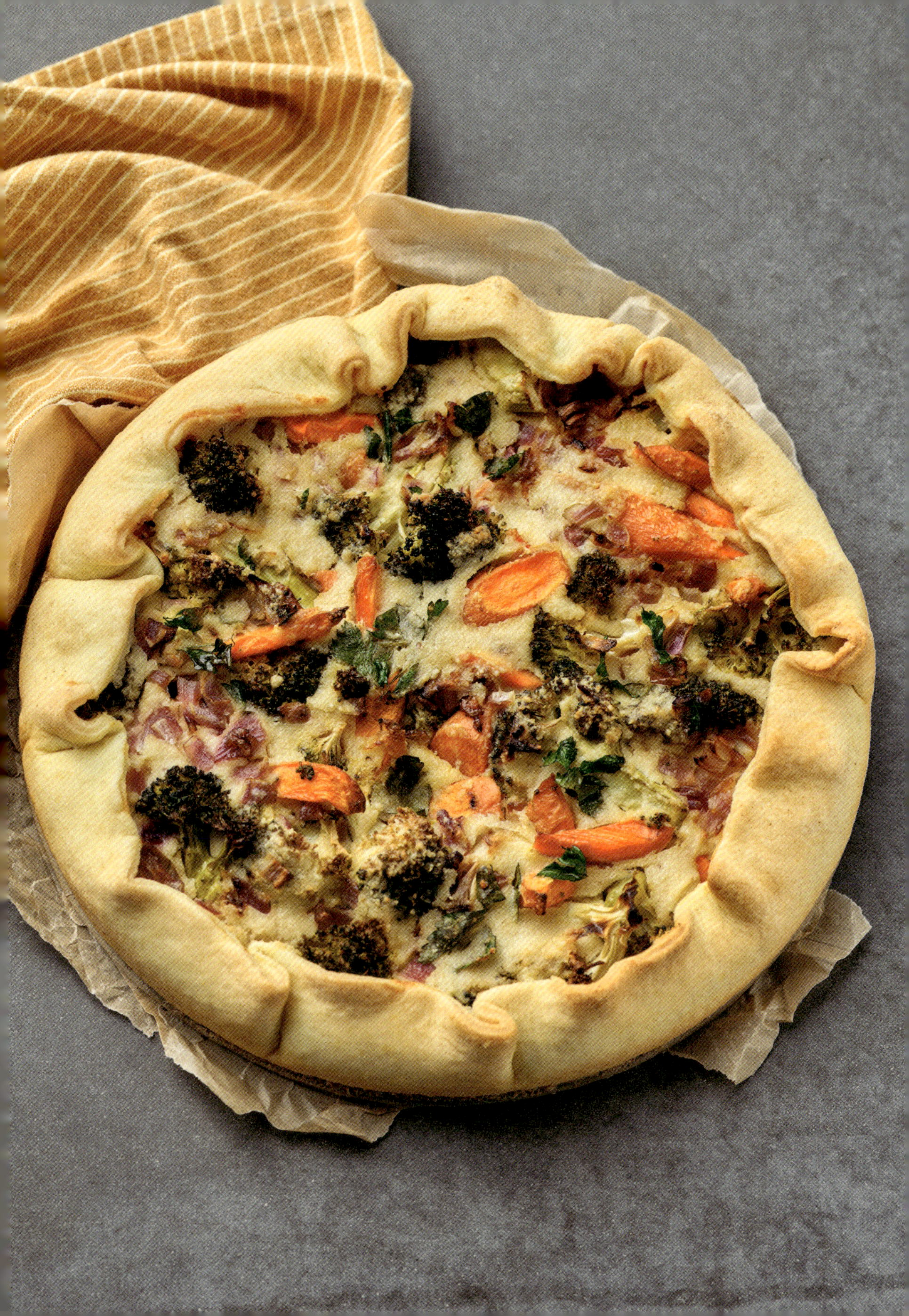

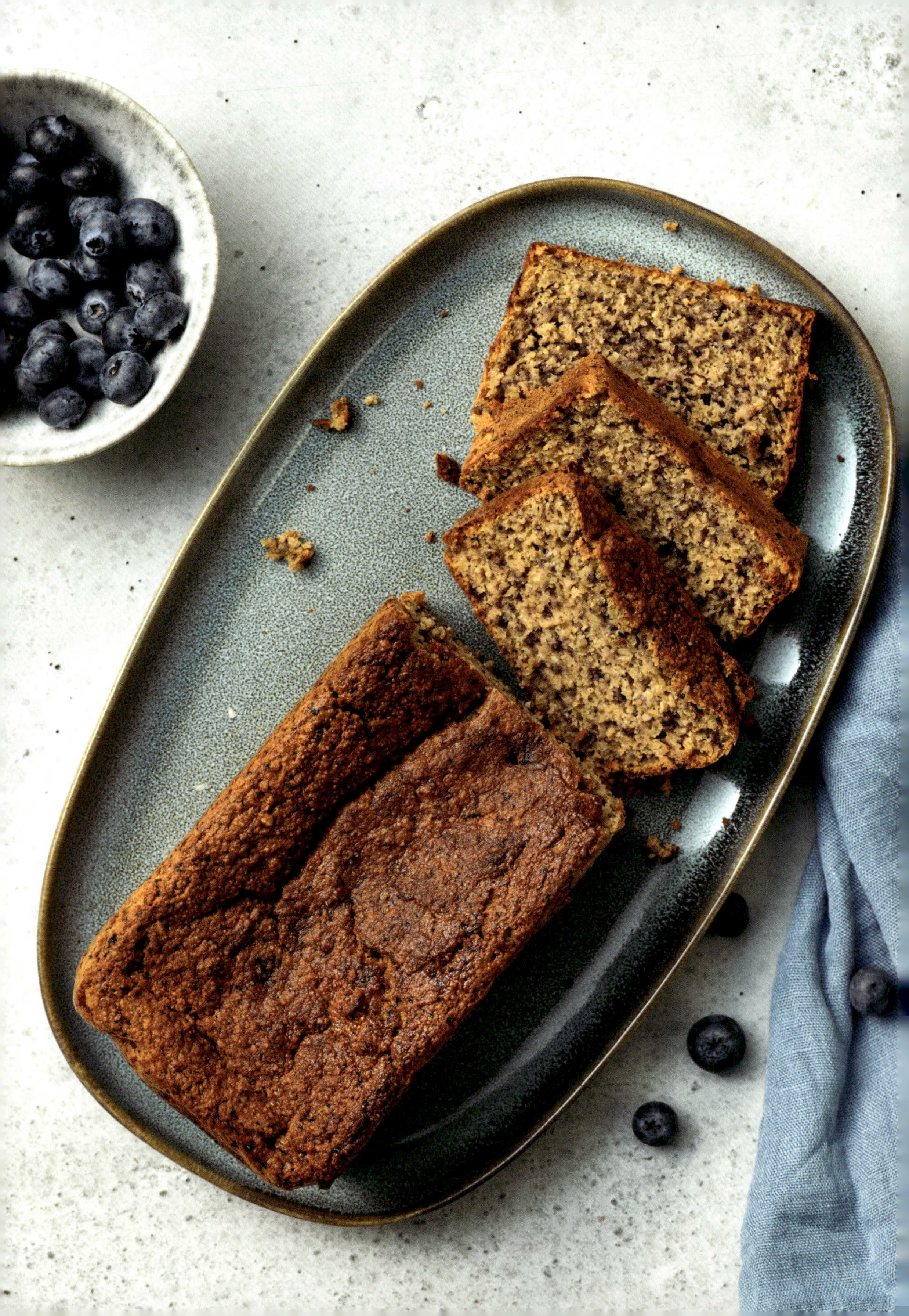

Bananenkuchen
mit Blaubeeren

Für 8 Scheiben | Zubereitung: 15 Minuten + 45 Minuten Backzeit

ZUTATEN:

etwas Öl für die Form
100 g Blaubeeren
2 reife Bananen
150 g Naturjoghurt oder pflanzliche Alternative
5 EL Dattelpaste
5 EL Erdnussmus
100 g Haferflocken, gemahlen
60 g gemahlene Mandeln
2 TL Backpulver
Salz

Nährwerte pro Portion:
ca. 250 kcal,
13 g F, 23 g KH, 8 g EW, 5 g BST

1. Den Backofen auf 200 °C Ober- und Unterhitze vorheizen und eine Kastenform (22 cm Länge) mit Öl ausfetten.

2. Die Blaubeeren verlesen, waschen und trocken tupfen. Die Bananen schälen.

3. Bananen, Joghurt, Dattelpaste, Erdnussmus und Blaubeeren im Mixer pürieren. Anschließend gemahlene Haferflocken, Mandeln, Backpulver und 1 Prise Salz untermixen.

4. Den fertigen Teig in die Form geben und im Backofen 45 Minuten backen. Vor dem Anschneiden vollständig abkühlen lassen.

Bratapfel-Crumble
mit Rosinen

Für 4 Portionen | Zubereitung: 30 Minuten + 25–30 Minuten Backzeit

ZUTATEN:
5 Äpfel
1 TL Ceylon-Zimtpulver
1 EL Rosinen
1 EL Speisestärke oder Guarkernmehl
3 EL gehackte Nüsse nach Wahl

Für den Crumble:
80 g zarte Haferflocken
5 EL gekeimtes Dinkelmehl
4 EL Dattelzucker
½ TL gemahlene Vanille
Salz
70 g weiche Weidebutter

Nährwerte pro Portion:
ca. 355 kcal,
17 g F, 42 g KH, 5 g EW, 5 g BST

1. Den Backofen auf 180 °C Ober- und Unterhitze vorheizen.

2. Die Äpfel waschen und 4 davon von oben mit einem Messer einstechen und dann mit einem Löffel aushöhlen. Je größer das Loch, umso mehr Füllung passt rein und umso schneller werden die Äpfel gar.

3. Das Ausgehöhlte (bis auf die Kerne und den Strunk) klein schneiden und in eine Schüssel geben. Den übrig gebliebenen Apfel schälen, entkernen, klein schneiden und mit in die Schüssel geben. Zimt, Rosinen, Speisestärke oder Guarkernmehl und Nüsse hinzufügen und alles gründlich miteinander vermengen.

4. Die ausgehöhlten Äpfel in eine Auflaufform stellen und mit der Füllung befüllen. Anschließend im Backofen etwa 15 Minuten backen.

5. Inzwischen für den Crumble Haferflocken, Dinkelmehl, Dattelzucker, Vanille, 1 Prise Salz und Weidebutter mit den Händen zu Streuseln verarbeiten.

6. Die Streusel auf den Äpfeln verteilen und diese weitere 10 bis 15 Minuten backen, bis sie weich sind und die Streusel goldbraun. Direkt servieren.

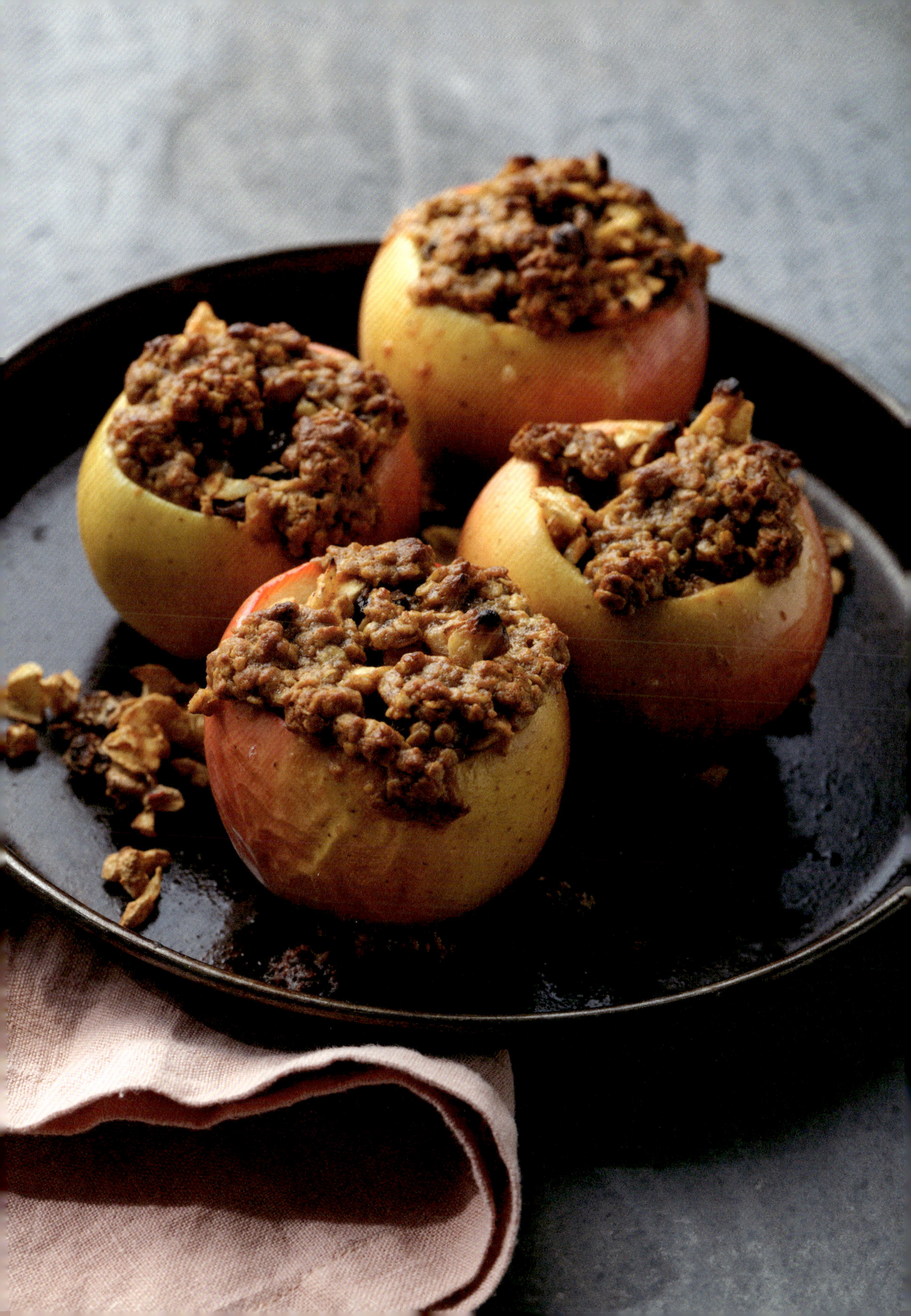

SACH-REGISTER

REZEPT-REGISTER

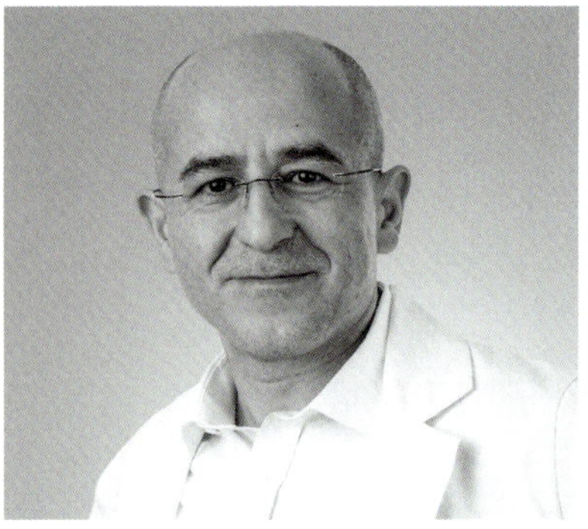

ZUM AUTOR

Prof. Dr. Musa Citak ist Facharzt für Orthopädie und Unfallchirurgie. Zunächst widmete er sich als Leiter der Arbeitsgruppe für computerassistierte Chirurgie und Robotik an der MHH der Entwicklung innovativer chirurgischer Verfahren. Nach eigenen Rückenproblemen vollzog er einen radikalen Wandel und konzentriert sich seither auf die Vermeidung von Operationen. Mit seinem Gesundheitszentrum in Hamburg hat er es sich zur Lebensaufgabe gemacht, in der Schmerztherapie neue Standards zu setzen.

Weitere Bücher des Autors:

→ Die Wahrheit über Arthrose

HINWEIS

Die Ratschläge in diesem Buch wurden mit größter Sorgfalt von Autor und Verlag erarbeitet und geprüft. Eine Garantie kann jedoch nicht übernommen werden. Ebenso ist eine Haftung des Autors bzw. des Verlags und seiner Beauftragten für Personen-, Sach- oder Vermögensschäden. Erkrankungen mit ernstem Hintergrund gehören in ärztliche Behandlung! Bei bereits bestehenden Beschwerden kann das Buch daher keinen fachärztlichen Rat ersetzen.

IMPRESSUM

Hinter jedem tollen Buch steckt ein starkes Team

Projektleitung: *Nadine Widl*
Texte: *Franziska Pfeiffer*
Rezepte: *Beatrice Becker*
Lektorat: *Cora Wetzstein*
Covergestaltung: *Ina Zimmermann*
Grafische Gestaltung und Satz: *31Media GmbH, Stephanie Willing*
Autorenporträts: *Jan Russok*
Übungsillustrationen: *Jan Russok*
Foodfotografie und Foodstyling: *31Media GmbH, Ben Fuchs, Pedro Torres*
Sonstiges Bildmaterial: *privat (S. 90, 100), Shutterstock (alle weiteren Fotos und Grafiken)*
Herstellung: *Frank Jansen*
Producing: *Jan Russok*
Druck & Bindung: *optimal media GmbH, Röbel*

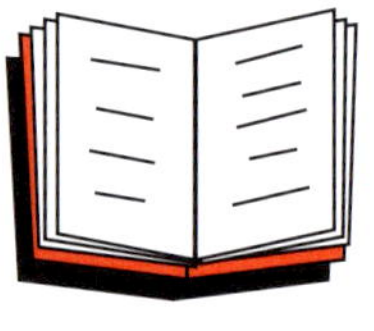

1. Auflage 2025
© 2025 Edel Verlagsgruppe GmbH,
Neumühlen 17, 22763 Hamburg
ISBN: 978-3-96584-570-1
Redaktionsanschrift:
ZS, Edel Verlagsgruppe GmbH,
Kaiserstraße 14b, 80801 München
www.zsverlag.de/kontakt
www.edelverlagsgruppe.de/kontakt

LIEBE LESERINNEN, LIEBE LESER,

wie schön, dass Sie ein Buch von ZS in den Händen halten. „Jetzt leben!“ ist das Motto unseres Verlages. Es steht für Genuss und Inspiration, Unterstützung und Motivation. Ob Kulinarik oder Fitness, Gesundheit oder Lebenshilfe – seit über 30 Jahren bieten wir kompetente Ratgeber für (fast) alle Lebenslagen. Wir lieben Tradition genauso wieInnovation – sie treiben uns an. Unsere Autorinnen und Autoren sind Menschen, die zu ihrem Thema wirklich etwas zu sagen und zu schreiben haben. Unsere Produkte sind erzählerisch, appetitmachend und als gedruckte Bücher haptisch echte Erlebnisse. Für Sie mit ganz viel Liebe gemacht! Entdecken Sie mehr aus unserer wunderbaren Welt!

UNSER VERLAGSHAUS

Mit Standorten in Hamburg und München zählt die Edel Verlagsgruppe zu den größten unabhängigen Buchanbietern Deutschlands. Zur Gruppe gehören die Verlage Dr. Oetker Verlag, Edel Sports, KARIBU und ZS.

ZS - Ein Verlag der Edel Verlagsgruppe
www.zsverlag.de
www.facebook.com/zsverlag
www.instagram.com/zsverlag

NEWSLETTER

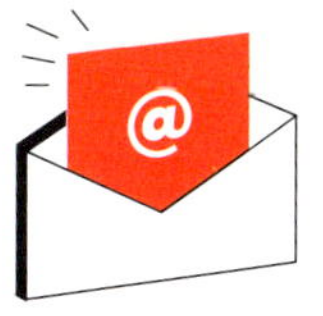

Was koche ich heute Feines? Und wie geht das – schmackhaft und gesund? Melden Sie sich jetzt zum ZS-Genuss-Service an und verpassen Sie keine kulinarischen und gesundheitlichen Trends mehr. Wir informieren Sie regelmäßig über unsere Neuerscheinungen, Aktionen oder Gewinnspiele und verraten Ihnen unsere Lieblingsrezepte!

GEWINNEN

Unter allen Neuabonnierenden verlosen wir jeden Monat eine *ZS-Genuss-Box* im Wert von 75,00 €.

Jetzt anmelden unter:
www.zsverlag.de/newsletter
oder den QR Code scannen:

ANMELDEN!